Pro und Contra
Rohkost-Ernährung

Jamila Peiter

Pro und Contra Rohkost-Ernährung

Jamila Peiter

3. überarbeitete Auflage von
„Die Heilkraft der Vital-Ernährung"
unter Berücksichtigung neuer Erfahrungswerte

Access Verlag
Königstein-Falkenstein

Die Deutsche Bibliothek – CIP-Einheitsaufnahme

Peiter, Jamila:
Pro und Contra Rohkost-Ernährung/Jamila Peiter. – 3., völlig neu bearb. Aufl.
unter Berücksichtigung neuer Erfahrungswerte. – Königstein-Falkenstein:
Access Verl., 1993
    Bis 2. Aufl. u.d.T.: Peiter, Jamila: Die Heilkraft der Vitalernährung
    ISBN 3-927027-08-1

3. Auflage, völlig neu bearbeitet, 1993   13 000–20 000

Redaktion: Dr. Thea Weinbuch-Pfeifer, Dipl.-Haushalts-Wissenschaftlerin
Gesamtherstellung: Brühlsche Universitätsdruckerei Gießen
ISBN 3-927027-08-1
Printed in Germany

Pour toi

Meinen Dank an all die Menschen, die mich bei meiner Suche nach einem neuen Weg unterstützt haben! Ganz speziell an die, die in meiner Wandlung kein Versagen, sondern eine mühevolle, ja sogar zeitweilig qualvolle Weiterentwicklung erkannt haben.

Dabei waren mir auch meine beiden Söhne Christoph und Jérôme eine gute Hilfe und sind es immer noch. Kinder sind gute Lehrer!

Einen persönlichen Dank an folgende liebe Freunde:

Magda, Lucia, Kurt, Jacques, Regine, Leo, Agnes, Ingrid, Marcel, Gérard, Alexandra, Peter, Dagmar, Micheline, Colette, Angela, Klaus, Sabine, Gisela, Maria, Horst und die liebe Juliane.

Meinen Dank ebenfalls an meine Mitarbeiterin Frau Moos und meine Lektorin Frau Dr. Weinbuch-Pfeifer.

Danke für all die guten Worte in verzweifelten Augenblicken, die ich in den letzten zwei Jahren durchstehen mußte!

Ein besonderer Dank gilt meiner Verlegerin Gisela Grein, die sich ungeheure Mühe gab, meine speziellen Wünsche zu berücksichtigen. Danke, liebe Gisela!

Eine Ernährungsform ist im gleichen Maße nützlich, wie sie von Körper, Seele und Geist nicht nur angenommen, sondern tagtäglich, praktisch umgesetzt werden kann.

Ein Ernährungsbuch als Ratgeber nicht nur für diejenigen, die sich umstellen wollen, sondern auch für die Mitlebenden, die sich nicht umstellen wollen und so bleiben dürfen, wie sie sind.

Inhalt

Vorwort

von

Prof. Dr. Dr. med. Michael Lukas Moeller

Liebe Leserin, lieber Leser,

vorsichtig fragte Jamila Peiter bei mir an, ob ich denn nach wie vor bereit wäre, einige einleitende Worte für die neue Fassung ihres Buches zu schreiben, das sie vor kurzem noch „Die Heilkraft der Vital-Ernährung" nannte. Denn dieses Buch ist aufgrund der gewandelten Einstellung von Jamila deutlich verändert und trägt deswegen auch einen neuen Titel. Jamila befürchtete sogar, daß ihre Meinungsänderung dazu führen könnte, daß sich unsere Wege trennen. Das kann ich nun nicht bestätigen.

Mir ist allerdings bewußt geworden, daß ich mich weitgehend unabhängig fühlen kann, das heißt nicht in der Zwangslage eines Ernährungsberaters bin, der auf die Bedürfnisse anderer besonders einzugehen hat. Meine Wahl des Essens habe ich ausschließlich für mich selbst zu treffen. Zwar würde ich jedem Menschen nahelegen, eine Eßform zu versuchen, auf die hin wir genetisch angelegt sein müssen, doch entscheiden muß jeder für sich. Eine solche Entscheidung ist allerdings nicht allein vom Willen oder von der Vernunft abhängig. Wenn ich mir die unterschiedlichen persönlichen Schicksale vergegenwärtige, welche die guten Vorsätze eines besseren Essens ins Schwanken brachten, dann kommt in mir eine hohe Achtung vor jenen kühnen „Heldinnen und Helden" auf, die auf dem Wege der Ernährungsberatung für jeden einzelnen einen persönlichen Weg zu bahnen versuchen. Zum Glück gehöre ich nach wie vor zu denen, die keine Schwierigkeiten haben, reine Rohkost zu essen. Ja, ich genieße sie sogar zunehmend. Und diese Lust beim Essen dürfte ebenso bedeutsam für eine gute Gesundheit sein wie die Wertstoffe des Lebensmittels.

Ich erzählte Jamila letztens am Telefon, daß ich zu meiner üblichen Rohkost-Ernährung im Winter und in Zeiten, in denen ich geistig sehr konzentriert sein muß, grünen Tee zu mir nehme (seit ich erfuhr, daß er helfe, schädliche Radikale abzubauen). Er gehört nicht zu meiner instiktiven Eßweise. Doch habe ich das Gefühl, dadurch meine Kreativität, meine Einfälle und Gedanken, genau zu den knappen Stunden besonders lebendig entwickeln zu können, die mir im Zuge meiner klinischen Arbeit beispielsweise für's Buchschreiben, zur Verfügung bleiben. Ich bin neugierig, welche Wege ich in Zukunft auftun werde, um auch auf den grünen Tee zu verzichten. Sportliche Bewegung mobilisiert mich in ähnlicher Weise, aber manchmal bin ich morgens einfach zu faul. Zum anderen ist mir in den letzten Jahren zur Gewißheit geworden, daß tierische Proteine in der Ernährung notwendig sind. Ich esse ein- bis zweimal in der Woche rohes Fleisch oder rohen Fisch und habe deutlich das Gefühl, daß ich dieses Eiweiß benötige. Vielleicht steigen reine Rohkost-Vegetarier häufiger aus, weil sie vor Fleischgenuß (dazu noch vor rohem, wie sie in zubereiteter Form nur vom Carpacclo und Tatar bekannt sind) zurückscheuen.

Ich bin Jamila dankbar, daß sie vor fünf Jahren dazu beigetragen hat, mich für diesen instinktiven Weg der Rohkost zu begeistern. Ihre Rolle aber ist eine andere. Jamila hat recht, wenn sie sagt: „Man kann im Grunde die Probleme seiner Mitmenschen nur soweit verstehen, wie man selbst durch sie gegangen ist." Sie als Beraterin mußte sich die vielen Klagen immer wieder anhören. Es waren Menschen, die – so wie Jamila selbst – eines Tages nicht mehr reine Rohkost essen wollten oder konnten und ihre jeweils ganz speziellen Gründe dazu hatten. Heute würde ich denjenigen, die nicht mehr dan radikalen Weg wünschen, einen sanfteren Weg empfehlen. Die Dosierung unterscheidet das Heilmittel vom Gift; diese Erkenntnis von Paracelsus gilt auch für die tägliche Mahlzeit. Es erscheint mir besser, Menschen zu einem gesünderen Essen zu ermutigen, das nicht der reinen Lehre entspricht, als sie am unerreichbaren Ideal scheitern zu lassen und enttäuscht zum wirklich zweifelhaften Mittagstisch zurückzutreiben.

Neben der anderen Rolle gibt es aber wohl noch weitere Gründe für die andere Art zu essen. Jamila machte selbst die interessante Beobachtung, daß Männer bei dieser Kostform konsequenter waren als Frauen. Die tägliche Mahlzeit ist die seelische Nachfolgerin der Mutter – und Männer haben eine in der Regel andersartige Mutterbeziehung als Frauen. So verstehe ich diesen bemerkenswerten Geschlechtsunterschied.

Als Jamila schrieb, „man gerät in Abhängigkeit von der Rohkost und sollte, wenn man die eigene Dauerfrustration bemerkt, unbedingt lernen, loszulassen", machte ich sie darauf aufmerksam, daß jeder dasselbe umgekehrt auch von der Kochkost sagen könnte. Daraufhin meinte sie: „Ja, aber bei der Kochkost ist das eine bekannte Tatsache. Ich bin unter anderem deswegen so gerne zur Rohkost übergegangen, weil ich das Gefühl der völligen Freiheit gewann und verinnerlichen konnte. Leider verwandelte sich das eines Tages in ein Abhängigkeitsgefühl." Das ist eine interessante Veränderung, an die ich bislang noch nicht gedacht hatte. Sie hilft mir, ihre Lage nun besser zu verstehen.

Das Essen einigt die Menschen – oder isoliert sie, wenn beispielsweise nur ein einziges Familienmitglied es wagt, „besonders" zu essen. Mit anderen Worten: Viele haben den Eindruck, als verlören sie ihre Heimat, wenn sie gesünder essen. Ihre Geduld reißt oft, bevor sie die neue Heimat gewonnen haben.

Das bewegendste Erlebnis möchte ich zum Abschluß wenigstens andeuten. Ich befaßte mich vor kurzem etwas intensiver mit der Kulturanthropologie des Essens, also mit der Geschichte menschlicher Mahlzeiten von Anbeginn bis heute. Dabei spielt der Nährwert der Speisen keine besondere Rolle. In Urzeiten war die Ernährung das Ergebnis jahrtausendelanger Erfahrung, abgestimmt auf das, was die Umwelt bot, und nach allem, was wir wissen, kerngesund. Später mit der Bildung großer Gesellschaften, insbesondere im europäischen Mittelalter, regierte der Hunger in uns unvorstellbarem Ausmaß. Darüber hinaus aßen die reichen Schichten, was sich die Armen nicht leisten konnten, besonders die Produkte der Jagd: Fleisch aller Arten. Der Bauer saß vor seinem Gemüse, das er sehr häufig roh verzehrte, weil er entweder keinen Herd hatte oder Feuer zu teuer war. Das Essen wurde somit ein Merkmal für die soziale Abgrenzung. Wie in allen anderen Lebensbereichen ahmten die unteren Schichten die oberen nach. Sie wollten aufsteigen. Noch heute hat Fleisch allgemein in der Bevölkerung einen guten Wert, während Gemüse bei Umfragen am wenigsten beliebt ist. Kürzlich veröffentlichte die New York Times einen Artikel, der den heutigen Stand wiedergibt: die Armen essen Fleisch und Fett wie einst die Grafen, die Reichen wenden sich der Nouvelle cuisine mit ihrer kargen und teuren Gemüseaesthetik zu. Auch das werden sich die weniger Betuchten nach und nach aneignen. Kurz: es gibt gewaltige gesellschaftliche Kräfte, die unser Essen und unseren Appetit steuern, ohne daß wir uns dessen bewußt werden. Sie beruhen alle auf dem menschlichen Verbundensein.

Dadurch entsteht auch für die gesunde Ernährung eine pikante Perspektive – und zwar in doppelter Hinsicht: Einerseits muß sich beispielsweise die heutige wissenschaftliche Empfehlung der Fleischabstinenz befragen lassen, ob sie nicht nur eine langfristige gesellschaftliche Strömung gleichsam nachträglich begründet, also dem Vornehmen mehr als dem Gesunden nacheifert, andererseits erscheint uns unter dem Eindruck der geschichtlichen Perioden das jeweils gewohnte tägliche Essen so vielgestaltig, ja so bizarr, daß nichts mehr allgemein und ohne weiteres als „das richtige Essen" gelten kann. Vielmehr galt immer etwas anderes als „richtig" – das nämlich, was eben mehr oder weniger zufällig „üblich" war. Ein mittelalterlicher Bauer würde einen Salat von heute gar nicht als Speise erkennen – so anders essen wir heute.

Diese geschichtliche Sicht der Mahlzeiten befreit zu einer ungeahnten Offenheit. Das Beharren auf der Gewohnheit hatte ursprünglich – das heißt in den Jahrmillionen vor der Erfindung des Kochens – den Sinn, den guten Erfahrungen vorangegangener Generationen zu folgen. Spätestens seit dem bisher größten Ernährungsumbruch der Menschheit, der industriellen Revolution vor hundertfünfzig Jahren und dem Aufkommen fabrizierter Nahrung, haben wir uns jedoch von der Tradition gesunder und natürlicher Ernährung so meilenweit entfernt, daß wir nun erforschen müssen, was für uns gut und angemessen ist. Seit vielen Jahren plädiere ich eindringlich für eine Untersuchung des natürlichen, unzubereiteten Essens. Jetzt hat Professor Claus Leitzmann am Gießener Ernährungswissenschaftlichen Institut die erste Rohkoststudie gestartet. So können wir künftig „Roh oder gekocht?" verläßlicher debattieren. Aber auch dann wird nötig sein, was Jamila Peiter und auch ich betonen: zu lernen, auf sich zu hören, also nicht nur den momentanen Geschmack, sondern auch die Wirkung des Essens auf das Wohlbefinden zu beachten.

Viele fühlen sich desorientiert, wenn sie sich eines Tages nicht mehr so ideal ernähren können, wie sie es ursprünglich wünschten. Sie finden in diesem Buch eine echte Hilfe.

Ich wünsche Ihnen genußreiche Mahlzeiten,

ganz herzlich, Ihr
Michael Lukas Moeller *
März 1993

---

* Autor des Buches „Gesundheit ist eßbar. Ein Arzt lädt ein, sich natürlich zu ernähren und vom Kochen zu befreien." 1992, Taschenbuch Goldmann-Verlag

Vorwort der Autorin

Lange habe ich gezögert, bis ich mich an die Korrekturen zu dieser dritten Auflage heranmachte. Unbewußt wartete ich darauf, daß besondere Hinweise sozusagen vom Himmel fallen würden. Irgendeine Ersatztheorie, die so himmelklar wäre wie die Theorie der Vitalkost, wie ich sie früher vertreten habe. Heute lasse ich einfach los, und ich merke, wie alles von alleine fließt und sich ordnet.

Liebe Leserin, lieber Leser, wenn Du hier eine schlüsselfertige Theorie erwartest, dazu eine, die sich ausschließlich auf der materiellen Ebene bewegt, und Essen ist ja Materie, dann solltest Du dieses Buch noch ein wenig liegen lassen. Hier geht es zwar tatsächlich in erster Linie um das Essen, aber Du wirst bald dahinterkommen, daß die Ernährung nur ein Teil des Ganzen ist. Du wirst selbst eines Tages feststellen, daß sie zwar eine Menge helfen kann, jedoch zur Ganzheitsheilung nicht ausreicht. Eine Ernährungs-Form, egal wie sie heißen mag, ist allerdings ein wunderbares Instrument, um uns die Augen zu öffnen, uns regelrecht wachzurütteln. Irgendwann solltest Du aber bereit sein, die Botschaft Deiner Ernährungserfahrungen zu entziffern, speziell, wenn Du zu denjenigen gehörst, die ihr selbstgestecktes Ziel nicht erreichen konnten.

Dieses Buch wendet sich an Menschen, die sich nach einer einfachen Ernährung sehnen oder eine solche brauchen, um ihrem Körper ein wenig Ruhe zu gönnen, denn je komplizierter die Nahrungszusammensetzung, desto mühsamer muß das Stoffwechselsystem arbeiten. Bedenke: Wir sind alle einzigartige Individuen und folglich kann es das einzig sichere Rezept nicht geben, das die gesundheitlichen Probleme aller Menschen dieser Erde lösen könnte. Dennoch sehnen sich die Menschen nach einer klaren und eindeutigen Lösung. Eine, die keinen Platz bietet für Zweifel. Der Mensch möchte sich in Sicherheit fühlen, das Widersprüchliche bietet aber keine Sicherheit, sondern das Gegenteil. Widerspruch ist eine Herausforderung, die sicherlich ihren Sinn hat. Zum Beispiel den, stets wach zu bleiben, flexibel und bereit zu Veränderungen.

Durch meine Fülle von Erfahrungen mit Rohkost ist die Zeit reif für mich, ein ganz neues Buch zu schreiben. Das wäre, zumindest technisch gesehen, wesentlich einfacher. Doch nach der Lektüre der letzten Ausgabe stellte ich fest, daß ich das meiste noch einmal so schreiben würde. Ein bestimmtes grundlegendes Wissen ist unverzichtbar und wird zumindest vom Anfänger erwartet, so wie ich es früher geschätzt und vor allem gebraucht habe.

In diesem Buch habe ich mir zur Aufgabe gemacht, was längst fällig war: die gesammelten Erfahrungen aus der Rohkostszene kritisch zu betrachten und Schlüsse daraus zu ziehen. Hier gleich meine wichtigste

Erkenntnis: Das Wort Rohkost soll künftig nicht mehr mit einem sicheren Mittel für jegliche Heilung gleichgesetzt werden, obwohl es durchaus häufig zutrifft.

Ich habe mit den Jahren feststellen müssen, daß es Menschen gibt, die nicht für die Rohkost geeignet sind. Es gibt die gewissen K- und W-Typen. K wie kalt, W wie warm. Die K-Typen können mit roher Nahrung im Winter nicht viel anfangen. Dann gibt es die ausgesprochen sinnlichen Menschen. Auch sie können sich nicht auf Dauer mit einer harten, kalten Nahrung anfreunden, die ihnen einen abgerundeten Eßgenuß versagt. Die Unfähigkeit vieler gutwilliger Menschen, sich anhand der reinen Rohkost zu heilen, hängt nicht immer mit einem Mangel an Wille oder Disziplin zusammen. Diese Aussage möchte ich ganz besonders betonen, weil eine „Schuld" meistens von Menschen ausgesprochen wird, die selbst in dauernden „Vergewaltigungsprozessen" leben und aus diesem Frust heraus andere belehren. Die Zeiten zwangsverordneter Rohkost sollten für alle Menschen vorbei sein. Nur indem man etwas losläßt, kann man es mit Freude wiederfinden oder ganz verlieren. Für meinen Teil habe ich lange nicht mehr mit so viel Genuß roh gegessen wie seit der Zeit, als ich mich vom Druck der Unfehlbarkeit, der Hundertprozentigkeit befreite.

Einiges wird Dir als Leser ein wenig widersprüchlich vorkommen. Bedenke, daß die Ratschläge die unterschiedlichsten Konstitutionen und Seelen in verschiedenen Lebensabschnitten ansprechen sollen. Wichtig ist, daß Du erkennst, womit Du Dich am wohlsten fühlst.

Die reine Rohkost, ich betone: r e i n e Rohkost!, stellt sich heute nach einer fast zehnjährigen Erfahrung als ein nicht ganz gelungenes Experiment heraus. Sie ist zumindest kritisch zu betrachten. Ob sie sich jemals durchsetzen kann, wie uns das die verschiedenen Rohkost-Autoren versprechen, wird die Zukunft zeigen. Die meisten dieser Autoren leben und ernähren sich in warmen Regionen oder haben auch nicht mehr Erfahrung als Du, vielleicht zwei oder drei Jahre mehr. So können auch sie noch nicht wissen, wo das Schiff einmal hinfahren wird.

Meine einleitenden Worte sollen nicht so verstanden werden, als würde ich heute genau das Gegenteil von dem sagen, was ich früher vertrat. Das ist natürlich nicht der Fall. Ich habe mir nur die Mühe gemacht, die von mir vertretene Lehre höchst kritisch unter die Lupe zu nehmen. Bücher, die die reine Rohkost in den Himmel heben, gibt es zur Genüge. Mein Buch konzentriert sich eher auf die Fragen, die in keinem Rohkostbuch auftauchen. Nach wie vor verdanke ich der Rohkost viel, aber nicht nur im körperlichen, sondern vor allem im seelischen Bereich.

Ich selbst gehöre heute nicht mehr zu den wenigen, die noch eine reine Rohkost praktizieren. Die Gründe werde ich später darlegen. Aber wer weiß, vielleicht gehörst Du als eine Art „Glückspilz" zu den wenigen Auserwählten, die in der reinen Rohkost ihre ideale Ernährung gefunden haben. Das kannst Du allerdings erst beurteilen, wenn Du bereits mindestens drei Jahre Erfahrung hinter Dir hast, bis heute keinerlei Probleme mit Deiner Rohkosternährung hattest, und zwar im körperlichen, seelischen und im günstigsten Fall auch im sozialen Bereich.

Egal, wo Du Dich einordnest, sei Dir bewußt, daß Du nicht allein mit Deinen Sorgen dastehst, daß es unzählige Menschen gibt, die heute auf der Suche nach einem einfachen, gesunden und darüber hinaus kostengünstigen Weg zur gesunden Ernährung sind. Das soll Dir den Rücken stärken. Egal, wie lange und intensiv Du schon Deine Ernährungsexperimente betreibst, Du mußt wissen, daß sie nicht spurlos an Dir vorübergehen.

Ich wünsche Dir auf alle Fälle viel Freude bei dem, was Du gerade experimentierst!

Im Februar 1993   Jamila Peiter

Einleitung

Über mich

Liebe Leserin!
Lieber Leser!

Bevor ich mit meinem Buch so richtig beginne, möchte ich etwas über mich erzählen, um besser verständlich zu machen, warum auch ich zu den Suchenden gehöre.

Ich bin 1944 in einem kleinen Ort an der französischen Atlantikküste geboren und wuchs am Mittelmeer auf. Nach meiner Geburt sagte der Arzt zu meiner Mutter: „Sie wird die Nacht nicht überleben." Nun, ich bin noch immer da.

Von Beginn an litt ich an einer allgemeinen Schwäche des Immunsystems, die mich bis zu dem Zeitpunkt meiner Nahrungsumstellung verfolgte und mir das Leben oft sehr erschwerte.

Zu meiner Krankheitsgeschichte:
Schon von Kind an hatte ich Karies, was damals nicht üblich war.

Im Alter von sieben Jahren erkrankte ich an Diphtherie, was einen Krankenhausaufenthalt und eine lange Genesungszeit nach sich zog.

Mit knapp elf Jahren stellte sich meine Menstruation ein, begleitet von akuten Schmerzen, Ohnmachtsanfällen, Durchfall, Brechreiz und totaler Erschöpfung während der ersten drei Tage. Jeden ersten Tag der Menstruation verbrachte ich im Bett. Dazu kam bereits die regelmäßige Einnahme von Medikamenten. Obwohl ich direkt am Mittelmeer aufwuchs, hatte ich eine vergrößerte Schilddrüse, was eine medikamentöse Jodbehandlung erforderlich machte.

Mit zwölf Jahren hatte ich eine Lungenentzündung (Krankenhausaufenthalt, Intensivstation), drei Monate später widerfuhr mir das gleiche erneut. Bei der ersten Lungenentzündung war ich dem Tode nahe. Dazwischen lagen immer wiederkehrende Erkältungen, ständiges Frieren, nächtelanges Husten, ständige Halsschmerzen und allgemeine Erschöpfung.

Im Alter von dreizehn Jahren mußte ich mich dreimal hintereinander wegen sogenannter Kinderkrankheiten einem Klinikaufenthalt unterziehen.

Im gleichen Jahr wurde ich von einem Auto angefahren und 18 Meter weit durch die Luft geschleudert. Es folgte ein langer Krankenhausaufenthalt.

Im Alter von zwanzig Jahren erlitt ich eine Eierstockentzündung, die gleichfalls im Krankenhaus behandelt werden mußte.

Im gleichen Jahr begannen meine Probleme mit Magen und Darm.

Die allgemeine Schwäche des Immunsystems führte unter anderem zu starken Herpes-Ausbruchen auf den Lippen (Herpes labialis), die heute überhaupt nicht mehr auftreten.

Wegen ständiger Erkältungen und Halsschmerzen wurden mir im Alter von dreiundzwanzig Jahren bei einem Krankenhausaufenthalt die Mandeln entfernt.

Mit sechsundzwanzig Jahren wurde mir aufgrund einer falschen Diagnose der Blinddarm herausgenommen. Die Schmerzen kamen in Wirklichkeit vom Rücken.

Im gleichen Lebensjahr folgte ein Kuraufenthalt wegen einer Magen-Darm-Entzündung.

Mit neunundzwanzig Jahren wurde mir ein Kuraufenthalt wegen Bandscheibenschäden verordnet, worunter ich seit Jahren litt.

Mit dreißig Jahren erkrankte ich aufgrund meines schwachen Immunsystems nach einer Ansteckung an Paratyphus.

Im Alter von fünfunddreißig Jahren unterzog ich mich meinem letzten Krankenhausaufenthalt. Dies war gleichzeitig die Phase, in der ich langsam erwachte und die Zusammenhänge zwischen meiner falschen Lebensweise und meinem Gesundheitszustand zu erkennen begann. Ich litt damals an starkem Haarausfall und ließ mich von dem behandelnden Arzt zu einer Operation überreden. Er sagte: „Wenn wir einen Teil der Schilddrüse entfernen, wird der Haarausfall wahrscheinlich gestoppt werden." Dies war natürlich nicht der Fall.

Im Grunde litt ich an ganz alltäglichen Krankheiten bzw. Symptomen, die jeder bekommen kann – nur werden sie leider als schicksalhaft angesehen. Heute bin ich der Meinung, alle diese Krankheiten oder Symptome hätten vermieden werden können, wenn ich von Kind an nach den Regeln der Natur aufgewachsen wäre. Allein der Faktor Ernährung hätte schon sehr viel bewirkt. Hätte mich während dieser Jahre ein einziger Arzt gefragt, wie ich mich ernähre, und dementsprechend beraten hätte, statt mir Medikamente, Operationen und Kuren zu verordnen, wäre mir viel Leid erspart geblieben.

Ob das allerdings eine Hilfe für meine geistige Entwicklung gewesen wäre, bezweifle ich. Deshalb nehme ich mein Schicksal so an, wie es sich darstellt.

Das Jahr 1979 brachte für mich die große Wende. Ich stieß auf das Buch „Deine Ernährung, Dein Schicksal" von Dr. med. M. O. Bruker, der noch heute einer der profiliertesten Ernährungsexperten in Deutschland ist. Ich besuchte seine Seminare, um die Prüfung als Gesundheitsberaterin abzulegen. Zwei Jahre später, 1981, eröffnete ich in Frankfurt einen Naturkostladen und hielt mit großer Begeisterung bereits meine ersten Vorträge über Vollwerternährung. Ich kann sagen,

Dr. Bruker öffnete mir die Augen. Wie er bin auch ich ein wahrheitssuchender Mensch. Dieser Drang zur Wahrheit – auch dann, wenn man noch weit von ihr entfernt ist – gab mir stets den Mut, mich über vieles hinwegzusetzen, was man angeblich nicht sagen oder tun darf.

Fünf Jahre nach dieser Wende trennte ich mich von meinem Lebensgefährten. Ich kehrte mit meinem jüngeren Sohn in meine südfranzösische Heimat zurück. Nach einigem Suchen entdeckte ich auf Umwegen das Centre d'Instinctothérapie (Zentrum für Instinkt-Therapie) in der Nähe von Paris. Damit begann mein Leben noch einmal von vorn.

Nach einem Praktikum bei dem Begründer dieser Methode, Guy Claude Burger, nahm ich am amerikanischen Institut für Ernährungswissenschaften ein Studium der „Natural Hygiene" auf. Dort habe ich Ergänzendes und Weiterführendes zur Theorie von Burger erfahren. Mittlerweile hat Helmut Wandmaker diese Lehre auch nach Deutschland gebracht.

Ich habe niemals aufgehört, das, was ich lernte und im Moment als richtig erkannte, in Frage zu stellen. Ich habe das Gefühl, daß meine heutige Ernährung, für meine Person und den gegenwärtigen Zeitpunkt das Beste ist. Allerdings kann ich nicht voraussagen, was mir die Zukunft an neuen Erkenntnissen bringen wird.

Letzten Endes lautet meine Folgerung deshalb: Noch niemand – mich selbstverständlich eingeschlossen – hat bis heute die absolute Wahrheit gefunden. Jeder muß sich darum bemühen, seine innere Stimme zu hören und nach ihr zu handeln. Die in diesem Buch ausgeführten Gedanken sollen dieses Vorhaben nur unterstützen.

Ich selbst habe meine eigene Linie aufgebaut – und zwar aus den oben genannten Theorien und meinen eigenen Erfahrungen. Deshalb lege ich großen Wert darauf, daß jeder letzten Endes das tut, was er für seine Person als das Richtige ansieht – auch wenn dies meinen Prinzipien zuwiderläuft. Durch „Fehler" kann man am besten lernen. Aus diesem Grund will ich anderen Menschen nur die Möglichkeit der Orientierung bieten.

Nach meinem Praktikum in Frankreich kehrte ich in die Bundesrepublik zurück mit dem Ziel: Gib das weiter, was du gesehen, gehört und erlebt hast.

Bereits sieben bis zehn Tage nach der Umstellung auf rohe Nahrung war ich schmerzfrei. Ich erfuhr eine nie zuvor gekannte Freiheit. Es war dies der Beginn der natürlichen Freiheit, die uns die Tore zu allen anderen Arten der Freiheit öffnet.

Auf die Frage, ob ich heute vollkommen gesund bin, möchte ich antworten: Schmerzlos zu leben, heißt noch lange nicht, gesund zu sein. Ich kann nur sagen, daß ich mich so gesund fühle wie noch nie zuvor. Das ist relativ. Heute hat für mich der Begriff „Gesundheit" eine andere Bedeutung als früher. Ich lerne, daß Gesundheit das ständige Bemühen der Natur ist, die Balance zwischen Wohlbefinden und Krankheit aufrecht zu erhalten.

Das Anliegen an meine Leser

Nachdem ich von mir und meinen geheimsten Beweggründen erzählt habe, möchte ich einen Vorschlag machen. Ich weiß, in der Regel duzt man in unserem Land fremde Menschen nicht.

Wollen wir uns trotzdem duzen? Zumindest solange wir miteinander durch dieses Buch reisen? Sehr bald sind wir keine Fremden mehr, ja hoffentlich sogar Freunde!

Dieses Buch soll Dir als Hilfe für Deine Gesundheit zur Seite stehen. Es gibt unzählige Möglichkeiten, durch die ein Mensch erkranken kann. Genausoviele Wege gibt es, um die Gesundheit wieder herzustellen.

Wäre die Schulmedizin in der Lage, uns mit ihren Mitteln und Therapien zuverlässig zu helfen, könnten sich die Schulmediziner selber helfen. Statt dessen bilden sie jedoch die Berufssparte, die die kürzeste Lebenserwartung hat. Liegt es am hohen Streß? Wer lebt heute streßlos? Ich glaube, eher die Einnahme der vielen Medikamente, die sie und ihre Patienten nur noch kränker machen, ist die Hauptursache ihres frühen Todes. Deswegen herrscht heute wie noch nie zuvor ein regelrechter Bedarf an Naturtherapien. Darunter ist die Ernährung eingeschlossen. Welche Ernährung für Dich persönlich die richtige ist, wirst Du mit der Zeit selbst herausbekommen.

Dieses Buch ist ein Wegweiser für Menschen, die ihre Ernährung speziell auf reine Rohkost umstellen möchten. Doch bevor ich irgendein Wort über das Thema Rohkost sage, muß ich Dir einen wichtigen Hinweis geben:

In diesem Buch geht es um eine besondere Art der Rohkost-Ernährung: All die negativen Erzählungen, die mit der Rohkost-Ernährung zusammenhängen, stammen aus einer Ernährung, bei der der anfängliche Rohköstler eine viel zu große Menge an Obst zu sich nimmt, im schlimmsten Fall intensiv gespritzte Südfrüchte. Es gibt verständlicherweise praktisch keinen Menschen, der bereit wäre, auf diesen unnatürlich hohen Obstkonsum zu verzichten. Nur so könnte man neue Studien machen. Ich selbst probierte eine Rohkost-Ernährung mit sehr wenig Früchten aus, leider nur viel zu kurz, um einen fundierten Bericht abgeben zu können. Manches Neue erscheint zuerst glänzend. Wie es in ein paar Jahren aussieht, weiß niemand. Es muß erprobt werden.

Was mir hauptsächlich bei der Rohkost-Ernährung mit wenig Früchten auffiel, war die Monotonie, schlicht, der Verzicht auf das leckere, süße Obst. Das war der Haupt-Grund, warum ich diese nur ein paar Monate durchführte.

Die Ernährung auf Rohkost umstellen:

„Wozu denn das?" könnten einige Leser fragen. „Weil die Rohkost bereits Tausenden von Menschen geholfen hat, schmerzlos, symptomlos, gar gesund zu werden." Zu diesen Schmerzbefreiten zähle ich selbst und daher mein Engagement. Der Mensch nimmt seit seiner Geburt Stoffe zu sich, die ursprünglich nicht für ihn vorgesehen waren. Denaturierte Stoffe also. Diese Denaturierung kann über verschiedene Verfahren geschehen, doch die gängigste Form der Lebensmittel-Denaturierung ist der normale, tagtäglich in der bürgerlichen Küche ausgeübte Kochprozeß. „Sind wir denn nicht an diese Fremdstoffe angepaßt?" könntest Du fragen. „Wie sollte Deiner Meinung nach eine Nicht-Anpassung aussehen?" So meine Gegenfrage, die zielstrebig zur Antwort führt. Allergien jeder Art plagen die Menschheit zunehmend, im gleichen Tempo und Umfang, wie die Lebensmittelindustrie und die kulinarische Kunst sich entwickeln. Allergie ist nur ein anderes Wort für Nichtanpassung. Nein, auf keinen Fall sind die Menschen an die Produkte, die sie „kreieren", angepaßt. Sie leben damit schlecht und recht bis zum Tag X, dem Tag, an dem die Krankheit ausbricht. Die unzähligen zivilisationsbedingten Krankheiten sind die offensichtlichste Form einer Nicht-Anpassung.

Die Rohkost ist eben die Urkost des Menschen. Sie hat ihm die Fortpflanzung ermöglicht. Ich höre Dich fragen: „Muß ich dann nur noch alles roh essen, um richtig gesund zu bleiben oder zu werden?" Früher hätte ich ein wenig überheblich nur mit dem Kopf genickt, um Deine Vermutung zu bejahen. Mein eigenes Schicksal und die Erfahrungen auf dem Gebiet der Ernährung lassen heute keinen Übermut mehr zu. Probiere und schau! Wie Du sehen wirst, habe ich mich als Autorin bemüht, nicht nur die guten Seiten der Rohkosternährung aufzuzählen, sondern ebenfalls auch alle Tücken, mit denen Du konfrontiert werden könntest. Jetzt liegt es nur an Dir, wie weit Du Dich mit meinen Ratschlägen identifizieren kannst.

Um Dich mit einer Theorie wie die der Vital-Ernährung vertraut zu machen, einer Theorie, die gegen den Strom schwimmt, solltest Du versuchen, soweit es Dir eben möglich ist, Dein herkömmliches Wissen für eine Weile loszulassen. Schau Dir in Ruhe die Argumente der neuen Lehre an. Tauche in sie ein, indem Du es selbst probierst.

Meine Theorie schwimmt nicht nur gegen den Hauptfluß, in dem die gegensätzlichen schulmedizinischen Meinungen offensichtlich werden, sondern auch gegen einen Strom von Meinungen aus den eigenen Reihen. Als die Rohkostbewegung sich in Deutschland langsam herausbildete, waren viele der gleichen Meinung: „Rohkost für alle und immer, das kann nur das Richtige sein." Dieses Buch wird Dich des öfteren belehren, daß ich heute diese Meinung nicht mehr bedingungslos unterstütze. Folge einer Lehre, die nicht laut sein will. Eine Lehre, die Dir so viel Freiheit lassen will, wie es für das Wohlbefinden Deiner Seele und Deines Körpers notwendig ist.

Wer Vitalkost sagt, sagt gleichzeitig roh. Roh steht für das Ursprüngliche, für die feine kosmische Energie, die uns über das Pflanzenreich angeboten wird. Roh steht für Vitalität und Gesundheit, schlicht für Heilung. Die logische Schlußfolgerung müßte heißen, daß gekochte Nahrung genau das Gegenteil herbeiführt. Es stimmt und gleichzeitig stimmt es nicht, zumindest nicht ganz. Der Inhalt dieses Buches wird Dir die Begründungen dazu liefern.

Wenn Du einzig und allein die rohe Nahrung als Dein Heilmittel wählst, wenn Du Deine Gesundheit ausschließlich von roher Nahrung abhängig machst, dann mußt Du damit rechnen, daß Dir diese Gesundheit wieder geraubt wird, sobald Du Deine Medizin „Vitalkost" nicht mehr konsequent zu Dir nimmst. Mit anderen Worten: Du machst Dich ganz und gar von der Materie abhängig. Überlege, ob „Abhängigkeit" die Lebensform ist, die Dir behagt. Im Alltag heißt es schlicht: Du darfst keine anderen Götter als mich „Rohkost" verehren. Machst Du Deine Gesundheit ausschließlich von der Ernährung abhängig, so müßtest Du praktisch vom Tag der Umstellung an bis zum Ende Deines Lebens nur die Lebensmittel verzehren, die Dir das ersehnte Wohlbefinden gebracht haben, um gesund zu bleiben. Dieses Wohlbefinden, Symptom- und Schmerzlosigkeit, wird automatisch als „Heilung" angesehen. Meine fast zehnjährige Erfahrung auf dem Gebiet Rohkost hat mich leider gelehrt, daß die Dinge nicht so einfach sind, wie sie theoretisch dargestellt wurden.

Auch ich bin von dem konsequenten Weg der absoluten reinen Rohkost, den ich eines Tages als stressig empfand, abgekommen. Aber nur in einem relativ bescheidenen Umfang. Die Linie stimmt nach wie vor. Die absolute Rigorosität, die mir über die Instinkt-Therapie vor Jahren gelehrt wurde, lehne ich für mich heute ab, und zwar kategorisch! Dies bedeutet nicht, daß eine solche Therapie grundsätzlich nicht ratsam wäre. Ich sage: Sie ist nicht jedermanns Sache und schon gar nicht auf immer und ewig. Schau, ob sie vielleicht Deine Sache ist.

Rohkost bleibt für mich nach wie vor die natürlichste Ernährung des Menschen. Heute jedoch, mit der Erfahrung und vor allem mit der Bereitschaft des objektiven Betrachtens, sage ich: Rohkost ist für die meisten unter uns nicht ausreichend, um zur Ganzheitsheilung zu gelangen. Auch dann, wenn anfangs alles dafür spricht. Das Loslassen meiner vom Kopf aus gesteuerten hohen Disziplin hat mich zu anderen Ufern hinübergetragen. Auf diesen Ufern bewege ich mich mit zarten Pfötchen und lausche ganz neugierig, wie es insgesamt nun weiter geht. Ich befinde mich quasi mitten in einem neuen Experimentierfeld. Nur die Zeit wird mich lehren, was für mich das Richtige oder das am wenigsten Schädliche ist. Nimm diese Aussage auch für Dich in Anspruch. Es gibt keine andere Möglichkeit als diese.

Reine Rohkost heißt Perfektion üben. Doch der Perfektionismus, egal in welchen Domänen, unterdrückt unsere wahre Persönlichkeit. Kein Freiraum mehr für selbständige Entscheidungen, für Kreativität, nicht einmal für Schwäche. Doch der Mensch als Zusammensetzung weiblicher und männlicher Elemente ist der Ausdruck der Polarität. Er lebt umgeben von Gegensätzen und so wie Schatten zum Licht gehört, gehört die Schwäche zu ihm als einem fehlbaren Wesen. Wer nicht gerade für die Rohkost geboren ist und diese Regel zu ignorieren pflegt, unterliegt mit der Zeit einem hohen, krankmachenden Streß: dem Rohkoststreß.

Die Ernährung als ein wichtiger Anteil unserer Lebensgewohnheiten wird uns den ganzen Tag auf Schritt und Tritt verfolgen. Wir würden in einer künstlichen Welt leben, in der sich alles von morgens bis abends ausschließlich um die Ernährung dreht. Nicht selten wird ein solcher Mensch Dir erklären, wie glücklich er über seine neu gewonnene Freiheit ist. Doch er scheint zu vergessen, daß er einer anderen, neuen Art Abhängigkeit zum Opfer gefallen ist: Der Abhängigkeit von der Rohkost.

Die Vital-Ernährung hat lediglich die bescheidene Funktion, Dir eine gesunde Ernährungs-Basis zu vermitteln. Diese Basis sollte keine dogmatische Lehre werden. Sie will alles andere als Dich festnageln, Dich abhängig machen. Sie will Dir nur den Weg zu neuen Möglichkeiten und Dimensionen des Lebens aufzeigen. Ein Minimum an Disziplin wird von Dir sicherlich trotzdem verlangt.

Bedenke, daß ein neuer Weg immer mit Problemen verbunden ist. Vor kaum etwas haben die Menschen mehr Angst als vor Veränderungen. Bedenke auch, daß Dir niemand etwas wegnehmen will. Als konkretes Beispiel: Niemand verbietet Dir, Kaffee zu trinken. Möglicherweise wolltest Du ihn schon lange absetzen, und nun ist vielleicht der Augenblick des Loslassens gekommen. Sei Dir bewußt, daß niemand etwas davon hat, Dir irgendetwas, was Deinem Gaumen, Deinem seelischen Wohlbefinden jahrelang geschmeichelt hat, zu verbieten. Wenn Du mit Kaffeetrinken aufhörst, so soll das allein Deine Entscheidung sein. Vielleicht werden aber dann Deine seit Jahren therapieresistenten Kopf-, Bauch-, Rheuma- und sonstigen Schmerzen einfach verschwinden. Was ich sagen will ist: Gewöhne Dich daran, niemand für Deine Probleme verantwortlich zu machen. Das Leben eines Menschen beginnt dann erst richtig, wenn er verstanden hat, Verantwortung für sich zu tragen. Die Zeit ist gekommen, in der unsere Erde viele erwachsene Menschen braucht für ihre Rettung und letztlich der sie bewohnenden Menschheit.

Dein eiserner Wille in Sachen Rohkost garantiert Dir gute, manchmal sogar spektakuläre Ergebnisse für Deine Gesundheit. Es ist die Kost, die ich früher mit großer Vehemenz genossen und propagiert habe. Doch hat mir das Leben gezeigt, daß diese Art von blitzschnellen, wenn auch positiven Veränderungen, nicht anders als bei der Schulmedizin, von kurzer Dauer sind. Die reine Rohkost hat enorme Vorteile, und alles, was Vorteile hat, besitzt auch die Kehrseite der Nachteile. Viele nützliche Zwischenstufen des Heilprozesses werden durch den Einsatz der reinen Rohkost gnadenlos übersprungen. Die Natur, so sehen wir das an vielen Beispielen, wünscht eine naturgemäße Veränderung und keine Schreckbombe. Das Experiment, Rohkost von heute auf morgen konsequent als einzige Nahrung aufzunehmen, wird den meisten von uns mißlingen. Unabhängig davon, ob der Mensch sie körperlich gut verträgt, die Sehnsucht nach gelegentlichem Genuß geliebter Speisen bleibt. Das ist menschlich und normal. Gleichzeitig schafft die Rohkost Frustrationen. Sobald der Mensch beginnt, diesen Frust ausgleichen zu wollen, fühlt er sich sozusagen in einen Sog hineingezogen.

An manchen Tagen gehören mächtige Kräfte dazu, um gegen den Impuls anzugehen, der befiehlt: „Nun iß Dich heute satt, mit dem, wonach Du Dich seit Monaten sehnst." Ein solcher Rohköstler fällt nicht selten vom Regen in die Traufe. Er fordert seine Organe heraus, mit Stoffen und Mengen fertig zu werden, die ihm mittlerweile fremd geworden sind. Sich mit sogenannten Fremdstoffen (Kochkost) von heute auf morgen zu „überfressen" ist der Hauptfehler, den wir, die sogenannten „Rohkostpioniere", fast alle machen. Du als zukünftig bewußter Essender kannst auf unsere Erfahrungen zurückgreifen und es besser machen.

Der andere Weg, der sogenannte sanfte Weg, appelliert weniger an Deinen Willen, dafür mehr an Deine Gefühlswelt. Dieser sanftere Weg will Deine Seele als einen Bestandteil von Dir mitberücksichtigen. Der langsame Weg verlangt vom Sucher viel mehr Einfühlungsvermögen und Mühe. Wer ihn „schafft" (was nicht mit „gehen" verwechselt werden sollte), ist allgemein stärker als derjenige, der den sogenannten konsequenten Weg geht. Manche ungeduldige Sucher nehmen lieber große Entbehrungen auf sich, um ein baldiges Resultat zu erleben. Doch gerade die Ungeduld ist die Eigenschaft, die uns zivilisierte Menschen kennzeichnet. Genau da müssen wir ansetzen. Der Sinn des Lebens liegt nicht einzig und allein im Erlangen des körperlichen Wohlbefindens, sondern idealerweise im Streben nach Harmonie und Vollkommenheit der Einheit von Körper, Seele und Geist. Dafür ist Rohkost ein guter Helfer und liefert ein Rädchen im Uhrwerk des Ganzen.

Ich selbst habe früher den ersten, den radikalen Weg gewählt. Und absolut nichts und niemand konnte mich davon abbringen. Meine Beobachtungen und Körper-Erlebnisse sprechen für sich selber: Ich esse beispielsweise ein Marmeladenbrot, danach geht es mir schlecht. Am nächsten Tag esse ich reine Rohkost, die Beschwerden bleiben aus. Am nächsten Tag esse ich wieder etwas Denaturiertes, es geht mir wieder schlecht. Was liegt näher, als alle meine Unpäßlichkeiten der Zivilisationskost anzulasten? Was dahinter steckt, verrate ich Dir später. Sowohl mein Körper als auch meine Seele blieben nach einigen Jahren des reinen Rohkost-Experimentes ein wenig auf der Strecke. Ich verstand nicht und wollte vor allem nicht verstehen, was mich die verschiedenen Probleme, die mir durch die reine Vitalkost begegneten, lehren wollten. Ich sah nur das Ziel „schmerzlos" zu werden, zu bleiben, körperlich einwandfrei zu „funktionieren", von keinem Arzt abhängig zu sein und mich ja an dem Inhalt meiner Theorie festzuhalten. Denn ein Abweichen hätte mich krank, darüber hinaus brotlos machen können. Außerdem spielt das Image, das Ego, immer ein wenig mit. Und es funktionierte tatsächlich, zumindest für eine gewisse Zeit. Diese letzte Aussage „für eine gewisse Zeit" ist ganz und gar ausschlaggebend für unsere Ernährungserfahrungen. Man mag sich fragen, warum ich nicht bei meiner ursprünglichen Überzeugung blieb. In einem Satz wäre das nicht erklärbar, das wirst Du im Laufe des Buches begreifen. Um so mehr, wenn Du eines Tages durch meine bisher empfohlene Ernährungsform selbst in Streß geraten solltest. Spätestens von da an solltest Du wissen, daß dieser Streß ein Hinweis ist, um wieder loszulassen, wieder weiter zu suchen, so anstrengend es Dir auch vorkommen mag.

Bei mir lief speziell ab dem vierten Rohkostjahr alles anders als ich es erwartet hatte. Ich litt wieder unter Ischias und Rückenschmerzen. Am Anfang meiner Umstellung war ich Mitarbeiterin bei G. C. Burger im Zentrum für Instincto-Therapie. Bereits nach fünf Monaten Rohkost verspürte ich wieder dieselben Schmerzen, an denen ich seit meinem 20. Lebensjahr litt.

Ich konnte zeitweilig nicht mehr arbeiten, weil ich mich nicht mehr schmerzfrei bewegen konnte. Später mußte ich aus den gleichen Gründen zwei von mir organisierte Seminare und Vorträge absagen. Diese Schmerzen wurden von Zeit zu Zeit unerträglich. Doch kam ich keine Sekunde auf die Idee, daß meine spezifische Art der Rohkost schuld an dieser Misere war. Meine Ausrede war: „Psychischer Druck, Streß". Dazu kam, daß mein Magen, aber besonders mein Darm, ab dem vierten/fünften Jahr Rohkost nicht mehr wie am Anfang der Umstellung funktionierten. Das geringste Stück Brot machte mich, wie oben erwähnt, regelrecht krank. Diese Symptome begründete ich mit meinem Mangel an eiserner Disziplin. Meine katholische Erziehung lehrte mich „alle Schwächen müssen bestraft werden". So wurde ich also „gerechterweise" dafür bestraft, daß ich eine Scheibe Brot, wenn auch ohne Butter, oder ein Stück Apfeltorte im Monat genoß. Mehr war das nicht. Eines Tages hörte ich, daß immer mehr Rohköstler ähnliche Probleme hätten wie ich und daß dieses Phänomen mit einem zu hohen Früchtekonsum, der anfangs Wunder bewirkt hatte, verbunden sein sollte. Zu dieser Zeit verdrängte ich noch diesen Gedanken. Sehr schnell kam ich dahinter, daß ich eine Rohkost ohne oder mit wenig Früchten nicht durchhalten würde. Mir kam zum ersten Mal der profane Gedanke, den ich schon oft von anderen gehört hatte: Lohnt sich das Leben noch, wenn ich nur noch grünes Zeug futtern muß? Aber irgendwann war ich auch für das Loslassen der Früchte reif, und in der Tat brachte dieses Loslassen den völligen Stillstand der Ischias- und Rückenschmerzen. Darüber hinaus verbesserte sich der allgemein chaotische Zustand meines Darmtraktes. Allerdings nur bis zu einem gewissen Grad. Später ließ ich noch mehr los und nahm die Hilfe der Homöopathie in Anspruch, die ich heute als eine willkommene Unterstützung ansehe.

Meinen Rohkost-Weg erkenne ich heute als meinen spirituellen Meister, der von mir enorme innerliche Veränderungen abverlangte. Als erstes mußte ich lernen, jede Art Fanatismus abzubauen, dafür mich selbst verstehen zu lernen, denn auch ich gehöre zu den Ungeduldigen. Heute versuche ich den anderen Weg zu gehen. Er entspricht weniger meinem Charakter, weil ich selbst ein „Alles oder Nichts-Mensch" bin. Heute begreife ich, daß Unwohlbefinden und Krankheiten einen erzieherischen Zweck haben und daß dieser Zweck nicht ausschließlich auf der materiellen Ebene erfüllt werden muß. Das Loslassen, die seelische Wandlung, ist ein wichtiger Teil dieser erzieherischen Aufgabe.

Meine Ratschläge sind nicht immer bequem. In einer Epoche, in der die Zeit das höchste Gut ist, nimmt sich kaum jemand diese Zeit, die Hintergründe mancher Widersprüche selbst zu entdecken. Die Erfahrung aber wird sie Dich lehren. Womöglich greifst Du zu diesem Buch, gerade weil Du Dir davon versprichst, eine Methode zu finden, die Dir das selbständige Denken, also die letzte Verantwortung, abnimmt. Sobald Du aber zum Mitdenken bereit bist, wird sich Dein Leben sinnvoll verändern. Der wahre Weg läuft nur über die Befreiung und nicht über die Abhängigkeit. Reine Rohkost für immer und ewig führt in eine Abhängigkeit, zumindest in meinen Augen.

12

Würde die Ernährung nur unsere körperlichen Bedürfnisse ansprechen, dann gäbe es nicht so viele Ernährungstragödien auf der Welt. Ernährung ist im Zuge der Zivilisation und den damit verbundenen leckeren Erfindungen der Kochkunst fast die Hauptquelle der sinnlichen Befriedigung für uns Menschen geworden. Die Befriedigung der Sinnlichkeit scheint aber gerade eine der Hauptreize des Lebens für den heutigen, modern lebenden Menschen zu sein. Aus diesem Grund ist es eine Illusion zu glauben, wir könnten unsere Ernährungsprobleme anhand wissenschaftlicher Erkenntnisse und/oder strenger Askese bewältigen. Je strenger die Askese, desto schmerzhafter das Erwachen, wenn man dazu nicht die entsprechende Reife hatte. Auch der Instinkt hat nicht immer das letzte Wort, weil er durch Verstand und Sinneslust öfters überrumpelt wird. Schließlich muß noch ein Problem, das speziell bei Rohköstlern existiert, erwähnt werden: Das Problem der Eß- oder Freßsucht.

Wer glaubt, durch reine Rohkost seine Eßsucht im Griffe zu haben, wird nicht selten genau das Gegenteil erleben. Vor zwei Jahren startete ich eine Umfrage. 522 Fragebögen (von etwa 1 000) kamen beantwortet zurück. Aus dieser Umfrage kann ich folgendes wiedergeben:

Über 90 Prozent der Befragten geben zu, beziehungsweise teilten mir mit, eßsüchtig zu sein. Inwieweit diese Eßsucht nicht schon vor der Rohkost bereits existierte, war nicht immer zu erkennen. Doch bei vielen stand der Zusatzhinweis: Seit meiner Umstellung auf Rohkost bin ich eßsüchtig geworden.

Viele geben an, sie würden seit dem ersten „Rückfall" nach mehreren Wochen oder Monaten reiner Rohkost plötzlich Dinge essen, die sie seit Jahrzehnten durch die Vollwerternährung strikt abgelehnt hätten, zum Beispiel solche Nahrungsmittel wie Schokolade, Eis, Käse- ja sogar Wurstbrote und eine Menge Süßigkeiten. Rohkost schürt geradezu die Tendenz zur Eßsucht bei Menschen, für die sie nicht gedacht ist.

Meine eigene Erfahrung kann diese Tendenz nur bestätigen. Auch ich, als Autorin dieses Buches, bezeichne mich heute als eßsüchtig, zumindest periodenweise. Früher hätte ich dieses Suchtverhalten alleine der Psyche, beziehungsweise dem Suchtmittel „Kochkost" angelastet, doch heute bin ich mir fast sicher, daß die Sucht auch deswegen entsteht, weil dem Körper tatsächlich etwas fehlt. Hier geht es nicht – ausschließlich – um mangelnde Liebe, sondern um konkrete Elemente – namens Vitalstoffe.

Dieser Vitalstoff-Mangel ist nicht der Rohkost anzulasten, die zur Genüge davon beinhaltet, sondern dem Unvermögen unserer degenerierten Verdauungsorgane, diese Vitalstoffe optimal zu verwerten. Ob dieser Mangel durch etwas Kochkost hätte vermieden werden können, ist im Nachhinein nicht zu beweisen. Ich bin heute fest davon überzeugt, daß eine reine Rohkost mit wenig frischen und Trocken-Früchten den Darm nicht soweit geschädigt hätte, wie das die meisten Rohköstler erfahren. Das Problem ist aber, daß kaum jemand Vergnügen empfindet, fast ausschließlich Gemüse zu essen.

Die reine Rohkost ist das gefundene Fressen für diejenigen, die sich unbewußt von ihren eigentlich seelischen Problemen ablenken wollen. Wer roh ißt und sich ausschließlich auf die Heilkraft dieser rohen Nahrung verläßt, meint, mit dem Instinkt, mit ursprünglichem Gedankengut, zu arbeiten. Ich behaupte, fast das Gegenteil ist der Fall. Der gleiche Mensch arbeitet ausschließlich mit dem Verstand, zu dem der Wille gehört. Loslassen, schauen, was der Suchende ansonsten machen kann, wäre die Lösung, aber für diesen „Verstandes-Willens-Menschen" viel zu anstrengend. Die Fragen: An wen soll ich mich wenden? Was soll ich tun? sind mehr als legitim. Da sie als Einsatz das Suchen fordern, werden sie bewußt ignoriert.

Leichter ist allemal, sich ausschließlich mit der Materie „Lebensmittel" zu beschäftigen.

Erkenne, wer Du bist, was Du kannst. Erkenne Deine Grenzen. Nachdem Du eine Weile mit der Vitalkost experimentiert hast, schau, daß Du Deine Kostform Deinem Typ und Deinen Kräften anpaßt und nicht umgekehrt.

Sobald Deine Ernährung in Streß ausartet, betrachte das als einen Hinweis, als Zeichen. Nicht als ein Zeichen, das Dir möglicherweise Deine Schwäche oder gar ein Suchtverhalten nachweist, wie es in Rohkostkreisen üblicherweise interpretiert wird, sondern als Zeichen eines Mangels. Der Hinweis kann folgendes bedeuten: „Diese ist momentan nicht die optimale Nahrungszusammensetzung, wohl gemerkt: für Dich." Experimentiere so lange mit der Rohkost/Kochkost-Kombination, bis Du eine Form findest, bei der Du körperlich, aber auch seelisch auf Dauer ganz zufrieden bist. Wie Du später erfahren wirst, muß man anfangs Geduld haben, da sich tatsächlich eine Menge Ausscheidungsmerkmale bemerkbar machen können. Doch auch diese haben ihre Grenzen. Nach spätestens einem halben Jahr müssen Deine Hände und Füße wieder warm sein, Dein Gewicht, Deine Blase sich regulieren. Du mußt Harmonie in Dir verspüren und nicht den Drang, andere wegen Ihrer „schlechten" Ernährung zu kritisieren. Wenn das alles nicht zutrifft, probiere den sanfteren Weg. Dies heißt schon Rohkost zum größten Teil, allerdings eben „nicht nur Rohkost". Und wenn Du trotz dieser Bemühungen immer noch kein Land siehst, was Deine Gesundheit angeht, dann ist der Moment gekommen, in dem Du Dich anderweitig orientieren mußt. Die Ernährung soll selbstverständlich weiterhin so natürlich wie möglich bleiben. Die Naturheilkunde bietet Dir eine umfangreiche Palette an Möglichkeiten zur Unterstützung Deines Wohlbefindens. Der Seelenbereich sollte ebenfalls einbezogen werden. Vielleicht ist eine Veränderung, die Du durch eine seelische Wandlung erreichst, genau das, was Du bei Deiner Suche lernen solltest. Doch vor einem möchte ich Dich warnen: Wenn Du durch reine Rohkost Wohlbefinden erfährst und durch Kochkost das Gegenteil, mache nicht den klassischen Fehler, ein schlechtes Gewissen zu entwickeln wenn Du hin- und wieder trotzdem Gekochtes ißt. Disziplin hat ihre Grenzen. Über ein bestimmtes Pensum hinaus können auch Disziplin und ein schlechtes Gewissen krank machen. Du wirst lernen müssen, die verschiedenen Elemente des Lebens unter einem ganz anderen Winkel zu betrachten, als den der Ernährung, so unbequem das auch sein mag. Hättest Du nicht die entsprechenden Kräfte dazu, dann würde Dir eine solche Aufgabe nicht zufallen.

Als letzter und wichtiger Hinweis: Eine Rohkost-Ernährung, wie sie hier empfohlen wird, solltest Du in erster Linie als eine Kur betrachten.

Beginne diese Kur jedoch nicht, ehe Du das Buch möglichst konzentriert bis zum Schluß gelesen hast.

Warum essen wir?

Die Antwort müßte in etwa lauten: Weil wir uns mit bestimmten, hochwertigen Stoffen versorgen müssen, um gesund zu leben. Doch wie sieht die Realität aus?

Kaum jemand nimmt sich heutzutage die Zeit, sich mit obiger Frage auseinanderzusetzen. Es ist aber paradox, daß die gleichen Menschen immer die Zeit finden, ihre hochwertige, lebendige, rohe Nahrung in einen gekochten und damit verfälschten, verarmten Zustand zu überführen – und dies, obwohl es gesagt wird, daß Rohkost die Heilkost ist und demnach gekochte Nahrung das Gegenteil herbeiführt.

Was fasziniert uns so an der denaturierten Nahrung?

Unter denaturierter Nahrung verstehe ich alles, was gekocht, gebraten, gegrillt oder noch schlimmer, „mikrowelliert", gebacken, raffiniert bzw. ganz allgemein verfremdet wurde. Diese Nahrung übt einen unerklärlichen Reiz auf unser Lust- und Gemütszentrum aus. Die aus diesem Reiz gewonnene Freude steht nicht ganz im Verhältnis zu den Folgen, die sich als Krankheiten oder früherer Tod äußern.

Liegt es an der niedrigen Temperatur unserer kalten Länder, daß wir so gerne gekochte, warme Nahrung essen? Nur zum Teil, denn dann müßte im Sommer die Küche kalt bleiben. In allen warmen Ländern der Erde wird aber auch bei hohen Außentemperaturen fleißig gekocht. Die Eissalons sind in kalten Ländern auch im Winter gut besetzt. Was ist also der wahre Grund?

Der Mensch fühlt sich meist umso mehr von der denaturierten, meist weich gekochten Nahrung angezogen, je mehr Probleme er hat. Dabei löst diese seine Probleme nicht, sondern verstärkt einige noch oder ruft neue hervor, wenn ihm die Einsicht in die Zusammenhänge fehlen.

Die gekochte, weiche Speise verlangt keinerlei Anstrengung von der Kaumuskulatur. Der Genießer kann sich seinem Geschmackserlebnis voll hingeben, gar die Augen schließen und die Luft anhalten, während die weiche Masse auf seiner Zunge von alleine zerläuft und die Speiseröhre hinuntergleitet. Je weicher die Nahrung ist, um so abgerundeter wird der sogenannte „Gaumenorgasmus" erlebt, eine orale, sinnliche Befriedigung und Ersatz für die Liebe, die in unserem hektischen technologischen Zeitalter immer mehr auf der Strecke bleibt. Diese Nahrung ist zum Liebesersatz geworden, den wir uns zu jeder Tages- und Nachtzeit mit relativ geringem Aufwand beschaffen können. Leider!

Die Sucht nach denaturierter Nahrung nehmen wir nicht wahr, weil wir täglich geruchlich und optisch mit den suchtmachenden Stoffen konfrontiert werden und weil sie noch die Normalität der bürgerlichen Ernährungsweise darstellt. Wir sind uns der schleichenden Gefahr einer solchen Nahrung wenig bewußt. In dieser Gesellschaft hat die Nahrung kaum noch in erster Linie den Sinn einer biologischen Versorgung, so wie es vom Schöpfungsplan her vorgesehen ist. Irgendwann ließ es sich der Mensch einfallen, die Intensität seines Genusses zu erhöhen. Dies gelang ihm durch immer neue Manipulationen und Kreationen bestens, doch leider muß er heute den Preis für diesen Naturverstoß in Form von Krankheiten zahlen. Jeder muß sich selbst entscheiden, was für seine Lebensqualität wichtig ist: Der künstlich erzeugte, intensive Gaumen-Genuß, der aber Gefahren und Risiken in sich birgt oder der von der Natur gegebene Genuß, der den Naturgesetzen entspricht und dem Menschen die Gesundheit aufrechterhält.

Eine Lösungsmöglichkeit sehe ich in der Vital-Ernährung oder einer ähnlichen Ernährungsmethode. Zur Zeit wird die Rohkost unter verschiedenen Bezeichnungen propagiert. Es sind dies die Urmedizin nach Chrysostomos, die Sonnenkost nach Helmut Wandmaker oder nach dem Programm von Marilyn und Harvey Diamond und die Vital-Ernährung von mir. Außerdem gibt es noch die verschiedenen Ernährungsmöglichkeiten, die verstärkt den Instinkt berücksichtigen (nach Guy Claude Burger, Dr. Jacques Fradin oder Jean Huntziger, die im Gegensatz zu den vorher genannten rohe tierische Produkte einsetzten. Ich wende in diesem Buch für alle genannten Ernährungsweisen den Oberbegriff „Rohkost" an.

Was bietet uns die Vital-Ernährung?

Den echten Genuß der Produkte unserer Mutter Erde, die entsprechende Gesundheit und die zunehmende Klärung des Geistes.
Die Vital-Ernährung besteht aus folgenden Lebensmitteln:
Früchte, Gemüse, Nüsse, Keimlinge und Samen, wobei die drei letzten Produkte genossen werden können, aber nicht müssen.
Die Vital-Ernährung ist mehr als nur eine Nahrung, die uns satt macht. Die Vital-Ernährung lehrt, was natürliche Ernährung bedeutet. Sie schenkt uns neben Vitalstoffen eine hochwertige Energie – „kosmische Energie". Sie schenkt ein noch nie zuvor gekanntes Gefühl des Wohlbefindens, doch wie alles, was heilt, verlangt sie eine Menge vom Empfänger. Sie verlangt vor allem Disziplin, die den meisten schwer fällt. Die Vital-Ernährung kann als Kur oder als Lebenslösung angesehen werden. Früher war sie meine Lebenslösung, heute praktiziere ich sie in Alternative mit der gekochten Nahrung. Sie ist zum Entschlacken und damit auch Abnehmen hilfreich oder zum Ausheilen verschiedener, auch anscheinend irreversibler Symptome und Krankheiten. Sie kann ebenfalls als ein reines Abenteuer angesehen werden, eine Reise ins Un-

bekannte, bei der der Mensch lernt, sich selbst zu entdecken und an seine Grenze zu gehen. Das ist etwas Einmaliges, was ich jedem Menschen empfehle – und sei es nur für eine kurze Zeit, nämlich so lange, wie dieser Mensch bereit ist, zu jeder Zeit wieder loszulassen.

Die Ursachen der Krankheiten

Nahrungsbedingte Krankheiten

Prinzipiell können wir die Krankheiten in zwei Hauptkategorien einordnen:

1) In die erbbedingten Krankheiten, die auf Verhaltensfehlern der Vorfahren und auf geschädigtem Erbgut beruhen können.

2) In die Gegenwarts-Krankheiten, die zum Teil ihre Ursache in eigenen Verhaltensfehlern und der Umwelt haben.

Epidemiologische Studien zeigen, daß die erbbedingten Krankheiten nicht mehr als zehn Prozent ausmachen. Dagegen liegt der Anteil der gegenwartsbedingten Krankheiten bei 90 Prozent.

Ein Beispiel: Jedes Volk leidet unter spezifischen Krankheiten in einer mehr oder weniger entwickelten Form. Wenn ein Chinese aus seiner Kultur und Umwelt herausgerissen wird und in Amerika lebt, wird seine Familie in der zweiten oder dritten Generation bereits die Symptome aufweisen, die für Amerikaner charakteristisch sind, während die Zurückgebliebenen ihre ursprünglichen beibehalten. Das heißt: Diese Krankheiten sind zivilisationsbedingt. Weil man vermutete, diese oder jene Krankheit habe schon vor etwa 10 000 Jahren existiert, entstand der Glaube, daß Krankheit quasi zum Menschen gehöre.

Gemessen an der ganzheitlichen Schöpfung ist die Zivilisation in ihrer Entwicklung eine Art Krebsgeschwür – für den Menschen wie für den Planeten Erde. Die Natur scheint genauso robust zu sein wie der Mensch, beide ringen um die Reintegration ihrer Ordnung. Die Zellen sind für unseren Körper, was die Menschen für den Planeten sind. Eine kleine Gruppe von Menschen ist sehr darum bemüht, die bereits auf der Erde angerichteten Schäden wieder zu beheben, während andere die Erde weiter zerstören. In unserem Körper findet der gleiche Kampf statt. Es herrscht eine Polarität zwischen dem Guten und dem Bösen. Ohne Zweifel wird meiner Meinung nach das Gute gewinnen. Die Rettung der Erde, der Natur und des Menschen basiert auf der Bereitschaft jedes Einzelnen, bewußter zu leben – oder besser gesagt, überhaupt bewußt zu leben. Was bis heute im allgemeinen geschieht, vollzieht sich mehr oder weniger in einem Dämmerzustand des Bewußtseins.

Alle Krankheiten, die die Zivilisation mit sich gebracht hat, haben eine gemeinsame Ursache: Vergiftung durch Fehlverhalten. Der Körper leidet an der Ansammlung zahlreicher Giftstoffe. Je nach Konstitution verursachen diese Stoffe Krankheiten unterschiedlicher Art. Mit der Krankheit versucht der Körper, die Giftstoffe wieder auszuscheiden. Die verschiedenen Arten der Ausscheidung tragen die Namen unserer berühmten Zivilisationskrankheiten. Ausscheidungen wie beispielsweise Masern, Pocken oder Keuchhusten werden als „Kinderkrankheiten" bezeichnet – auch dann, wenn sie unnatürlicherweise im Erwachsenenalter auftreten. Die Ursache der Vergiftung liegt hauptsächlich in unseren Eß- und Trinkgewohnheiten, aber nicht zuletzt auch in unserer negativen, konsumorientierten Denkweise. Wie Du Deinem Körper helfen kannst, sich von den Giften zu befreien, wird in diesem Buch ausführlich beschrieben.

Dr. Josef Issels, ein engagierter Pionier auf dem Gebiet der natürlichen Heilverfahren, sagte über sein Hauptarbeitsgebiet, den Krebs, daß dieser heilbar sei, wenn und solange die inneren Gifte durch entschlackende Maßnahmen zur Ausscheidung gebracht werden können. Samuel Hahnemann, der Begründer der Homöopathie (1810), erklärte, alle Krankheiten seien im Grunde auf eine gemeinsame Ursache zurückzuführen – auf unbekannte innere Gifte, die er als „Psora" bezeichnete. Nun, heute wissen wir über die „unbekannten" Gifte Bescheid.

In unserer modernen Art zu leben nehmen wir uns weder die Zeit noch die Ruhe, die Botschaften wahrzunehmen, die uns Symptome oder Krankheiten mitteilen. Die Krankheit spricht zu uns zuerst sehr leise. Da wir unbewußt leben, umgeben von Hektik und Lärm, können oder wollen wir die Sprache unseres Körpers nicht verstehen. Deshalb müssen die Symptome bald deutlicher werden – als Warnsignal zu unserem eigenen Schutz. Das bedeutet, der Mensch beginnt verschiedene Anomalien wahrzunehmen, nicht selten in Form von Schmerzen, Bewegungseinschränkung, Energieverlust oder Depression.

Nehmen wir ein konkretes Beispiel: die Grippe. Sie ist mehr ein Symptom als eine Krankheit, aber sie ist die erste Stufe einer Krankheit und bleibt es auch, solange wir die Ursache dieser Grippe nicht beseitigt haben. Behandeln wir die Symptome dieser Grippe ausschließlich mit Medikamenten, auch Präparaten auf natürlicher Basis, bleibt die Ursache der Krankheit weiterhin bestehen. Im nächsten Jahr erreicht die Krankheit eine höhere Stufe – bis zu dem Tag X, an dem sich genügend giftige Substanzen im Körper angesammelt haben, um eine sehr ernst zu nehmende Krankheit ausbrechen zu lassen. Es handelt sich bei den betreffenden Substanzen sowohl um die Gifte aus der chemiebelasteten Umwelt, unserem Essen und den Getränken als auch um diejenigen aus den Medikamenten, mit denen wir eigentlich die „uns von außen angefallenen" Krankheitserreger bekämpfen wollten, dazu solche, die wir durch unsere negative Denkart selbst produzieren.

Wer also eine Grippe als banale Angelegenheit betrachtet, irrt gewaltig. Eine Grippe sagt uns: Laß alles stehen und liegen, ruhe Dich aus, faste, reinige Deinen Körper, gib ihm die Chance, die Giftstoffe wieder auszuscheiden. In dieser Ruhepause hast Du überdies die Gelegenheit, über Fehler nachzudenken, die außerhalb Deiner falschen Ernährung liegen. Bedenke, daß nicht der Streß und die momentanen Sorgen an der Grippe schuld sind. Diese Faktoren haben lediglich die Funktion eines Auslösers.

Was aber lernst Du, wenn Du Deinen Körper mit Medikamenten behandelst? Gar nichts. Du lebst weiter im gleichen Trott und mußt Dich damit abfinden, daß die Giftstoffe, die dank einer Grippe ausgeschieden worden wären, sich noch immer in Deinem Körper befinden und nur auf den nächsten Auslöser warten, um wieder in Erscheinung zu treten – als nächste Grippe.

Ich schreibe dies aus eigener Erfahrung, da ich selbst jahrelang an sogenannten Erkältungskrankheiten gelitten habe. Heute weiß ich nicht einmal mehr, wie man sich bei einer Grippe fühlt, da ich seit 1979 keine einzige mehr hatte.

Allerdings: Trotz bester Ernährung bin ich meine Ischiasschmerzen seit 1977 nicht losgeworden. Während der Zeit, in der ich mich sozusagen „vollwertig" ernährte, ging mein Rückenleiden zeitweise zurück – doch ein paar Monate, nachdem ich meine Ernährung auf lebendige Nahrung umgestellt hatte, bekam ich wieder Schmerzen, sogar schlimmer als je zuvor.

Bereits vor dem Erscheinen der ersten Auflage dieses Buches wurde ich schmerzfrei, aber ich wollte drei bis vier weitere Jahre Erfahrungen mit der Rohkost sammeln. Heute, vier Jahre danach, bin ich immer noch schmerzfrei. Dieses Phänomen trat ein, nachdem ich den Obstkonsum stark einschränkte. Ob ich geheilt bin, weiß ich nicht.

Was wäre leichter, als zu behaupten: Die lebendige Kost hat meine Ischiasschmerzen verstärkt!? Mein Verstand sagte mir, daß etwas anderes dahintersteckt. Durch dieses Leiden habe ich schon viel Positives erlebt, und ich habe wunderbare Menschen kennengelernt, die mir helfen wollten, und ich habe neue Bücher gelesen, die mich auf anderen Gebieten weitergebracht haben. Trotz Schmerzen bin ich meiner Krankheit irgendwie dankbar, denn sie trägt zu meiner Entwicklung bei. Und: Wie könnte ich die Schmerzen meiner Mitmenschen nachfühlen, wenn ich nicht selbst welche erfahren hätte. Bis jetzt nahm ich nicht ein einziges Medikament gegen diese Schmerzen ein, obwohl ich manchmal nahe dran war. Ich bleibe meiner Linie treu und bin bereit, den Preis auch für ein mögliches Fehlverhalten meinerseits zu zahlen. Krankheiten beziehen den ganzen Körper, die Seele und den Geist mit ein.

Entstammen unsere Krankheiten dem psychischen oder dem physischen Bereich? Wenn wir begreifen, daß alle gekochten, das heißt denaturierten Lebensmittel, potentiell krankmachende Giftstoffe für den

Körper darstellen, müssen wir auch akzeptieren, daß die Psyche von diesen Giftstoffen nicht verschont bleibt.

Dazu Informationen aus der amerikanischen Fachzeitschrift „Healthful Living" [2]. In einer Studie von mehr als 100 Schizophrenie-Patienten wurde festgestellt, daß 75 Prozent der nervlichen Symptome vom Zigarettenrauchen herrührten. Wenn diese Patienten das Rauchen für einige Wochen einstellten und dann wieder begannen, bekamen sie Psychosen. Tabakrauch rief bei einem von zehn Patienten psychische Reaktionen hervor.

Die Ursache mancher körperlichen, geistigen oder psychischen Erkrankungen kann durch eine Serie von einfachen Symptom-Wiederholungstests aufgedeckt werden. Sie zeigen den direkten Zusammenhang von Ursache und Wirkung auf – nämlich Reaktionen auf Nahrungsmittel, Getränke, bestimmte Stoffe oder Chemikalien in der Luft. In solchen Tests wurden unter anderem hervorgerufen: Arthritis, Sehstörungen, Schwindel, hektische Aktivität und Bauchschmerzen, die bei Rindfleisch-Extrakt und Lebensmittelfarben auftraten. Epileptische Symptome wurden durch Weizen hervorgerufen. (Weizen ist das am stärksten gezüchtete Getreide. Würde er in seinem ursprünglichen Zustand verwendet, kämen keine Vergiftungen vor, weil wir dann weniger davon essen würden.) Verschiedene Erscheinungen der Schizophrenie wurden durch gewöhnliche Nahrung, durch Schimmel, Chemikalien, die oft im Haushalt verwendet werden, und durch Baumaterialien verursacht.

Guy Claude Burger, der Ernährungswissenschafter und Begründer der Instinkt-Therapie, machte ebenfalls eine Reihe von Beobachtungen über den Zusammenhang zwischen dem Verzehr von denaturiertem Weizen, also Brot, Nudeln etc., und den sogenannten Geisteskrankheiten.

Die Zeitschrift „Healthful Living" fährt fort: „Migräneartige Kopfschmerzen mit Müdigkeit und Depressionen rührten von Kaffee, Zwiebeln und Chlor im Leitungswasser her. Schwäche, Verwirrtsein und Müdigkeit wurden durch Bierhefe und Korn, das für die Produktion von Alkohol verwendet wird, hervorgerufen. Unkontrolliertes, heftiges und ungestümes Verhalten konnte mit dem Verzehr von Eiern und Sojaprodukten in Zusammenhang gebracht werden. Eine erhebliche Linderung von nervösen Störungen ist zu erreichen, wenn man unzureichende Nahrung und eine verunreinigte Umgebung meidet."

Professor Arnold Ehret erklärt in seinem Buch „Schleimfreie Heilkost" [3]: „Ich habe gelernt, daß man durch Fasten alle Arten von Erkrankungen heilen kann, insbesondere gilt das für Patienten, die mehr oder weniger an Geisteskrankheiten litten. Nach dem Fasten kommt ein klarer Geist. Statt Zerrissenheit der Gedanken kommt Klarheit. Der Grund der Verwirrtheit liegt hauptsächlich in falscher Nahrung. Wenn irgendein Körperteil nicht richtig funktioniert, so schaue zuerst auf Deinen Magen. Der nervenkranke Mensch leidet physiologisch infolge des Gasdrucks auf sein Gehirn."

Es ist nicht möglich, die Hauptursachen unserer Krankheiten – ob es sich nun um psychische oder physische handelt – eindeutig festzulegen. Der Mensch hat Schwierigkeiten, sich vorzustellen, daß die Ursache einer Krankheit tatsächlich zehn, zwanzig oder gar dreißig Jahre zurückliegt und daß gerade „er" zu denen gehören soll, die Opfer von Zivilisationsfehlern sind. Er meint, wenn die Nahrung Ursache der Krankheiten wäre, müßten ja alle Menschen krank sein, denn fast alle essen mehr oder weniger das gleiche. Der Faktor Erbmasse kommt ihm in diesem Zusammenhang nicht in den Sinn.

Man muß seine Krankheiten immer wieder im Zusammenspiel mit der Umwelt und den Lebensbedingungen sehen. Sobald der Mensch erkennt, daß seine Krankheiten damit in Verbindung stehen könnten, daß er seinen Körper also nicht mit den richtigen Stoffen versorgt, müßte er konsequenterweise von diesem Tag an die entsprechenden Umstellungen in seiner Ernährungsweise vornehmen. Aber wer will das schon?

Eines ist sicher: Man kann auch unter einer hauptsächlich durch die Psyche bedingten Krankheit leiden. Dies sollte aber niemanden daran hindern, sich gesund zu ernähren. Die sogenannten psychisch bedingten Krankheiten dienen oft genug als Ausrede, um auf bestimmte ungesunde, aber gleichzeitig angenehme Ernährungsgewohnheiten nicht verzichten zu müssen. Doch das schlechte Gewissen arbeitet dabei von Anfang an, da man bewußt oder unbewußt weiß, daß man sich nicht ganz korrekt verhält.

Wenn Du also meinst, Deine Krankheit entstamme der Psyche – was machst Du dann? Entweder Du arbeitest selbst hart daran, Deine Denk- und Verhaltensweisen zu verändern, oder Du überläßt das Terrain Fachleuten aus der Psychotherapie. Unter denen gibt es nur eine kleine Zahl, die auf dem Gebiet wirklich begabt sind und den Menschen als eine Einheit aus Körper, Seele und Geist sehen. Deine Therapie wird nun zwei, drei oder auch sechs Jahre dauern – vielleicht hast Du Glück, vielleicht auch nicht. Wäre es nicht logisch, im Zweifelsfall die tatsächliche Herkunft der Krankheit zu erforschen, indem Du Dich zunächst anders ernährst? Ob Deine Kopfschmerzen dann noch bestehen? Wenn ja, kannst Du immer noch zum Psychiater, Psychologen, Psychoanalytiker oder zu einer Selbsterfahrungsgruppe gehen. Du weißt, wie zeit- und geldraubend solche Therapien sein können. Dem Patienten wird selten ernsthaft geholfen. Viele werden regelrecht „therapiesüchtig"

29

und stehen immer wieder ratlos da, wenn sie die Therapie beendet haben. Sie fühlen sich allein gelassen – und es kommen neue Probleme auf sie zu, wenn sie ihren Weg alleine weitergehen müssen.

Wäre eine Ernährungsumstellung auf rohe Lebensmittel beziehungsweise überhaupt eine andere, natürlichere Ernährung, nicht viel einfacher? Genau an diesem Punkt möchte ich einhaken. Ja, die Ernährungsumstellung wäre einfach, wenn sie nicht eine völlige Umstellung auch im geistigen Bereich erfordern würde. Warum wohl sind so wenige Männer für die Emanzipation der Frau? Nicht, weil sie ihr diese Freiheit nicht gönnen, sondern weil es von ihnen eine innere Wandlung fordern würde. Wer will das schon freiwillig auf sich nehmen?

Wer sich allerdings ernsthaft durch Rohkost heilen will, muß seinem Körper Zeit lassen. Du kannst nach drei Wochen Rohkost-Therapie bei bestimmten Symptomen bereits Erfolge haben – aber es kann auch länger dauern. Ich sagte nicht zufällig eine „andere" Ernährung, denn ich möchte nicht, daß der Leser sich gezwungen fühlt, unbedingt das auszuprobieren, was ich praktiziere.

Es geht vielmehr darum, generell weniger schädliche Nahrung zu sich zu nehmen. Das muß noch keine perfekte Ernährungsweise sein, vielleicht gelingt es Dir, ein gutes Zwischenstadium zu erreichen. Wenn Du keinen Erfolg damit hast, kannst Du selbst entscheiden, ob Du den Versuch wagen willst, Dich ganz auf Rohkost umzustellen.

Die Natur macht keine Kompromisse. Wenn wir von ihr Heilung fordern, sollten wir mit ihren Mitteln arbeiten – und das sind die lebendigen Lebensmittel. Versuche, Deine Krankheit zu Deinem Verbündeten zu machen. Krankheit ist mit unserer Denk- und Lebensweise verbunden. Sie ist das Resultat einer falschen Denkweise und falscher Handlungen, die uns zum Teil von unseren Eltern anerzogen und zum Teil genetisch oder karmisch (= schicksalhaft) übertragen wurden. Aber auch in den letzten beiden Fällen ist es meistens noch nicht zu spät. Man kann rheumatisch kranke Eltern haben und selbst nie etwas von Rheuma spüren, wenn man früh genug gesund lebt.

Das Bemühen, die Ursache einer Krankheit zu erforschen, stellt bereits den Beginn der Genesung dar – zumindest wird der Boden dafür bereitet. Wir leben in einer Gesellschaft, die geprägt ist vom Agieren und Reagieren. So sind wir es gewohnt, sobald wir an irgendetwas leiden, ein Gegenmittel einzusetzen und etwas zu unternehmen. Das ist meiner Ansicht nach falsch.

Ein Innehalten ist oft der klügere Weg zur Genesung, verbunden mit einer allgemeinen Enthaltsamkeit. Diese Verhaltensweise ist die beste Medizin. Aber Vorsicht: Dies gilt nur für alltägliche Beschwerden, wie beispielsweise eine Grippe, Verdauungsstörungen oder Kopfschmerzen.

Es gibt auch Fälle, in denen der Mensch ausnahmsweise aktiv werden sollte – aber diese Fälle sind relativ selten.

Beobachten wir einmal einen Hund, der sich an seiner Pfote verletzt hat. Er kehrt vorsichtig in sein Haus zurück, legt sich an einem angenehmen Platz nieder und ruht. Er verweigert dank seiner nicht sehr ausgeprägten Intelligenz und seines zum Teil noch vorhandenen Instinktes jegliche Nahrung. Dann plötzlich, nach ein paar Tagen, steht er auf, streckt sich, wedelt fröhlich mit dem Schwanz und ist wieder gesund. Was ist passiert? Der Körper besitzt das beste Mittel, um seine Gesundheit wiederherzustellen: unsere kostbare Lebensenergie. Wer ruht und fastet, besitzt bald eine Menge davon.

Wie würde unser Beispiel bei einem Menschen verlaufen, der sich den Knöchel verstaucht hat? Der Durchschnittsmensch würde sich wahrscheinlich Gedanken darüber machen, wie er trotz seines verletzten Fußes zum Fußballspiel ins Stadion kommt. Um sich zu trösten, würde er sich vielleicht ein gutes Bier oder einen Kaffee gönnen. Er würde sich darüber hinaus den Kopf zerbrechen, was er wohl heute essen solle – obwohl er gar keinen Hunger hat. Aber er hörte seit seiner Kindheit, daß Nahrung den Menschen stärkt.

In Wirklichkeit arbeitet er damit gegen seine Genesung. Sobald wir etwas essen, konzentriert sich die Energie auf die neue Aufgabe: die Verdauung. Wenn wir aber fasten, steht uns diese wertvolle Energie für die Selbstheilung zur Verfügung.

Wenn Du von Deiner Krankheit geheilt werden willst, gehe sorgsam und bewußt mit Deinem höchsten Gut, Deiner Lebensenergie, um. Sie war einst höchstwahrscheinlich die einzige „Nahrung" unserer Vorfahren. Vergleiche dazu auch das Kapitel „Feinststoffliche Ernährung" Seite 125. Solange die Menschen in ihren Biotopen lebten und sich autark ernährten, existierten kaum Infektionskrankheiten. Erst die Ansammlung der Menschen auf wenigen Quadratmetern im Zuge der Bevölkerungsexplosion brachte die Katastrophe. Die Menschen lebten nicht mehr in der Natur und hatten keine ausreichenden Möglichkeiten, ihre Exkremente der Natur zurückzugeben. So entstanden unhygienische Zustände. Durch eine zunehmend unnatürliche Ernährung kam es zusätzlich noch zum Parasitenbefall des Darmes.

Der Puls-Test

Viele Krankheiten sind, abgesehen von ihrer Herkunft, der Ausdruck einer Überempfindlichkeit gegen bestimmte Stoffe. Dr. med. Arthur F. Coca, dessen Buch „Der Puls-Test" [4] in den USA weit verbreitet ist, zählt selbst als Schulmediziner folgende Krankheiten dazu: Heuschnupfen, Asthma, Nesselfieber, Bluthochdruck, Zuckerkrankheit, epileptische Anfälle, Müdigkeit, Verstopfung, Schwindelanfälle, Kopfschmerzen und sogar Multiple Sklerose.

Wie kommt ein Mediziner dazu, eine solch kühne Aussage zu machen? Dr. Coca ist ein Spezialist auf dem Gebiet der Forschung, die sich mit allergieähnlichen Phänomenen beschäftigt. Seine Diagnose und Therapie beruhen auf dem einfachen Puls-Test, den im übrigen jeder ohne viel Aufwand an Zeit und Geld bei sich selbst durchführen kann. Dazu ist nur eine Uhr mit einem Sekundenzeiger erforderlich.

Die Methode von Dr. Coca ist für Menschen geeignet, denen es beim besten Willen nicht gelingt, Vertrauen in die Natur zu entwickeln, die keinen Zusammenhang zwischen ihrer Ernährung und ihrer Krankheit erkennen können oder wollen. Beim Puls-Test beobachtet der Mensch mit eigenen Augen anhand der Zahl seiner Pulsschläge, wie er auf welche Lebensmittel reagiert. Je mehr die Pulsfrequenz auf bestimmte Nahrungsmittel ansteigt, desto unverträglicher sind sie für den Körper.

Leider wird nicht das Nötige getan, um eine solch einfache Methode publik zu machen. Nach Dr. Coca läuft in der Praxis alles darauf hinaus, dem Hausarzt das Recht zu nehmen, sich neue Gedanken über Ursache und Verhinderung von chronischen Krankheiten zu machen und sich ein eigenes Urteil zu bilden. Doch nicht alle Hausärzte seien glücklicherweise bereit, sich mit dieser Zensur abzufinden.

So ist auch die Diagnose „Erbkrankheit" eine gute Ausrede, die sowohl Ärzten als auch Patienten gelegen kommt. Die Ärzte brauchen keine weiteren Anstrengungen zu unternehmen, ihren Patienten den richtigen Weg zu weisen. Ohnehin geben die Ärzte die Information einer „erbbedingten" Krankheit, die sie wenige Minuten zuvor vom Patienten selbst erhalten haben, nur wieder an diesen zurück. „Tja, Ihre Krankheit ist eben erbbedingt, da können wir nicht viel tun!" Aus dem Mund eines Arztes, mit ein paar Fachausdrücken garniert, nimmt diese Aussage eine ganz andere Gewichtung für den Erkrankten an.

Es gibt aber tatsächlich kaum erbbedingte Stoffwechselkrankheiten, allenfalls eine gewisse Veranlagung dazu. Die Realität sieht meist so aus: Es gibt Eltern, bei denen aufgrund eines bestimmten Lebensstils bestimmte Symptome auftreten. Da viele Kinder unter anderem die Eß- und Trinkgewohnheiten der Eltern mehr oder weniger stark übernehmen, ist es beinahe zwangsläufig, daß das Kind der dritten Generation von gewissen Symptomen verstärkt betroffen ist. Würden sich aber sowohl die Eltern als auch die Kinder in ihrer Lebensweise umstellen, würde das Phänomen der „Erbkrankheiten" entscheidend an Bedeutung verlieren und schätzungsweise bei der dritten natürlich lebenden Generation ganz verschwinden. Wenn es inzwischen Tausenden von

Menschen möglich war, sich von den verschiedensten Stoffwechsel-krankheiten durch eine Ernährungsumstellung zu befreien – warum sollte dies nicht auch den Kindern möglich sein? Jeder hat es in der Hand, in mehr oder weniger ausgeprägter Form seiner Degenerations-kette ein Ende zu setzen.

Die Gesundheit beeinträchtigende Faktoren außer der Ernährung

Mit der Entdeckung beziehungsweise Benutzung des Feuers begann alles. Sie erlaubte das Überleben der Menschen in kalten Ländern. Dies führte allerdings auch zum Verlust des natürlichen Lebensstoffes, der Urnahrung, und bewegte den Menschen, zu denaturierter Nahrung zu greifen. So schwächte er seine Instinkte und seinen siebten Sinn. Für diesen entstandenen Verlust suchte er Ersatz und fand ihn in der Materie. So kann wohl die Dekadenz im körperlichen, seelisch-moralischen und geistigen Bereich begonnen haben.

Die ersten Schädigungen der Gesundheit des Menschen können bereits vor der Geburt, mit der Geburt oder unmittelbar danach beginnen. Beispielsweise kann die Gesundheit des Ungeborenen durch eine nicht gewollte Schwangerschaft, künstliche Befruchtung und eine ungesunde Lebensweise (speziell Ernährung) der Mutter während der Schwangerschaft schon erste Risse bekommen. Es kann auch durch eine künstlich eingeleitete oder ansonsten unnatürliche Geburt, das heißt, durch die zwar klassische, aber unphysiologische (Liege-)Position oder Kaiserschnitt, durch zu frühes Abnabeln, Brutkasten und die sterile Krankenhausatmosphäre geschehen, denn all dies beeinträchtigt unter anderem die Atmung des Neugeborenen und kann zu einer lebenslang unnatürlichen Atemweise führen. Schädigende Auslöser sind auch die Trennung von Mutter und Kind, fehlendes Stillen oder auch zu frühes Abstillen. Dies allein leitet bereits den Teufelskreis ein, der später die Einnahme verschiedener Mittel und Impfungen erzwingt und somit weiteren Krankheiten Tür und Tor öffnet.

Im Kindes- und Jugendalter geht die Schädigung der Gesundheit weiter, indem zum Beispiel die körperliche und seelische Zuwendung der Eltern ersetzt wird durch technische Geräte und Mittel, wie Audio- oder Videokassetten, Fernsehgeräte, Computerspiele, zu viele und nicht kindgemäße Spielsachen, kurz materielle Dinge allgemein. Sie alle lassen die Imaginationskräfte und Mobilität des Kindes verkümmern. Nicht zu vergessen ist auch der Liebesersatz durch Süßigkeiten.

Zu viel, zu wenig oder falscher Einsatz folgender ansonsten wertvoller Naturelemente kann die Gesundheit beeinträchtigen: die Sonne (Energie- und Lichtquelle), Luft und Wasser, Bewegung, Schlaf, Sexualität und auch die universale Liebe, sowohl was das Geben als auch was das Nehmen angeht. Wenn diesen Faktoren nicht genügend Beachtung geschenkt wird, entstehen Ängste, die wieder andere negative Folgen nach sich ziehen. Hauptsächlich bedingt durch den Mangel an Liebe entwickeln sich unsoziale und gesundheitsschädigende Eigenschaften und Aspekte, die heute leider vielen schon zur Gewohnheit geworden sind: mangelnde Toleranz, Neid, Haß, Mißgunst, Habgier, falscher Stolz, Machtsucht, Geiz, die Neigung zu Gewalttätigkeit und vor allem sowohl das Unvermögen, Schuld anzuerkennen, als auch das, zu verzeihen. Unter den Bedingungen eines reichen Systems, in dem es niemand mehr nötig hat, auf seinen Mitmenschen Rücksicht zu nehmen, ist eine Tugend wie das „Vergeben" höchst wichtig. Erst wenn wir allen vergeben haben, dies beginnt mit der Demutsübung, selbst um Verzeihung zu bitten, hat der Mensch einen Anspruch auf seine individuelle Gesundheit. Das Buch „Die Kunst zu vergeben" von Gerald Jampolsky ist da ein guter Lehrer.

Der heutige Mensch hat schwere Verluste erlitten. Das betrifft insbesondere seine Instinkte, seine Beziehungen zu Natur, Umwelt und Menschen, seine außersinnlichen Fähigkeiten, seine körperliche und geistige Beweglichkeit und Flexibilität und schließlich seine körperliche und seelische Liebesfähigkeit.

Von Anfang an versuchte der Mensch, diese Verluste zu kompensieren. So entwickelte sich die Technik in umgekehrter Relation zu diesen Einbußen. Sie brachte Erfindungen mit sich, die ebenfalls auf die Dauer schädlich sind, beispielsweise künstliches Licht, künstliche Nahrung und Getränke, künstliche Kleidung, künstliches Wohn- und Baumaterial. Sie geben den Benutzern ein Gefühl der Sicherheit, die aber eine falsche Sicherheit ist.

Es ist ebenso eine Pseudosicherheit, sich für alle Bereiche des Lebens abzusichern. Dies raubt die gesunde Risikofreudigkeit, Imaginationskraft und die Bereitschaft für Solidarität. Außerdem verleitet sie dazu, die Verantwortung für sich selbst an andere oder eben die versichernden Institutionen abzugeben. Auch dies treibt die Menschen letzten Endes in die Krankheit.

Der Mensch ist bereits in eine so große Abhängigkeit von den Errungenschaften der Technik und des modernen Lebens geraten, daß es ihm sehr schwerfällt, den Weg zu seinen Wurzeln zurückzuverfolgen. Die Abhängigkeit reicht von der einfachen Glühbirne bis hin zu Atomkraftwerken. Der Mensch ist jetzt entwurzelt, und das Schlimmste: Er ist sich dessen nicht bewußt. Deswegen sieht er in der Natur keine Partnerin mehr, sondern schenkt der Technik sein ganzes Vertrauen. Er ist stolz darauf, die angeblichen Vorteile eines technologisierten Systems voll auszunutzen, aber leider nimmt er kaum die Nachteile wahr. Wer sie bemerkt, läßt sie nicht ins Bewußtsein kommen, weil sie unbequem sind. Nur wenige handeln konsequent.

Besonders schädlich wirken sich auf unsere Gesundheit die verschiedenen Strahlungen aus, am stärksten die radioaktiven aus Atomkraftwerken, Atommüll, oberirdischen und unterirdischen Atombombenversuchen (letztere werden weiterhin unternommen), aus radioaktiv markierten Substanzen und bestrahlten Lebensmitteln. Die Lebensmittelbestrahlung dürfen wir Bürger auf keinen Fall hinnehmen. Weiterhin stehen wir unter dem Einfluß der verschiedenen Strahlungen aus Elektrogeräten (noch zusätzlich, wenn sie Leuchtanzeigen haben), von Bildschirmen (Fernseher, Computer), Mikrowellenherden, Starkstromleitungen, Sendestationen, Radaranlagen, wir setzen uns Röntgenstrahlungen aus usw. usw. Wir dürfen aber auch nicht die verschiedenen Arten der natürlichen Erdstrahlungen vergessen, gegen die die beste Nahrung nicht ankann. Leider ist nur noch den wenigsten modernen Menschen die Fähigkeit verfügbar, dieselben aufzuspüren.

Auch niedrige, von Materie ausgehende Schwingungen beeinflussen uns negativ. Sie sind an allen stark materialistisch ausgerichteten Orten anzutreffen, also in Großstädten allgemein, speziell in Einkaufszentren oder auf bestimmten Ausstellungen und überall, wo Sex, Alkohol und Drogen konsumiert werden. Auch Musik kann niedriger Schwingung sein und somit destruktiv wirken (vor allem Rockmusik). Zu dieser Rubrik gehören auch sonstige unnatürliche Geräusche, Lärm, Hektik und Streß.

Schädlich sind außerdem unregelmäßige Arbeitszeiten, die sich gegen den biologischen Rhythmus stellen, und nicht zuletzt, Arbeit im Akkord und Arbeit ohne Entspannung. Besonders betroffen sind die Menschen, bei denen die Arbeit auch noch mit abrupten Klima-, Zeit- und Höhenwechseln verbunden ist, beispielsweise Flugpersonal und weltreisende Menschen.

Es klingt kurios, aber nicht nur die einen, die sich überarbeiten, sondern auch die anderen, die in ihrer Arbeit zu wenig gefordert werden, schaden ihrer Gesundheit – in einem ganz bestimmten Sinn: Durch monotone, einseitige Tätigkeiten und unser System der Spezialisierung werden die Lebenskräfte, die Intelligenz und der Geist des einzelnen nicht umfassend genug gefordert. Der Betroffene stumpft ab, wird äußerlich und innerlich träge und geistlos.

Selbst wenn wir uns in unserer Freizeit zu erholen versuchen, können wir bestimmten schädlichen Einflüssen nicht entgehen. Wir atmen die Industrie-Emissionen und Autoabgase ein (beispielsweise Schwermetalle oder die laut Dr. Hans A. Nieper krebserregenden Ausstöße der Katalysatoren), setzen uns Schädlingsbekämpfungsmitteln, Formaldehyd, Fluorkohlenwasserstoffen und Asbestmaterial aus.

Nicht zu unterschätzen sind auch die täglichen „Kleinigkeiten", die dem Organismus zu schaffen machen. So das Tragen von Kontaktlinsen, Brillen und Sonnenbrillen (insbesondere solche mit geschlossenem Metallrahmen), weiterhin die Verwendung der verschiedenen Kosmetika, Drogerieartikel, Körperreinigungs- und Haushaltsreinigungsmittel, vor allem solche mit Chlorzusatz. Auch die Mode verleitet uns zu ungesunden Gewohnheiten, wie das Tragen von unbequemem Schuhwerk (enge und spitze Schuhe mit hohen Absätzen), zu engen Kleidern, engen Gürteln und geschlossenen Hemdkragen, Miederwaren und Nylon-Unterwäsche. Wir umgeben uns außerdem mit unphysiologischen Möbeln, beispielsweise Stühlen und Sofas, die unsere Wirbelsäule verkrümmen, was viele Krankheiten mit sich bringt (primitive Völker sitzen im Schneidersitz auf dem Boden). So wohnen wir in unseren gemütlichen Heimen mit dem künstlichen Licht, was uns dazu verleitet, viel zu spät noch zu arbeiten, zu essen, zu feiern und schlafenzugehen – zu Zeiten, in denen unsere biologische Uhr schon längst auf Ruhe eingestellt wäre.

Um den Folgen unseres ungesunden Lebenswandels, der durch Genußmittel wie Kaffee, Nikotin, Alkohol und denaturierte Nahrung weiter verschlechtert wird, zu entgehen, schlucken wir Mineral-, Hormonpräparate und Vitamintabletten in unkontrollierten Mengen.

Zeigen sich dann doch die ersten unbequemen Folgen, bekämpfen wir sie durch die Einnahme von allopathischen Arzneimitteln. Kommt es schlimmer, werden die Menschen wie Maschinen repariert, es werden Teile entfernt oder durch Prothesen ersetzt. Diese reichen von der gewöhnlichen Zahnfüllung über künstliche Organe bis hin zu vollen Prothesen. Hilfsmittel wie Bypass, Dialyse, ja sogar Chemotherapie sind heute eine Selbstverständlichkeit geworden. In manchen Fällen sind sie die einzige Möglichkeit zu überleben. Darüber sollte man auch nicht streiten. Aber wir sollten es besser gar nicht so weit kommen lassen, daß wir sie benötigen.

Diese Liste könnte beliebig fortgesetzt werden. Wir können nur staunen, daß wir noch am Leben sind.

Liebe Leserin, lieber Leser, überlege, wie lange Du noch ein sogenannt modernes Leben führen, also mit dem Feuer spielen möchtest. Laß nach und nach Deine unguten Gewohnheiten in der Reihenfolge weg, wie es Dir am leichtesten fällt.

Und jetzt kommen wir zum Ausgangspunkt – zur Einführung des Kochtopfes. Damit beschäftigen wir uns in den nächsten Kapiteln.

Die Vorteile der Vital-Ernährung

Um Dir Mut zu machen und Dich für die langsame Umstellung auf eine lebendige Ernährung zu motivieren, erfährst Du in diesem Kapitel einiges über die Vorteile der Vital-Ernährung. Viele Menschen spüren: So kann mein Leben nicht weitergehen. Wir haben das Gefühl, daß wir eines Tages für unsere Sünden wider die Natur mit einer Strafe rechnen müssen. Zur Erinnerung: Eine Strafe als solche gibt es nicht. Es gibt lediglich Menschen, die die Naturgesetze verletzen und Opfer der selbstverursachten Wirkung werden. Mit Sicherheit kommt eine Veränderung in irgendeiner Form auf uns zu. Die Vital-Ernährung erreicht in diesem Zusammenhang eine andere Dimension.

Von verschiedenen Medien wird es etwa so ausgedrückt: Irgendwann werden wir mit einer Art feinstofflicher Strahlung konfrontiert, die wir heute noch nicht ertragen würden, da wir selbst noch zu grobstofflich sind. Erst wenn sich Körper, Seele und Geist durch ständige Reinigung und Läuterung verfeinern, werden wir fähig sein, diese Transformation einzuleiten. Eine solche Läuterung ist unter anderem durch eine rohe Ernährung möglich. Diese Aussage läßt sich allerdings nicht mit den Erkenntnissen der herkömmlichen Wissenschaften belegen. Nimm sie trotzdem an – oder lache einfach darüber. Wesentlich ist dabei, herauszubekommen, ob der Mensch, der versucht, sich von rohen Lebensmitteln zu ernähren, auch das Gefühl hat, in sich eine Einheit zu bilden. Wer ständig meint, über den Wolken zu schweben und den Boden unter den Füßen zu verlieren, ist Opfer einer zu raschen Umstellung. Wer das Gefühl hat, neben seiner Seele zu leben, muß verstehen, daß er nicht ganz in Einheit mit Körper, Seele und Geist lebt. Wer vor Energie platzt und nicht weiß, wie er sie anwenden soll, sollte ruhig hin und wieder Kochkost zu sich nehmen, um der großen Enttäuschung zu entgehen, erkennen zu müssen, daß die Kluft zwischen grobstofflichem Körper und feinstofflicher Seele noch zu tief ist.

Immer wieder höre ich von meinen Seminar-Teilnehmern, dies sei genau die Ernährung, nach der sie sich seit Jahren sehnten. Gleichgeartete Schwingungen von Mensch und Nahrung sind hier im Spiel, die diese Harmonie, dieses Gefühl vollkommenen Glücks bewirken.

Laß uns jetzt auf die sichtbaren und spürbaren Vorteile eingehen, die die Vital-Ernährung in der Anfangsphase sofort, bei diszipliniertem Obstverzehr auch auf lange Sicht, bringen kann:
– Allgemeines Wohlbefinden, gute Laune, nervliche Entspannung, zeitweise ein nie zuvor gekanntes Glücksgefühl.
– Keine Verdauungsstörungen mehr, es verschwinden Übelkeit, Müdigkeit und Völlegefühl.
– Die Geruchs- und Geschmacksnerven werden wieder empfindlicher.

- Der Körpergeruch (Atem, Achseln, Füße, Genitalien, Stuhlgang, Urin) reduziert sich, ebenfalls das Schwitzen, die fettigen Haare und die Schuppenbildung.
- Schlafstörungen und Alpträume vergehen. Nach einem entspannten Schlaf erlebt man ein absolut unbeschwertes Erwachen.
- Durstgefühle sind kaum mehr vorhanden.
- Die Ausdauer bei physischen und intellektuellen Anstrengungen wächst. Die Konzentrationsfähigkeit und das Erinnerungsvermögen werden gesteigert, ebenso Reflexe, Sensibilität und Kreativität.
- Das Sehvermögen wird bei vielen positiv beeinflußt.
- Nervosität, Reizbarkeit, Schüchternheit, Ängste, Anspannung, Lampenfieber und Schwindelgefühle verschwinden.
- Die Sexualfunktionen normalisieren sich.
- Krampfadern bilden sich zurück, Hämorrhoiden und blaue Flecken werden zunehmend harmloser.
- Entzündungsprozesse werden gemindert.
- Auch die Sonnenempfindlichkeit läßt nach.
- Allergien wie Heuschnupfen, Ekzeme oder Asthma verschwinden.
- Die Widerstandskraft gegen Infekte wächst. Damit entfällt die Notwendigkeit, Antibiotika einzunehmen.
- Ebenso steigt die Widerstandsfähigkeit gegen Parasiten (Malariaerreger, Bandwürmer, Amöben).
- Feuchte Hände und Füße ebenso wie die Kälteempfindlichkeit vergehen. Das Dauerleiden von Frauen, kalte Hände und Füße, tritt möglicherweise in den ersten Monaten verstärkt auf, legt sich dann aber wieder.
- Der Blutdruck stabilisiert sich.
- Zahlreiche Krankheiten gehen zurück oder heilen sogar.
- Zunehmend werden fremde Stoffe (denaturierte Nahrungsmittel und Getränke) instinktiv abgelehnt.
- Die sogenannten Kinderkrankheiten nehmen einen wesentlich harmloseren Verlauf (ähnlich wie eine schwache Grippe).
- Die Pubertätszeit wird hinausgezögert. Es verschwinden die typischen Pubertätsprobleme wie Pickel, Akne, Aggressivität, Ungeduld, übertriebene Triebhaftigkeit usw.
- Die Menstruationsbeschwerden nehmen ab, später lassen, bei konsequenter Einhaltung der Rohkost, die Blutungen nach. Aber Vorsicht, trotz eines möglichen Ausbleibens der Monatsblutung ist die Empfängnisfähigkeit der Frau nicht geschmälert.
- Die typischen Schwangerschaftsprobleme entfallen.
- Der Übergang zum Klimakterium ist kaum wahrnehmbar.
- Allgemein ist eine längere Lebensdauer in einem guten gesundheitlichen Zustand zu erwarten. Niemand wird sich, auf die Dauer gese-

44

hen, von allen seinen großen und kleinen Leiden und Problemen letztlich ganz befreien können. Die Erfahrung zeigt aber, daß alle diese eben genannten gesundheitlichen Probleme durch die Rohkost verschwanden, jedoch in der Regel nicht sofort und gleichzeitig sämtliche Beschwerden eines Patienten. Das Ausprobieren gibt die Antwort darauf, was wem hilft.

Lange Zeit war ich fest davon überzeugt, daß nur die reine Rohkost soviele Vorteile mit sich bringt, doch verschiedene Studien zwingen mich zu erkennen, daß andere Kostformen ebenfalls sehr erfolgreich sind bis auf einige Punkte, die man ausschließlich durch die Rohkost erreicht.

Man sollte meinen, daß intelligente Menschen länger leben, denn sie müßten am besten wissen, wie sie sich zu ernähren haben, um dies zu erreichen. Wissenschaftler und Vertreter der verschiedensten Ernährungslehren sterben jedoch genauso früh wie die Menschen, die sie mit ihrer Lehre in die Irre geführt haben.

Wie ist das bei den Menschen, die ausschließlich Rohkost zu sich nehmen? Es fehlen natürlich statistisch prüfbare Beweise, weil sich noch zu wenige Menschen auf diese Weise ernähren. Doch möchte ich den deutschen Rohkost-Pionier Walter Sommer erwähnen, der im Jahre 1987 mit knapp 99 Jahren starb. Dr. Shelton wurde ebenfalls 99, Dr. Walker 116 Jahre alt. Dr. Bruker ist heute 83 Jahre alt, er ernährt sich speziell in den letzten Jahren vorwiegend von Rohkost. Dr. Fritz Becker hielt noch mit 93 Jahren Kurse ab. „Nur" 75 Jahre alt wurde die berühmte Rohköstlerin Dr. Nolfi [5] aus Kopenhagen. Sie kurierte bereits 1946 ihren Brustkrebs mit roher Nahrung, doch wies ihre Ernährungsweise einen Unterschied zu unseren Rohkostmethoden auf: Sie beinhaltete die Milchprodukte. Wie wir später sehen werden, können Milchprodukte ganz entscheidend destruktiv auf unsere Gesundheit wirken.

Nochmals möchte ich daran erinnern, daß Du nicht alle Deine Probleme mit der Ernährung, ob roh oder nicht roh, kurieren kannst – wohl aber die meisten. Der Körper wird sich das aussuchen, was für seine Gesundheit notwendig ist. Bei Dir kann sich beispielsweise das Sehvermögen soweit bessern, daß Du bald keine Brille mehr benötigst – während Dein Partner bei gleicher Ernährungsweise seine Brille bis zum Ende des Lebens tragen muß. Andererseits aber wird er möglicherweise trotz rötlicher Haarfarbe und heller, empfindlicher Haut keinerlei Sonnenbrand mehr bekommen – während Du weiterhin unter einer relativen Sonnenempfindlichkeit leidest. Damit möchte ich Dich ermuntern: Du darfst für Deine Mühe, Rohköstler zu sein, sehr viel erwarten. Aber unbegrenzt sollten diese Erwartungen nicht sein, denn die bereits stark angegriffene Natur – auch Du selbst! – hat nicht mehr in jedem Fall die Kraft, Schäden auszugleichen.

Welche Nahrung ist die richtige?

Wir müssen nicht unbedingt entdecken, welche Nahrung uns vorbestimmt war – aber wir sollten erkennen, welche für uns heute die zum jeweiligen Typ passende ist. Kann die Nahrung, die den Vorfahren des Homo sapiens und den Vertretern des Homo sapiens selbst vor Jahrtausenden zu ihrer Entwicklung verholfen hat, die falsche sein? Hätten wir allein eine solche Nahrung zur Verfügung, keine Transportmittel, die uns in Versuchung bringen, große Mengen fremder Produkte zu verzehren, dann gäbe es keinerlei Zweifel. Dazu müßten wir allerdings wie unsere Vorfahren leben, mit viel frischer Luft, Sonne, Kraftanwendungen und ursprünglichen Lebensbedingungen, die heute nicht mehr existieren.

Die Natur offeriert uns das umfangreichste Nahrungsangebot. Sie ist der größte und gesündeste Selbstbedienungsladen, den es gibt, und ist nicht zu überbieten in ihrer Reichhaltigkeit, ihrem natürlichen Geruch und Geschmack und ihren Farben. Diese Vollkommenheit vermag auch der begabteste Wissenschaftler nicht nachzuahmen. Leider ist es uns^ nicht mehr gegeben, uns aus dem Urwald zu versorgen – aber es ist wichtig, zu erfahren, daß die Natur unsere ursprüngliche grobstoffliche Versorgung nur in diesem Sinne gemeint haben kann.

Von den lebendigen, rohen Lebensmitteln existiert eine solche Vielfalt, daß sich die Frage stellt: Woher soll der Mensch wissen, was er davon essen soll? Die Natur ist so klug, daß sie das, was wir für unsere Entwicklung und unser Wohlbefinden benötigen, in so attraktiver Form anbietet, daß wir dem nicht widerstehen sollten. Sie versorgt uns mit allen Vitalstoffen, wie beispielsweise Vitaminen, Mineralstoffen, Enzymen und Lebensenergie. Die meisten Menschen bevorzugen Früchte, manche mögen ein wenig Gemüse und Salat dazu. Menschen, die in kalte Länder „gezogen" sind, scheinen zusätzlich eine gewisse Menge an konzentrierten Proteinen und Fetten zu benötigen. Diese finden sich hauptsächlich in Nüssen, Keimen, Samen und Getreide. Trotz dieser offensichtlich überzeugenden Faktoren für die Rohkost kehren die meisten Menschen zur gekochten Kost zurück. Hängt es zum Teil damit zusammen, daß all diese Vorteile heute nicht mehr unbedingt durch unsere Lebensmittel gewährleistet sind, da sie nicht mehr all jene Vitalstoffe enthalten, die sie ursprünglich enthielten?

Die Art der schlichten, rohen Ernährung setzte sich durch bis zum Gebrauch des Feuers, der – so scheint es – einen wichtigen Abschnitt in der Evolution darstellt. Erst die Nutzung des Feuers erlaubte es dem Menschen, höherwertige Werkzeuge anzufertigen, um effektiver jagen zu können. Dies geschah – gemessen an der Menschheitsgeschichte – vor relativ kurzer Zeit. Durch andere Entdeckungen, wie das Benutzen von Höhlen, das Anfertigen von Kleidung oder das Nutzen des Feuers als Wärmequelle, konnten sich die Menschen aus den warmen Regionen entfernen und Kälteeinbrüche sowie Winterperioden überstehen.

Die ersten Menschen, die vor Jahrtausenden ihre Nahrung mit dem Feuer erhitzten, haben nicht geahnt, welche Entwicklung sie damit in Gang setzten. Das Resultat ist heute ein Sortiment von unzähligen verschiedenen Produkten, deren Umfang die Regale in den Lebensmittelläden überquellen läßt. Es ist dies ein stolzes Nebenprodukt unseres menschlichen Verstandes, aber auch ein beschämendes Zeichen der heutigen Dekadenz.

Wozu braucht der Mensch eine derartige Vielfalt, wo ihm doch ein winziger Bruchteil davon ausreichen würde? Dabei denke ich an die Worte Jesu aus dem Friedensevangelium[6]: „Ein, höchstens drei Produkte sollt Ihr essen, im Januar dies, im Juli jenes." Es ist nicht mein Bestreben, Dich auf diese uns als streng erscheinende Regel festzulegen – aber zwischen der Lehre Jesu und dem, wie der Mensch heute mit seiner Ernährung umgeht, besteht eine riesige Kluft. Ich bezeichne das, was sich die Menschen heute auf ihren Teller tun, als ein undefinierbares Durcheinander.

Essen ist das Thema, das beim Menschen die meisten Emotionen hervorruft, wenn es darum geht, auf die geliebte Kost zu verzichten. Und dies, obwohl ein derartiger Verzicht eine gute Chance der Genesung darstellt. Zur Rechtfertigung seiner falschen Ernährungsweise sagt er lieber: „Ach was, alles Quatsch. Es nützt doch nichts. Schau, mein Bruder hat nicht geraucht und nicht getrunken und ist doch früh gestorben." Er hat mit seinem Einwand insofern recht, als sein Bruder tatsächlich diszipliner lebte als der Durchschnittsbürger. Warum ist er dann dennoch so früh gestorben? Weil die Natur von ihm eine noch größere Disziplin verlangte, da er von Geburt an eine schwächere Konstitution hatte. „Besser handeln" heißt also noch lange nicht „richtig handeln".

Millionen, ja Milliarden Menschen leiden an ernährungsbedingten Krankheiten, ausgelöst von einer Nahrung, die in der Qualität zu arm und in der Quantität, zumindest in den zivilisierten Ländern, viel zu reichlich ist. Es gibt heute kaum eine Zeitschrift oder Zeitung, die nicht über Gesundheit und Krankheit im Zusammenhang mit der Ernährung berichtet. Der Mensch muß wirklich sehr viel verdrängen, um all dies zu übersehen. Man kann andererseits nicht alles mit Ignoranz entschuldigen, viel eher spielen mangelnde Offenheit und Flexibilität eine Rolle.

Ohne Neugierde, ohne Forschergeist gab und gibt es keine Möglichkeiten der Entwicklung. Die Frage aber lautet: Ist denn eine Entwicklung oder Evolution in diesem Bereich überhaupt notwendig? Anscheinend ist dieses Phänomen in der Evolution unumgänglich – wir müssen wohl zuerst Fehler begehen, um dann zu erkennen, wie lebenswichtig es für uns ist, wieder zum Ursprung zurückkehren zu können.

Viele Erfindungen und Entdeckungen sind durch „Zufall" entstanden. Wie kam beispielsweise der Unsinn des Kochens auf? Guy Claude Burger beschreibt das in Form eines Märchens sinngemäß etwa so (ich habe es selbst etwas abgerundet): Eines Tages schlug ein Blitz über einem Kartoffelacker ein. Viele Kartoffeln verbrannten zu Kohle, andere wurden nur gar, und wieder andere wurden gerade so gar, als hätte sie jemand absichtlich mund- und gaumengerecht geröstet. „Hmm, lecker", wird ein Neugieriger gedacht haben, der davon kostete. Wer die Funktion des Ernährungsinstinktes kennt, weiß, daß man sich bei denaturierter und wohlschmeckender Nahrung mengenmäßig kaum Beschränkungen auferlegt. Warum also sollte der Neugierige aufhören zu essen? Ihm schmeckte es, denn es war etwas ganz Neues. Gefühle der Sättigung werden bei denaturierter Kost kaum beachtet, es existiert keine instinktive Sperre. Also ißt er weiter – dies ist der Beginn einer Gewohnheit, die zur Eßsucht führen kann.

Am nächsten Tag kehrt der Mann zu seinem Feld zurück, er hat ein paar Freunde mitgebracht, um mit ihnen zu feiern. Sie verspeisen alle die durch den Blitz gebratenen Kartoffeln, wie Kinder (und Erwachsene) eine Packung Kekse auf einmal aufessen. Irgendwie spüren sie zwar, daß sie es nicht dürften – aber da sie es schon zur Hälfte geschafft haben, ignorieren sie diese Bedenken und essen alles auf. Nun, nach dem Verzehr der gebratenen Kartoffeln, glauben sie zu wissen, zu welchem Zweck ihre Vorfahren den Gebrauch des Feuers entdeckt haben.

In unserer technologisierten Welt trainiert der Mensch immer mehr die linke Gehirnhälfte, die für den verbalen Intellekt, die Ratio, zuständig ist. Die rechte Hälfte, die für die affektiven Empfindungen, Gefühle zuständig ist, vernachlässigt er leider.

Diese Disharmonie ist Ursache der Entfremdung von der Natur und für die Entstehung unserer Krankheiten.

Eine „richtige" Ernährung als solche gibt es generell nicht. Es gibt nur eine Ernährung, die von mir als Körper, Seele und Geist, ohne Streß, akzeptiert wird. Die Akzeptanz bürgt nicht für „Richtigkeit", aber sie ist die Voraussetzung.

Natürliche Lebensmittel

Die Mehrzahl der Leser hat, so nehme ich an, wie ich selbst bereits verschiedene Ernährungsformen ausprobiert – das versprochene gesundheitliche Ziel dabei aber nicht erreicht. Aus diesem Grunde dürfte bei vielen die Bereitschaft bestehen, zu einer nächsten Stufe beziehungsweise in eine andere Richtung überzugehen und sich mit der Vital-Ernährung auseinanderzusetzen.

Bei all den verschiedenen Methoden hast Du mit Sicherheit immer wieder gehört: „Iß Deine Nahrung so natürlich wie möglich." Das ist ein nicht ungefährlicher Rat, weil er den Menschen dazu verleitet, alles zu kochen, was er meint, nicht roh essen zu können. Das Gegenteil ist richtig. Was der Mensch nicht roh essen kann, weil es ihm nicht schmeckt, sollte er lieber nicht essen. Dies ist die Sprache der Natur. Sie sagt Dir: Wenn etwas nicht roh eßbar ist, ist es für Dich gefährlich. Wenn Dir also eine rohe Nahrung nicht schmeckt, dann ist das kein Zufall, Du wirst gewarnt, sie liegen zu lassen.

Ein Lebensmittel kann nur dann als „natürlich" gelten, wenn wir uns vergewissert haben, daß es ohne Beeinträchtigung durch den Menschen in unveränderter Form aus der Natur gewonnen wurde. Können wir dies etwa von Mandel-, Soja- oder Kuhmilch, von Quark, Sauerkraut oder Vollkornbrot behaupten? Diese Erzeugnisse sind das Ergebnis menschlicher Eingriffe, beispielsweise mit Hilfe der Technik und der industriellen Bearbeitung.

Dagegen sind folgende natürlichen Lebensmittel Bestandteile der Vital-Ernährung:

– Wenig frisches Obst, dafür um so mehr frisches Gemüse und Salate.
– In kleineren Mengen können, müssen aber nicht verwendet werden: Samen, Nüsse, jeden zweiten oder dritten Tag gekeimtes oder eingeweichtes Getreide.
– Gelegentlich und in sehr kleinen Mengen als Zwischenmahlzeit: getrocknete Früchte, frische oder getrocknete Datteln. Nicht mit frischem Obst zusammen.
– In winzigen Mengen: Honig (für die Zeit der Umstellung).

Die erstgenannten Lebensmittel – Obst, Gemüse und Salate – sind die wichtigsten.

Welcher Unterschied besteht zwischen den Früchten und dem Gemüse? Unter Gemüse versteht man Pflanzen, die jedes Jahr neu ausgesät oder angepflanzt werden müssen. Sie binden den Menschen örtlich und zeitlich, ihre Anzucht erfordert einen gewissen Arbeitsaufwand. Obst dagegen ist die Frucht der Freiheit. Ob sie gepflückt wird oder nicht – die Natur sorgt dafür, daß sie im nächsten Jahr wieder wächst. Jedoch ist bei Obst Vorsicht geboten, denn das heutige Obst ist hochgezüchtet, wird oft bestrahlt und besonders Importobst intensiv chemisch behandelt. Rohköstler neigen in der Regel leider dazu, Obst in zu großen Mengen zu verzehren.

Nüsse und Trockenobst

Wegen ihres hohen Fettgehaltes werden Nüsse leicht ranzig, insbesondere wenn sie aus ihrer Schale herausgenommen werden. Wer sich mit reinen Lebensmitteln ernähren will, sollte sich folglich Nüsse in ihrem natürlichen Zustand, mit Schale, besorgen. Leider bietet jedoch auch die Schale keine absolute Garantie dafür, daß die Nüsse nicht bestrahlt oder mit Hitze behandelt wurden. (Beim Verzehr konzentrierter Produkte, wie Nüsse, auch Kokosnüsse, Avocados, Bananen und getrocknete Früchte, ist ohnehin Zurückhaltung geboten.)

Bei Erdnüssen ist zu beachten: Sie werden mit Schale leider auch in Naturkostläden als lebendige Lebensmittel verkauft. Rohe Erdnüsse sind an dem hellroten Häutchen erkennbar, das noch direkt am Nußkern hängt. Bei gerösteten Erdnüssen hingegen löst sich die Haut leicht, die Nuß ist bräunlich. Diese Nüsse sind aber auch in rohem Zustand nicht besonders zu empfehlen, unter anderem da sie häufig mit Schimmelpilzgiften, den Aflatoxinen, belastet sind. Der Verschimmelungsvorgang wird durch die Röstung abgebrochen, aber die schon gebildeten Gifte bleiben erhalten. Geröstete Erdnüsse schmecken zwar besser als rohe, aber die Röststoffe selbst sind wiederum bekanntlich auch krebsfördernd.

Trockenfrüchte sind ebenfalls häufig behandelt. Bei hellen wurde eine Lösung der Salze von schwefliger Säure verwendet. Die dunklen können, müssen aber nicht hitzebehandelt sein. Getrocknete Pflaumen sind oft hocherhitzt und haben deshalb nichts mit lebendigen Lebensmitteln zu tun. Trockenfrüchte werden vom Rohköstler in zu großer Menge verzehrt. Das kann zu einer Verpilzung im Darm führen.

Lauchgewächse

Lebensmittel wie Zwiebeln, Knoblauch, Lauch und Petersilie können unter Umständen als „pseudoheilende" Produkte wirken. Hier befindet sich die Naturheilkunde teilweise im Irrtum. Immer wieder werde ich den Leser daran erinnern, daß er von einem Produkt, das Vorteile bietet, keine Wunder erwarten darf. Wenn eine Pflanze einerseits Vorteile hat, kann sie andererseits dennoch auch Nachteile aufweisen. Wie soll der Mensch unterscheiden, welche der sogenannten heilenden Produkte ungefährlich sind? Ganz einfach: Indem er sie so ißt, wie es die Tiere auch tun – nämlich roh und nicht mit anderen Nahrungsmitteln vermischt, und dabei beobachtet, wie sie ihm schmecken und bekommen.

Wenn Du gern ein wenig Knoblauch anwenden möchtest, dann reicht es bereits, wenn Du eine halbierte Zehe an Deiner Salatschüssel verreibst. Die alten Yogalehrer raten von diesen Produkten ab, weil sie nach ihrer Auffassung die Eigenschaft besitzen, die Energie in den unteren Körperbereich abzuleiten. Das bedeutet, daß wir geistig verkümmern, weil die Energie dem oberen Bereich entzogen wird und den unteren Bereich (Sexualorgane) reizt. Dies kann jedoch ein bewußt lebender und sensibler Mensch um so leichter wahrnehmen.

Dem Knoblauch wird nachgesagt, vielseitige Heilkräfte zu besitzen. Sobald wir ihn roh essen, wirkt sein Inhaltsstoff auf die Zunge aggressiv. Je länger man sich ursprünglich ernährt, desto sensibler reagiert man. Doch ist nicht auszuschließen, daß es Menschen gibt, die ihn dann und wann essen sollten. Solange sie den Verzehr als angenehm empfinden, wird vermutlich ein entsprechendes physiologisches Bedürfnis vorhanden sein.

Natürliche Gifte

Ein weiterer Punkt, der angeblich davon abhält, rohe Nahrung zu sich zu nehmen, ist das Vorhandensein mancher Giftstoffe. Wenn ein Lebensmittel Substanzen enthält, die für Dich – und nur für Dich – in Geruch oder Geschmack unangenehm sind, dann verlaß Dich auf Deinen Instinkt und laß es links liegen. Wer zum Beispiel mag schon rohe grüne Bohnen? Doch wer sich zwingt, unangenehm schmeckende Lebensmittel zu essen, ist weit von der Wahrheit entfernt. So grausam ist die Natur nicht zu uns. Sie schenkt uns eher wohl echte Gaumenfreuden bei dem, was wir essen sollen.

Allerdings mußt Du Dich mindestens ein Jahr lang roh ernähren, um Dich auf dieses Experiment und Deinen Instinkt verlassen zu können, denn die Geschmacksnerven eines „Anfängers" haben bei weitem nicht die Sensibilität eines Rohköstlers, der sich seit Jahren roh ernährt.

Die entscheidende Frage lautet: Ist der Verzehr solcher Produkte, z. B. grüne Bohnen, überhaupt wichtig? Ist es sinnvoll, die Ernährungsmethode an sich abzulehnen, weil ich einige wenige Nahrungsmittel nicht roh essen kann? Solche Gedanken über bestimmte Lebensmittel lenken immer wieder vom Wesentlichen ab. Statt dessen sollte man sich vielmehr fragen, ob man auch ohne rohe Kartoffeln und ohne rohe Bohnen ein gesundes Leben führen kann. Die Antwort ist: mit Sicherheit. Was Dir bis jetzt an den gekochten Kartoffeln geschmeckt hat, sind wahrscheinlich nicht ihre Nährstoffe gewesen, sondern ihre weiche

Konsistenz und Wärme, die geballte Energiezufuhr, der Geschmack der zerlaufenden Butter oder der darübergegossenen Soße zu den Kartoffeln. Mit anderen Worten: etwas, was unseren Geschmacksnerven schmeichelt und Wärme abgibt. Es ist also schlicht eine sinnliche Befriedigung.

Wer die Vital-Ernährung ernsthaft praktizieren möchte, dem rate ich eindringlich, auf bestimmte Erzeugnisse zu verzichten – und nicht pausenlos zu fragen, ob etwa Nußmus, Sojaprodukte, kaltgeschlagenes Öl oder Sahne verboten seien. Meine Antwort darauf ist ein eindeutiges Nein. Verboten ist gar nichts, nur gehören diese eben genannten Lebensmittel nicht zu der Methode, die ich vertrete, weil sie für den Menschen nicht natürlich sind. Das einzige, was Du erkennen mußt, ist der Unterschied zwischen einem natürlichen und einem nicht mehr natürlichen Lebensmittel. Dann bist Du allein Dein Richter. Die Entscheidung liegt immer bei Dir wie oft und wieviel Du von diesen Produkten essen möchtest.

Wenn Du Dich nicht von den genannten oder anderen Produkten trennen kannst, frage Dich: Warum? Öffne Dich und Deine Befürchtung „Ich kann doch nicht alles aufgeben!" wird dahinschwinden. Allem zu entsagen, fordert niemand von Dir. Es steht Dir frei zu wählen, wieviel Du wann aufgeben möchtest.

Die Milch und sämtliche Milchprodukte sind das erste, worauf Du verzichten solltest. Es ist weniger wichtig, frische Birnen und Karotten zu sich zu nehmen, als vielmehr die Zufuhr schädlicher Substanzen durch zum Beispiel Milch und deren Produkte (Quark, Käse, Joghurt) so bald wie möglich auf etwa 50 Prozent einzuschränken und später sogar mehr. Du hättest wahrscheinlich keine große Freude daran, Milchprodukte ohne das geliebte Brot zu essen. Wenn Du aber auch am Brot weiterhin festhalten willst, darfst Du von den Vorteilen, die die rohe, lebendige Ernährung bietet, nicht allzuviel erwarten.

Noch etwas sehr Wichtiges: Verwechsle nicht Gelüste mit körperlichen Bedürfnissen. Und denke immer daran: Der Ernährungsinstinkt funktioniert ausschließlich bei naturbelassenen Lebensmitteln, wenn er überhaupt funktioniert. Deine Aufgabe besteht darin, zu identifizieren, was natürlich und was denaturiert ist. Betrüge Dich nicht selbst, nur wirkliche Ehrlichkeit kann Dir helfen.

Honig

Ist der Honig ein natürliches Lebensmittel? Selbstverständlich, aber nur solange der Mensch nicht das Werk der Bienen beeinträchtigt. Der Honig ist die natürliche Nahrung der Bienen und nicht der Menschen.

Dann und wann ein wenig Honig oder trockene Früchte zu essen, um das Gefühl des so beliebten Nachtisches zu vermitteln, ist mehr als berechtigt und für die Psyche oft notwendig. Aber: Der Honig ist kein Produkt, das der Mensch regelmäßig braucht, um gesund zu leben oder zu werden. Im Gegenteil, er schadet oft mehr, als daß er hilft. Dies gilt insbesondere für die Bauchspeicheldrüse. Der Honig hat leider einen festen Platz in der Ernährung der Naturisten eingenommen. Er enthält jedoch Mannit, das sich nach der Lehre der „Natural Hygiene" mit nichts kombinieren läßt und sogar noch gefährlicher als der raffinierte Zucker sein soll. Dennoch will ich nicht bestreiten, daß er unter Umständen in winziger Dosis und für kurze Zeit Heilkräfte besitzt.

Bezüglich des Honigs urteile ich wie bei der Milch. Auch wenn der Honig für uns gesund wäre, berechtigte uns das noch lange nicht, den Bienen ihren Wintervorrat zu stehlen. Die Bienen haben ihre spezielle Aufgabe im Kreislauf der Ökologie. Wenn wir sie daran hindern, diese Aufgabe zu erfüllen, richtet sich das gegen uns selbst. Die heute mit Fabrikzucker ernährten Bienen leiden – nicht anders als der Mensch – an Stoffwechselkrankheiten. Bei den wenigen Bienen dagegen, die sich mit natürlicher Nahrung versorgen, treten diese Krankheiten nicht auf.

Getränke

Ist der Wein ein natürliches Lebensmittel? Einige seiner Bestandteile entstammen der Natur, das gilt aber gleichfalls für Brot und andere denaturierte Produkte und reicht somit nicht aus, ihn als ein natürliches Lebensmittel zu charakterisieren. Selbst in reiner Form kommen Säfte in der Natur nicht vor, und der Wein ist vergorener Traubensaft, der außerdem meistens mit Substanzen wie beispielsweise Zucker, Schwefliger Säure etc. versetzt wird. Zur Beruhigung für Weinliebhaber: Ich selbst habe seit 18 Jahren keinerlei Alkohol mehr angerührt. Aber ich finde es in Ordnung, wenn Rohköstler gelegentlich Wein in meiner Gegenwart trinken. Wozu haben wir „Selbstheilkräfte"? Auf die Menge kommt es an, und wenn der Körper mit anderen „Ausrutschern" fertig wird, warum dann nicht auch mit einem Gläschen Wein!

Frisch gepreßte Säfte erfreuen sich immer größerer Beliebtheit. Ich akzeptiere sie als Nahrungsmittel, wenn einige wichtige Bedingungen erfüllt sind. Säfte sollen demnach nicht als ein Getränk angesehen werden, sondern als eine vollwertige Mahlzeit. Das heißt: Sie sollen langsam und gründlich gekaut werden wie eine Speise. In Verbindung mit dem Speichel werden sie bekömmlicher. Ein Saft-Tag in der Woche wäre für viele von uns eine gute Lösung, um immer wieder – ohne zu hungern – zu entschlacken. Die Lebensmittel hierfür sollten allerdings aus biologischem Anbau stammen. Und: Die Säfte niemals auf Vorrat pressen. Denn die Einwirkungen der Luft und des Lichts leiten einen Oxidationsprozeß ein. Das können wir besonders bei Apfelsaft beobachten, der sich binnen kürzester Zeit dunkelbraun färbt.

Das Thema Trinken allgemein habe ich noch nicht abgeschlossen. Auf jeden Fall scheint mineralstoffarmes Wasser günstiger zu sein als mineralstoffreiches. Gut sind beispielsweise Haderheck[7] aus Königstein, Volvic aus Frankreich und Spa aus Belgien.

Der Rohköstler deckt durch die frischen Früchte und Gemüse schon einen hohen Anteil seines Flüssigkeitsbedarfes. Außerdem nimmt er in der Regel keine oder wenig Gewürze, Salz oder gekochte, konzentrierte Nahrung zu sich, die stärkeren Durst auslösen. „Man sollte nur trinken, wenn man Durst hat, wie es auch die Tiere tun." Diesem Ratschlag habe ich mich lange angeschlossen. Heute wissen wir, daß die Hypothese, die das Kommando für Flüssigkeits-Aufnahme gibt, des öfteren, bedingt durch Umwelteinflüsse, speziell durch Strahlungen, nicht mehr ganz zuverlässig arbeitet. Deswegen ist es ratsam, doch täglich mindestens 1 Liter Flüssigkeit zusätzlich zu seiner Rohkost zu trinken.

Der Mythos Milch

Dieses Kapitel über die Milch kann in drei Hauptabschnitte unterteilt werden: Gesundheit, Wirtschaft und Ethik.

Darüber hinaus sollte der Leser einen Unterschied zwischen der Muttermilch und der Tiermilch machen. In den folgenden Ausführungen geht es hauptsächlich um die Tiermilch.

Dagegen nehme ich vorerst noch keine Trennung zwischen den einzelnen Milchprodukten vor – gleichgültig, ob sie als verträglich gelten oder nicht, ob sie aus kontrolliert-biologischer Landwirtschaft stammen oder nicht –, weil sie alle aus dem gleichen Ausgangsstoff „Tiermilch" gewonnen werden. Hierzu gehören auch die Butter und die Sahne. Dies zum besseren Verständnis für sämtliche Rheumatiker oder sonstige Milchallergiker, die sich an die Theorie halten, tierisches Eiweiß sei an ihrer Krankheit schuld, und sich wundern, daß sie keine Linderung und Rückbildung ihrer Symptome erfahren, wenn sie noch Butter und Sahne zu sich nehmen.

Die Milch ist die Quelle des Wachstums der neugeborenen Säugetiere. Zu diesen zählt auch der Mensch. Seit Millionen von Jahren hat die Milch ausschließlich diesem Zweck gedient, niemand brauchte die Qualität dieses Naturproduktes wissenschaftlich zu betrachten. Nur der Mensch mit seinem Verstand machte die Milch zu einem hochkomplizierten Thema. Erst jetzt am Ende des zwanzigsten Jahrhunderts kommen wir langsam dahinter, daß die Tiermilch kein gesundes, sondern für viele von uns sogar ein krankmachendes Nahrungsmittel darstellt.

Die Milch und ihre Produkte sind ein sehr heikles Thema, da sie zu den Genußmitteln unseres Ernährungssystems gehören und deshalb im Menschen Emotionen hervorrufen. Sobald es an seine sinnliche Lebensfreude geht, verliert der Mensch den Blick für die Wirkungszusammenhänge. Das Thema wird der Einfachheit und Bequemlichkeit halber tabuisiert. Hier wollen wir jedoch versuchen, diesen Komplex emotionslos und unvoreingenommen zu betrachten.

Vielleicht klagst Du an dieser Stelle: „Wie bitte? Milchprodukte darf ich auch nicht mehr essen? Ich lasse mir nicht so schnell meinen ‚guten' Quark nehmen." Und das, obwohl Du unter Hautallergien leidest! Im Grunde müßtest Du Dich fragen: „Darf ich mir weiterhin die Freiheit nehmen, mein Immunsystem zu schädigen?"

Sei beruhigt, wie schon erwähnt, niemand will Dir irgendetwas nehmen. Du kannst gleich selbst entscheiden, ob Du weiterhin Milch verzehren willst – oder ob Du gesund bleiben möchtest. Ich werde Dir die Milch auf keinen Fall verbieten. Meine Aufgabe besteht lediglich darin, den Mythos „Milch" zu entlarven und die negativen Wirkungen, die durch den Verzehr von Milch entstehen können, aufzuzeigen.

Mit ein wenig Aufmerksamkeit wirst Du das Thema auf andere Weise begreifen, als Du es bis heute vermochtest. Wenn Du „wissenschaftliche" Beweise brauchst, betreibe Deine eigene Wissenschaft, nämlich die „Erfahrungswissenschaft". Um diesen Komplex besser zu verstehen, sollten wir gänzlich auf die Aussagen der etablierten Wissenschaft verzichten.

Andere Leser werden als Argument vorbringen: „Ach, was? Wieder etwas Neues. Auf der einen Seite sagen sie, die Milch wäre gesund, auf der anderen Seite soll sie uns krank machen! Wer hat nun recht?" Dies sind verständliche Gedanken. Ich will Dir helfen, ein wenig Klarheit zu bekommen. Wen meinst Du mit „sie" – die Milchproduzenten, die Politiker und/oder die für die Gesundheit Verantwortlichen? Diese Menschen haben sich, zuerst wahrscheinlich unbewußt, alle im gleichen Wirtschaftsnetz verstrickt. Die einen wollen das große Geld, die anderen die politische Macht, die Dritten machen alles, was man ihnen sagt. Also passiert meiner Meinung nach das, was auf der ganzen Welt geschieht: Diese Personen werden korrupt und preisen das an, was ihr wirtschaftliches oder politisches System nicht gefährdet, ja sogar fördert. Ob die Gesundheit der Menschen dabei bedroht wird, scheint letzten Endes niemanden zu interessieren.

Du darfst also nicht verallgemeinernd „sie" sagen und alle Menschen gleichsetzen. Die einen sind machtgierig und ziehen einen beträchtlichen Gewinn aus den Aktivitäten der Milchindustrie – die anderen sind eher Idealisten und geben nur ihr Wissen weiter.

Wenn ich gegen die Milch sprechen würde und gleichzeitig ein „Wundermittel" als Ersatzprodukt anböte, dürftest Du zumindest annehmen, daß das alles reine Geschäftemacherei sei. Doch ob Du weiterhin Milch trinkst oder nicht, ändert in meinem Leben nichts.

Der Mythos „Milch" ist in unseren Köpfen derart fest verankert, daß ich es nicht wagen würde, Dich überreden zu wollen, auf Milch und Milchprodukte zu verzichten. Dieses Gefühl sollte sich ganz allein in Dir entwickeln.

Ist die Tiermilch ein toxisches Produkt?

Ich empfinde eine solche Frage als Gotteslästerung, denn Gott (oder Mutter Natur) hat die Milch als optimale Versorgung für den Nachwuchs eines jeden Säugetieres zur Verfügung gestellt. Durch sie erhält jedes Wesen genau die auf seine Art zugeschnittenen Vitalstoffe – und zwar im optimalen Verhältnis und in optimaler Menge. Die Milch ist der wunderbarste Einfall der Natur. Neben der körperlichen Versorgung ist die ebenso wichtige seelische Zuwendung durch den engen

Kontakt zwischen Mutter und Kind beim Stillen gewährleistet. Dieser Hautkontakt sorgt von der ersten Stunde an für eine starke Beziehung zwischen Mutter und Kind und vermittelt dem Baby Gefühle der Sicherheit und Geborgenheit. Die flüssige Konsistenz dieser Nahrung ist außerdem eine technisch ideale Form der Übertragung auf das Kind.

Die Natur versorgt auf diese Weise den jeweiligen Säugling, ob Menschenkind oder Tierbaby, solange er seine Zähne noch nicht benutzen kann. Dann stillt sich das Baby von ganz allein ab, die Tiere tun das instinktiv.

Wie aber verhält es sich bei unseren Babys? „Wissenschaftliche" Erkenntnisse haben im Laufe der Jahre dazu geführt, den Müttern das Urvertrauen und Urwissen langsam zu rauben. Würden alle Mütter ihre Babys heute noch stillen, sähe die Welt für sie und ihre Sprößlinge anders aus, und damit für die ganze Menschheit. Die echten Versorgungsschwierigkeiten traten erst auf, als manche Frauen so degeneriert waren, daß sie ihre Kinder nicht mehr selbst versorgen konnten – oder als sie es aus verschiedenen Gründen vorzogen, ihnen industriell produzierte Milch zu geben.

So werden sie mit Problemen konfrontiert, die mit dem Verzehr von Kuhmilch zusammenhängen, statt ermuntert zu werden, ihr Kind selbst zu stillen. Im letzteren Fall wären kaum Probleme entstanden. (Hierzu kann jede werdende Mutter bei einer La-Leche-Liga [8] Auskünfte einholen.)

Die Milch ist also nicht toxisch, sondern im Gegenteil das optimale Versorgungsmittel für unsere Sprößlinge und für den Nachwuchs der Tiere. Aber Vorsicht: nur diejenige Milch, die für das jeweilige Baby von der Natur vorgesehen wurde. Um Mißverständnisse auszuschließen, möchte ich eindeutig feststellen: die Tiermilch für das betreffende Tierkind und die Muttermilch für unsere Babys.

Dazu ein Auszug aus „Welche Milch für den Säugling" von H. Lestradet in „Cahiers de nutrition et de diététique" vom März 1982, der von G. C. Burger in „Die Rohkosttherapie" [9] wiedergegeben wird:

„»Wenn man, ohne spezielle Vorsichtsmaßnahmen zu treffen, eine andere als Muttermilch nimmt, kommt es zu schweren Ernährungsstörungen. Zwischen diesen beiden Milcharten bestehen grundlegende Unterschiede. Der Lactoseanteil der Muttermilch ist zweimal höher als der der Kuhmilch.« Lactose aber ist wichtig für das Wachstum des Gehirns, das beim Kind doppelt so schnell erfolgt wie beim Kalb.

»Romulus und Remus werden nicht von einer Wölfin aufgezogen worden sein, denn deren Milch enthält neunmal soviel Protein wie Frauenmilch.« Eine solche Überdosis Protein hätte in Anbetracht der Überlastung von Leber und Nieren, zu deren Aufgabe die Ausscheidung von Harnsäure gehört, schnell tödlich gewirkt. Yamata und Kamala, die Wolfskinder, sind sehr jung an Gelenkschäden gestorben. Eine solche Überlastung wird schon bei Kuhmilch spürbar, die dreimal mehr Proteine enthält als Muttermilch."

Wir sehen, daß uns ein reichhaltiges Produkt nichts nützt, wenn die Zusammensetzung nicht für den Menschen geeignet ist. Die Kuhmilch enthält dreimal soviel Mineralstoffe wie die Muttermilch. Das hat seinen Grund: Das Kälbchen wächst dreimal so schnell wie das menschliche Baby, es verdoppelt sein Gewicht in nur 45 Tagen, während der Mensch dafür 150 Tage benötigt. Es ist also kein Zufall, wenn die Angehörigen jüngerer Generationen aus den zivilisierten Ländern immer länger werden. Leider heißt „lang sein" aber nicht gesund sein. 65 Prozent der Schulkinder leiden bereits an Haltungsschäden. Die Knochen wurden länger – aber auf Kosten ihrer Dichte und Beschaffenheit. Sie sind zunächst weich und dehnen sich auf unnatürliche Weise, später werden sie porös und brechen leicht.

Milchtrinkende Kinder wachsen im allgemeinen schneller, und ich vermute, daß sie dementsprechend dem Alterungsprozeß ebenfalls früher unterliegen als Menschen, die ohne Milch aufgewachsen sind.

Die Annahme, der Mensch würde all das wieder ausscheiden, was überflüssig ist, trifft nicht zu. Wenn dem so wäre, gäbe es praktisch keine Krankheiten. Der Mensch erkrankt aber unter anderem deshalb, weil sein enzymatisches System nicht für ein Übermaß an Nahrungsstoffen ausgerüstet ist. Ohne entsprechende Enzyme kann weder eine einwandfreie Verdauung der verzehrten Substanzen noch ein funktionierender Stoffwechsel stattfinden. Solche Stoffe können dementsprechend nicht vollständig ausgeschieden werden. Es kommt zu Ablagerungen und Ansammlungen an den Gelenken, in den Arterien und im Fettgewebe, die entsprechende Krankheiten hervorrufen.

Schließlich äußert sich Walter Sommer in „Das Urgesetz der natürlichen Ernährung" [10] noch zu sexuellen Auswirkungen: „Eine mit einem Bullenkalb trächtige Kuh wird in der Milch kräftigere männliche Hormone und bei einem Kuhkalb entsprechend in der Milch mehr weibliche Hormone entwickeln. [...] Wenn nun die Säuglinge mit solchem indifferenten Milch-Mischmasch in der Flasche ernährt werden, und später die Kinder mit solcher Milch groß werden, dann ist es kein Wunder, wenn die jungen Leute sich nicht mehr normal entwickeln können."

Warum treten zunehmend so viele Unverträglichkeiten beziehungsweise Krankheiten infolge des Milchverzehrs auf? Es kommt erst zu toxischen Reaktionen, wenn die Tiermilch in den menschlichen Körper gelangt und mit anderen Bestandteilen der Zivilisationskost vermischt verarbeitet wird. Daraus entstehen chemische Verbindungen, die es in der Natur nicht gibt. Man kann davon ausgehen, daß die Milch in Zukunft zunehmend gefährlicher wirken wird, weil die Verdauungsorgane der Menschen immer stärker geschädigt sein werden. Dr. med. Jaques Fradin, ein ehemaliger Mitarbeiter von Guy Claude Burger und ein Vertreter der instinktiven und hypotoxischen Ernährung, hat sich in seiner Praxis eingehend mit Hunderten von Rohköstlern beschäftigt, speziell im Hinblick auf das Milchproblem. Seine These ist: Je toxischere Substanzen sich bereits im Darm befinden, desto gefährlicher sind die chemischen Reaktionen mit der frisch zugeführten Tiermilch. Zu ersteren zählen beispielsweise die Röststoffe sowie alle anderen konzentrierten und denaturierten Lebensmittelbestandteile. Die resultierende Toxizität beeinträchtigt die allgemeinen Stoffwechselfunktionen und das Immunsystem gleichermaßen.

Eine Bemerkung am Rande: Ist Kuhmilch gefährlicher als Ziegenmilch? Es wird gesagt, Ziegenmilch würde weniger Allergien auslösen. Dies hängt damit zusammen, daß sie speziell in Mitteleuropa noch nicht lange genug verzehrt wurde, um entsprechende Auswirkungen zu erfahren. Nach zwei oder drei Generationen des regelmäßigen Ziegenmilchkonsums würden die gleichen Symptome beobachtet werden können, die schon heute beim Verzehr von Kuhmilch auftreten. So verhält es sich mit allen Produkten, die ursprünglich nicht für uns vorgesehen waren und von denen wir mittlerweile übermäßig viel konsumieren (beispielsweise Industriezucker und Weißmehl).

Vielen Lesern ist tierisches Eiweiß als krankmachender Stoff bekannt. Die schädliche Auswirkung des tierischen, meist denaturierten Eiweißes möchte ich keineswegs verharmlosen. Das Problem ist wichtig, steht aber bei der Tiermilch – weder in denaturiertem noch in rohem Zustand – nicht im Vordergrund. Hier geht es allgemein um die Frage: Ist Tiermilch für den menschlichen Organismus geeignet und notwendig?

Der Mensch sieht in seiner Nahrung nur noch eine Quelle der Sättigung und des Genusses. Er vergißt dabei, daß die Lebensmittel in erster Linie seinen körperlichen Bedürfnissen zu entsprechen haben.

Die Natur hat in den rohen pflanzlichen Nahrungsmitteln genügend Vitalstoffe jeder Art vorgesehen, um den menschlichen Organismus richtig und ausreichend zu versorgen – zu diesen Substanzen zählen sowohl Eiweiß als auch Calcium. Durch die Erhitzung seiner Lebensmittel macht der Mensch diese wichtigen und hochwertigen Stoffe zunichte. Insofern hat die Wissenschaft teilweise recht, wenn sie von einem Versorgungs-Mangel bei all jenen Menschen spricht, die nicht Rohkost-Vegetarier sind. Aber sie ist weit davon entfernt, das Problem zu lösen, wenn sie dem Menschen zum Verzehr tierischer Produkte rät. Im Gegenteil, dadurch kommen die meisten Betroffenen vom Regen in die Traufe. Die Lösung liegt in der Lebendigkeit der natürlichen Produkte, nicht aber, wenn sie in ihre Einzelteile zerlegt sind.

Der Mensch ist heute zu einem auf tierisches Eiweiß und Calcium konditionierten Wesen geworden. Er hat sich zum Sklaven seiner von ihm aufgestellten Theorien gemacht – als hätte die Natur das seit Millionen von Jahren nicht viel besser für ihn eingerichtet!

Wie reagiert unser Instinkt auf Tiermilch?

Wie ich es in einem späteren Kapitel näher erläutern werde, funktioniert der Ernährungsinstinkt nur bei den Lebensmitteln, die unserem genetischen Code entsprechen.

Manche mögen sagen: Ich finde Milch nicht abstoßend, mir schmeckt sie sogar sehr gut. Aussagen über Empfindungen, die mit dem Geruchs- und Geschmackssinn zusammenhängen, gelten für mich nur, wenn sie von Menschen stammen, die sich seit mindestens einem Jahr zu etwa 90 Prozent von rein pflanzlichen Lebensmitteln ernährten und dadurch die Mindestfunktion des Ernährungsinstinktes zurückgewonnen haben. Unter diesen Voraussetzungen ist mir eine derartige positive Einschätzung bezüglich der Milch noch nicht begegnet.

Wer behauptet, er würde neben Früchten und rohem Gemüse auch regelmäßig Milchprodukte verzehren, zeigt, daß er nicht für die reine Rohkost prädestiniert ist. In manchen Fällen wäre es besser, wenn er seinen Ausgleich durch gekochte Kartoffeln und Gemüse herstellen würde.

Die in der Regel noch weniger degenerierten Kinder verhalten sich anders als die Erwachsenen. Wieviele Eltern bemühen sich vergebens darum, sie an die Kuhmilch anzupassen – und das in einem Alter, in dem die Natur sie längst „instinktiv" entwöhnt hat. Die meisten Kinder spucken die Milch beim erstmaligen Verzehr wieder aus. Hier geschieht das, was jedem Menschen widerfährt, der zum ersten Mal raucht.

Manchen Eltern gelingt es tatsächlich, mit einer Mischung aus Drohungen und Lockmitteln bei ihren Kindern eine Anpassung zu erzwingen. Wenn sie keine äußerlichen Anzeichen (mehr) wahrnehmen, glauben sie, dieses Nahrungsmittel sei für das Kind nicht schädlich. Aber in Wirklichkeit toleriert der junge Körper und nicht zuletzt seine Seele die Tiermilch lediglich.

Zu dieser Duldung trägt beispielsweise das mehr oder weniger stark vorhandene Enzym Lactase bei, das die Aufgabe hat, die Lactose (Milchzucker) zu verdauen. Über dieses Enzym verfügt der menschliche Körper in der Regel nur bis zum dritten Lebensjahr. Neueste Studien, die Dr. med. Fradin in einem Vortrag in Paris darlegte, besagen, daß die Menschen um so länger die Fähigkeit besitzen, diese Lactase zu produzieren, je „zivilisierter" sie sind. So weisen beispielsweise in Ländern wie Amerika, Australien oder Schweden 95 Prozent der Bewohner dieses Enzym ihr Leben lang auf. Bei den Nordfranzosen sind es 80, bei den Südfranzosen dagegen nur 40 Prozent, bei den Afrikanern 20 und bei den Japanern, die praktisch keinen Milchkonsum kennen, nur fünf Prozent.

Dieses Phänomen bezeichne ich als „erzwungene Anpassung". Das Enzym Lactase verdaut zwar Milchzucker und bewirkt eine Magenverträglichkeit – aber es verhindert nicht all die anderen Symptome und Krankheiten, die die Tiermilch bei vielen zivilisierten Menschen als unverträgliche Substanz verursacht.

Die Menschen tendieren dazu, von Verträglichkeit zu sprechen, wenn sie das Produkt einwandfrei, das heißt schmerzlos, verdauen. Das ist falsch. Ein Ekzem-Ausschlag beispielsweise entsteht durch eine Unverträglichkeit. Diese Art von Unverträglichkeit finde ich persönlich sehr positiv für den Betroffenen. Er kann so immer wieder selbst prüfen, wie weit die Milch (oder allgemein krankmachende Lebensmittel) seinen Ausschlag beeinflussen.

Viel schlimmer ist es dagegen, wenn die Milch nach außen hin scheinbar vertragen wird, die Unverträglichkeit sich aber im Körperinneren auswirkt, beispielsweise in Form von Gallensteinen oder Metastasen.

Warum kaum jemand diesen Zusammenhang sieht? Weil die meisten Menschen den Fehler begehen, sich stets mit anderen zu vergleichen. Sie meinen, wenn die Milch an ihren Gallensteinen schuld wäre, müßten schließlich alle Milchtrinker dieses Leiden haben. Da wir aber alle verschieden sind, sind unsere Reaktionen auch unterschiedlich.

Walter Sommer [10)] schreibt über die Verträglichkeit der Milch: „Die Eiweißstoffe [...] der Milch, die Kaseine, können von den Magensäften des Erwachsenen kaum gelöst und aufgespalten werden. Das können nur die Verdauungssäfte des Säuglingsmagens, nämlich die Labsäfte. [...] Mit dem allmählichen Versiegen der Lababsonderung, der Zustandsänderung der Magensaftdrüsen und der fortschreitenden Entwöhnung hört die Milch nach dem ersten Lebensjahr auf, natürliche Nahrung für das Kind zu sein. [...] Es lehnt die Mutterbrust mehr und mehr ab und verlangt nach fester Nahrung. [...] In den Magen des Erwachsenen gehört die Milch nicht unbedingt. Wer sie trotzdem in seiner Ernährung verwendet, sollte bedenken, daß er unter Umständen mit seiner Gesundheit spielt. Heute sage ich: Ein minimaler Verzehr von Milchprodukten, ein bis zwei Joghurt in der Woche oder 50 bis 100 Gramm Quark, ist meiner Ansicht nach akzeptabel, soweit keine Allergie vorliegt.

Die Folgeerscheinungen bleiben nicht aus. Leider machen sie sich selten sofort bemerkbar, da die ersten krankhaften Erscheinungen und Mißbildungen in der Kindheit als nicht zu vermeidende Kinderkrankheiten betitelt werden. Es sind dies Milchschorf im Säuglingsalter, später Masern, Windpocken, Scharlach, Diphtherie, echte Blattern und verwandte Krankheiten mit starker Hautausscheidung. Auch die Furunkulose bei Kindern und Erwachsenen gehört z. T. zu den durch Milchgenuß erzeugten Krankheitszuständen. Die Überwindung dieser Krankheiten bewirkt eine Gewöhnung an die schädlichen Einwirkungen im wachsenden Menschenkinde durch die große Anpassungsfähigkeit des Körpers und seine Fähigkeit, sich durch Erzeugung von Abwehrstoffen der offensichtlichen Schäden zu erwehren. Diese schädlichen Einflüsse beginnen sich auszuwirken, wenn die Ansammlung durch dauernde Zuführung zu groß wird. [...]

Aus der irrigen Ansicht, die Milch als lebendige Nahrung anzusehen, entsteht auch die große Täuschung von dem für den Menschen so zuträglichen Kalkgehalt der Milch. [...] Sobald nämlich die Milch vom Milchsäurebazillus angegriffen wird oder mit der Magensäure in Berührung kommt, lösen sich die phosphorhaltigen Gebilde in der Milch und ihrem Eiweißgehalt in ihre Bestandteile auf. Es ist derselbe Vorgang, der auch bei den eiweißhaltigen Bestandteilen des Vollkornbrotes schon beschrieben wurde. Die freiwerdende Phosphorsäure verbindet sich nun unter der Einwirkung des Milchsäureerregers oder irgend einem anderen Säureeinfluß mit dem Kalkgehalt in der Milch, um sich abzubinden und bildet zusammen mit dem Albumin in der Milch den Käsestoff. [...] Ist nicht genügend Kalk in der Milch vorhanden, um die Phosphorsäure abzubinden, dann greift diese die menschlichen Gewebe an und entzieht diesen den benötigten Kalk zu ihrer Neutralisierung. So kann es vorkommen, daß die sehr kalkhaltige Milch dem Körper und damit auch den Knochen des Milchtrinkenden noch Kalk entzieht, um die übergroßen Mengen durch Säurewirkung freiwerdender Phosphorsäure zu neutralisieren und für die Lebensvorgänge unschädlich zu machen. [...]

Gekochte Milch ist noch viel gefährlicher in der Auswirkung. Durch den Kochprozeß werden alle Mineralstoffe in der Milch aus ihren organischen Bindungen ausgefällt und in unbrauchbare mineralische Verbindungen gebracht [...]."

Warum sollte der Mensch auf Milchprodukte verzichten?

Weil der Verzehr von Milch bei vielen Menschen eine Menge gesundheitlicher Probleme mit sich bringt, die sich von der „einfachsten", aber chronischen Grippe bis hin zum Krebs bewegen. Die Milch verursacht, beeinflußt oder verstärkt folgende Symptome und Krankheiten:

Jegliche Art von Infektionskrankheiten, von der Grippe bis zu den sogenannten AIDS-Krankheiten, hochgradigen Schädigungen des Immunsystems, Herpes-Ausbrüche, Halsschmerzen, Schnarchen, geschwollene Lymphknoten, belegte Zunge, Mundgeruch, Verdauungsstörungen, entsetzliche Fäkaliengerüche, Aufstoßen, Lymphatismus (Entzündungen des lymphatischen Systems), geschwollene Gesichtspartien (speziell die untere Gesichtshälfte), Blässe im Gesicht, Sinusitis (Nebenhöhlenentzündung), Heuschnupfen, Asthma, Eiterungsprozesse (wie beispielsweise offene Beine), jegliche Hautstörungen wie Ausschlag, Pickel, Akne, Hautallergien wie Neurodermitis, Psoriasis (Schuppenflechte), Ekzeme, Ringe unter den Augen, beeinträchtigtes Sehvermögen, Ohrensausen und Ohrenschmerzen (besonders bei Kindern), verstopfte Nase, verschlechterter Zustand der Knochen und des Gebisses, Störungen der sexuellen Funktion.

Die Milch begünstigt ein saures Milieu und dessen Folgen wie Steinbildungen aller Arten, Bluthochdruck, eine um eine bis zwei Stunden längere Schlafdauer pro Tag, des weiteren fettige Haare – und natürlich, was mittlerweile von vielen anerkannt ist, alle rheumatischen Krankheiten.

Schließlich ist noch auf die Verbindung von Milchkonsum mit dem Auftreten von Krebs hinzuweisen. Guy Claude Burger sieht insbesondere einen Zusammenhang zwischen Leukämie und dem Verzehr von Milch.

Dr. Fradin macht die Milch für die Entstehung von Verdauungsstörungen, für Migräne, nervöse Störungen, Reizbarkeit, Spasmophilie (Neigung zu Krämpfen), Hypercholesterinämie und für viele andere der bereits erwähnten Symptome und Krankheiten verantwortlich.

Das Wichtigste scheint mir jedoch die Beziehung zwischen dem Milchkonsum und der eingeschränkten Funktionsfähigkeit des Immunsystems zu sein. Sobald dieses geschwächt wird, ist die Tür für so gut wie alle Zivilisationskrankheiten geöffnet.

Dr. J. Fradin meint, daß mindestens ein Drittel der Krankheiten auf den Verzehr von Milchprodukten zurückzuführen ist – und ein weiteres Drittel auf den Konsum denaturierten Getreides (Brot, Nudeln, Reis). Ich setze dazu: in übertriebenen Mengen.

Erhitzte Produkte sind allgemein säurebildend. Das gilt auch für die Milch. Der Körper versucht, sich gegen den schädlichen Einfluß dieser Stoffe zu wehren und das saure Milieu durch Calcium, das dabei verbraucht wird, zu neutralisieren. Der Organismus versorgt sich mit Calcium dort, wo es am leichtesten zu gewinnen ist – dies scheinen die Zähne und die Wirbelsäule zu sein. Die zunehmende Entstehung von Karies und die immer häufiger auftretenden Rückenschmerzen bei zivilisierten Menschen dürften hier teilweise ihre Ursache haben.

Dieser Calciumabbau bei Zähnen und Knochen zeigt, daß der Körper mit dem Calciumüberangebot aus der gerade verzehrten Milch nichts anzufangen weiß. Warum greift er sonst auf anderweitige Depots zurück? Offensichtlich wirkt fremdes Calcium höchstens als Pseudohilfe, aber erfüllt nicht die Aufgabe, die die Wissenschaft ihm zuschreibt. Hinzu kommt, daß die Milch fast immer in denaturiertem Zustand genossen wird. Unter diesen Umständen ist eine Neutralisierung der Säure durch das fremde Calcium erst recht nicht gewährleistet.

Es gibt wohl kaum einen Leser, der nicht unter irgendeinem der zuvor aufgeführten Symptome leidet. Auf die Frage, die mir häufig gestellt wird: „Könnte ich durch den Verzicht auf Milch mein Asthma (oder ein anderes Leiden) heilen?" antworte ich: „Wer besser als Sie selbst kann diese Frage beantworten?" Asthma ist erfahrungsgemäß durch den Verzicht auf Milch und denaturiertes Getreide sehr gut in den Griff zu bekommen. Allerdings genügt bei manchen Allergikern bereits ein Gramm Milch in versteckter Form, um einen neuen Anfall zu verursachen. Nur Deine eigene Erfahrung, auf Milch und Milchprodukte zu verzichten, wird Dir eine objektive Antwort geben. Das schließt natürlich nicht aus, daß seelische Ursachen mitschuldig sind. Asthmatiker sind nicht selten Menschen, die unter großem Druck, unter Autoritäten stehen oder sich unterdrücken lassen.

Welche Risiken geht ein Mensch ein, wenn er probeweise drei Wochen lang keine Milchprodukte mehr zu sich nimmt? Gar keine. Der Körper leidet ohnehin unter dem überhöhten Konsum dieser Substanzen und fühlt sich erleichtert, wenn er für eine Weile Überreste davon aus seinen Depots ausscheiden kann.

Im Grunde werden unsere Krankheiten hauptsächlich durch den Verzehr von tierischen Produkten verursacht – ein Teil selbstverständlich auch durch das Essen grundsätzlich denaturierter Kost. In diesem Buch ist der Akzent besonders auf Milch- und Getreideprodukte gelegt, weil viele Menschen, die alle anderen tierischen Nahrungsmittel abgesetzt haben, aus Angst vor Eiweiß- und Calciummangel den Konsum beider Produkte erhöht haben.

Aber: Der Verzehr dieser Lebensmittel ist gerade das, was bei manchen Menschen die Verbesserung ihres Gesundheitszustandes oder gar eine Heilung verhindert. Für sie ist es wichtig, derartige Produkte zunächst erst einmal für einen Monat gänzlich zu meiden – und sei es auch das klein wenig Sahne über dem Obst.

Ich möchte allerdings betonen: Ich trete nicht mehr für ein abruptes Absetzen solcher Nahrungsmittel ein, die die Menschen jahrelang in

Abhängigkeit gehalten haben, sondern für ein sukzessives, das sich über einen längeren Zeitraum von mehreren Monaten oder Jahren erstreckt. Allein der Verzicht auf Milch und ihre Produkte kann schon eine Gewichtsabnahme mit sich bringen.

In manchen schwerwiegenden Fällen (wie beispielsweise bei einem Krebstumor) sollten Vor- und Nachteile einer abrupten Umstellung abgewogen werden. Ich empfehle, sich auf die Suche nach einem Mediziner zu machen, der um die genannten Zusammenhänge weiß und sachkundige Empfehlungen geben kann. Eine solche Unterstützung stellt eine große Hilfe dar.

Wer sich anmaßt, objektiv die tatsächlich benötigte Menge Calcium angeben zu können, überschätzt seine Fähigkeiten. Lassen wir die Natur sprechen, dann nutzen wir die größte Chance zur Heilung. Allerdings kann es bei manchen Menschen Jahre dauern, bis der Organismus durch die Stoffe aus dem Pflanzenreich sein Gleichgewicht wiederfindet. Sollte nach einigen Jahren Rohkost wirklich ein Calcium- oder Eiweißmangel auftreten, dann sollte der Betroffene seine Verdauungsorgane untersuchen lassen. Offensichtlich ist er nicht in der Lage, diese Stoffe aus roher Pflanzennahrung zu resorbieren. Das ist ein typisches Problem einer zu abrupten Umstellung auf Rohkost.

Wie kann die Kuh, die so viel Calcium in ihrer Milch speichert, diesen Stoff – ohne Milchzufuhr – überhaupt produzieren? Allein diese Frage müßte für die Wissenschaft Anlaß genug sein, ihre Theorie über die Notwendigkeit der Milch als Calciumspender zu überdenken. Ein Calcium-Bedarf muß noch lange nicht eine Calcium-Zufuhr bedeuten, wie wir Menschen sie praktizieren. Wenn die Natur die Tiermilch als Calciumspender für den Menschen vorgesehen hätte – wieso dann nur für die Bewohner zivilisierter Länder? Welche Art von Calcium nehmen all die Menschen zu sich, denen die Religion, die Kultur, die Lebensbedingungen oder eine Allergie keinen Milchverzehr erlauben? Leiden sie denn alle an Hypocalciämie und deren Folgen?

Kein Lebewesen der Welt ist auf fremde Milch angewiesen, um selbst Milch zu erzeugen. Dennoch rät fast jeder Arzt der werdenden Mutter zu erhöhtem Milchverzehr. Die Erfahrung zeigt aber, daß eine schwangere Frau eher Muttermilch erzeugt, wenn sie während der Schwangerschaft weitgehend auf Tiermilch verzichtet. Haben nicht auch die Frauen, die vor, während und kurz nach dem letzten Krieg schwanger waren, ohne besonderen Milchverzehr ihre Kinder versorgen können?

Wenn Du, liebe Leserin, schwanger bist, solltest Du jetzt nicht in Panik geraten, bleibe ganz ruhig. Sicher, sich vor der Zeugung des Kindes zu entgiften, wäre ideal, wenn dies aber nicht gegeben war, mache nun das Beste aus Deiner Situation.

Ich könnte einer werdenden Mutter nicht prinzipiell die Umstellung auf totale Rohkost empfehlen, da ich gar nicht weiß, um welche Menschen es sich handelt – um eine einigermaßen gesund lebende Frau, um eine langjährige Raucherin, um eine, die täglich Alkohol und Kaffee konsumiert etc. Je höher nämlich der Rohkostanteil der Nahrung ist, desto stärker ist am Anfang der Umstellung die Mobilisierung der gelösten Giftstoffe im Körper. Mir erscheint es logisch, daß gerade die Plazenta als Filter gegen diese Giftstoffe davon nicht verschont wird. Später hat die Muttermilch die Aufgabe, den Säugling zu versorgen. Die Qualität der Milch hängt hauptsächlich von der Qualität der Lebensmittel ab, die die Mutter zu sich nimmt. Im günstigsten Fall ernährt sich die Mutter natürlich und gibt mit der Milch hochwertige Stoffe an ihr Baby weiter. Wenn sie sich aber unnatürlich ernährt oder sich während des Stillens ganz auf Rohkost umstellt, gibt sie die gelösten Giftstoffe in die Milch ab. Hauptsächlich aus diesem Grund halte ich eine völlige Umstellung in dieser Zeit nicht für ratsam.

Eine letzte Frage, die Dir auf der Zunge liegen mag, will ich gerne kurz und bündig beantworten. Die Frage lautet: „Durch welches Produkt sollen wir nun die Milch ersetzen?" Wenn Du sagt „wir", meinst Du damit möglicherweise Deine ganze Familie? Möchtest Du am liebsten alle Familienmitglieder sofort beeinflussen und zu einer Ernährungsumstellung auffordern? Das wird Dir kaum gelingen, ohne unliebsame Auseinandersetzungen heraufzubeschwören. Folglich solltest Du zunächst bei Dir beginnen und in der ersten Phase auf 50 Prozent reduzieren.

Wenn wir verstanden haben, wie schädlich die Milchprodukte auf Dauer für uns sind, beziehungsweise sein können, brauchen wir uns nicht den Kopf darüber zu zerbrechen, welchen Ersatz wir für sie benötigen. Die Milch soll nur in einem von der Natur vorgesehenen begrenzten Zeitraum als Säuglingsnahrung verzehrt werden, in dem sie die Funktion eines vollkommenen Lebensmittels übernimmt. Später tritt an ihre Stelle die feste Nahrung.

Eigene Erfahrungen

Von Kind an litt ich unter ständigen Halsschmerzen. Die Veranlagung zu diesem Symptom ist nach wie vor vorhanden, doch die Schmerzen treten nur auf, wenn ich die Naturgesetze nicht vollkommen respektiere und wenn neben falscher Ernährung andere Faktoren wie Streß, Überarbeitung oder Schlafmangel dazu kommen.

Insbesondere seitdem ich mich roh ernähre, konnte ich bei verschiedenen Experimenten einen klaren Zusammenhang zwischen dem Ge-

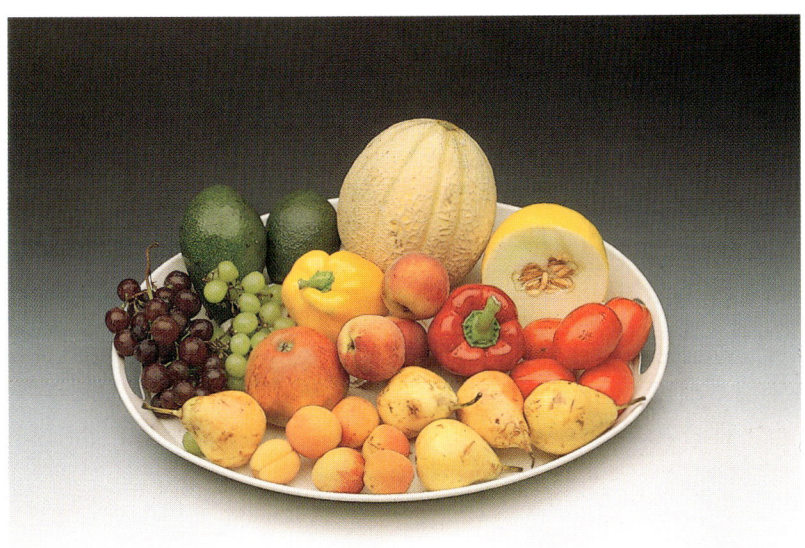

Beispielhafte Bestandteile der Vital-Ernährung: Gemischte Obstplatte

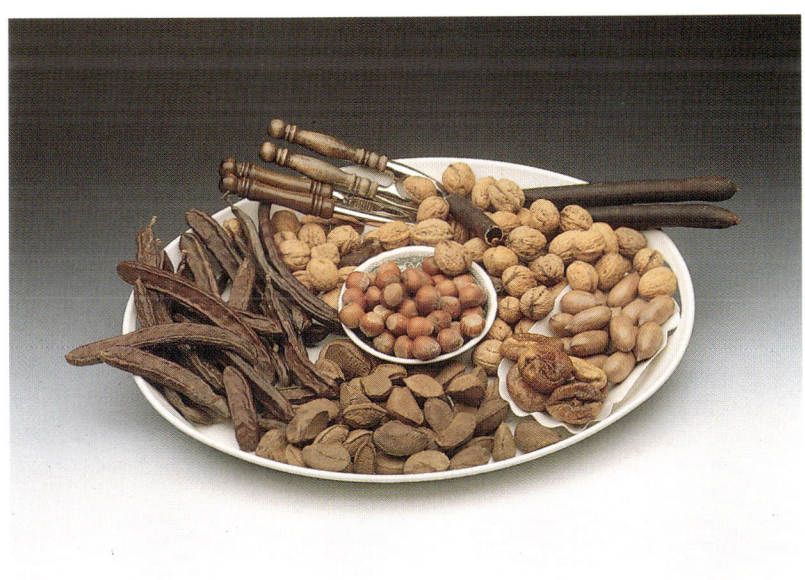

Johannisbrot, Manna (Früchte der Röhrenkassie), verschiedene Nüsse

I

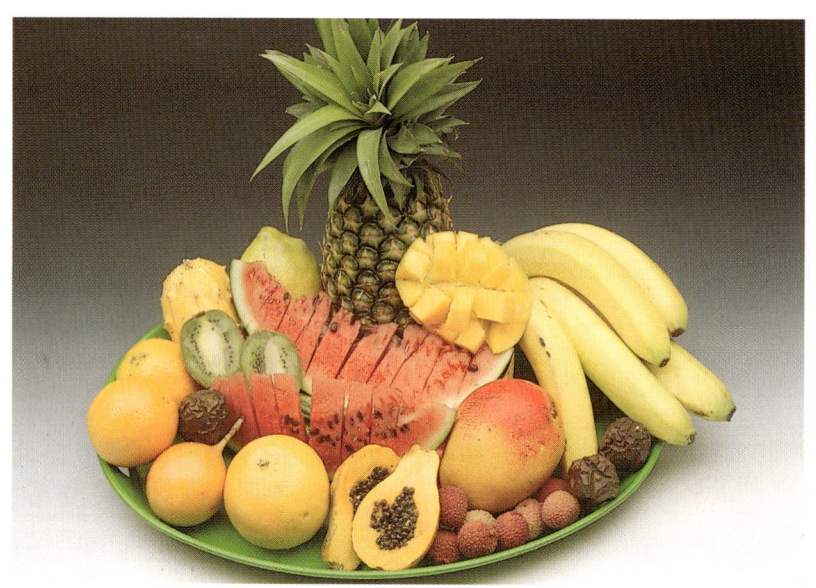

Südfrüchte, tropische Früchte

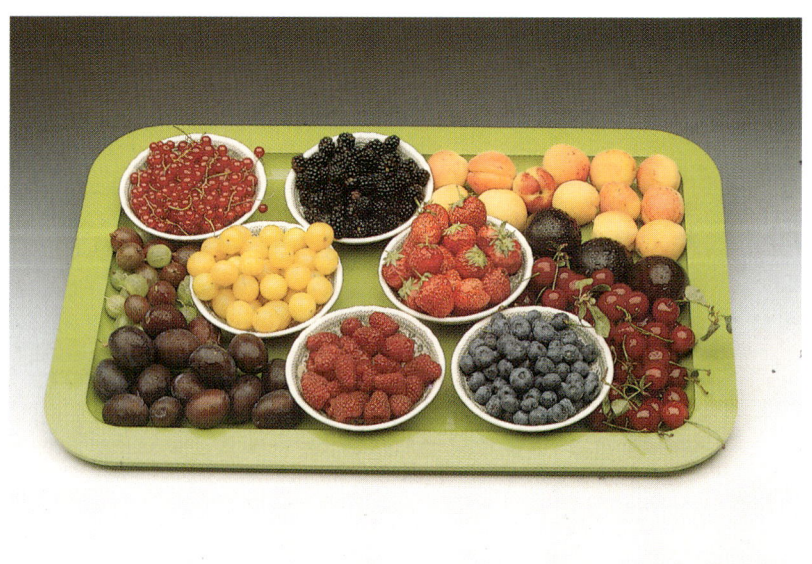

Einheimische Früchte

II

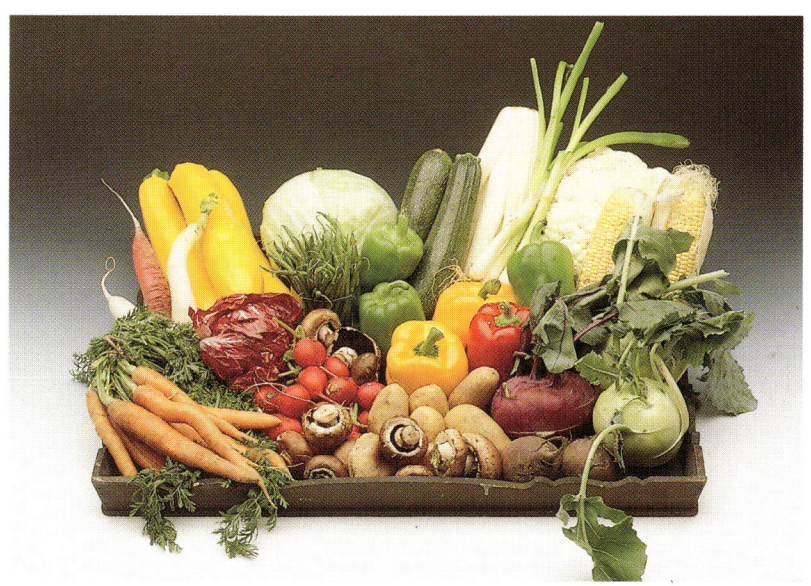

Zusammenstellung von Gemüsen aus deutschem Anbau

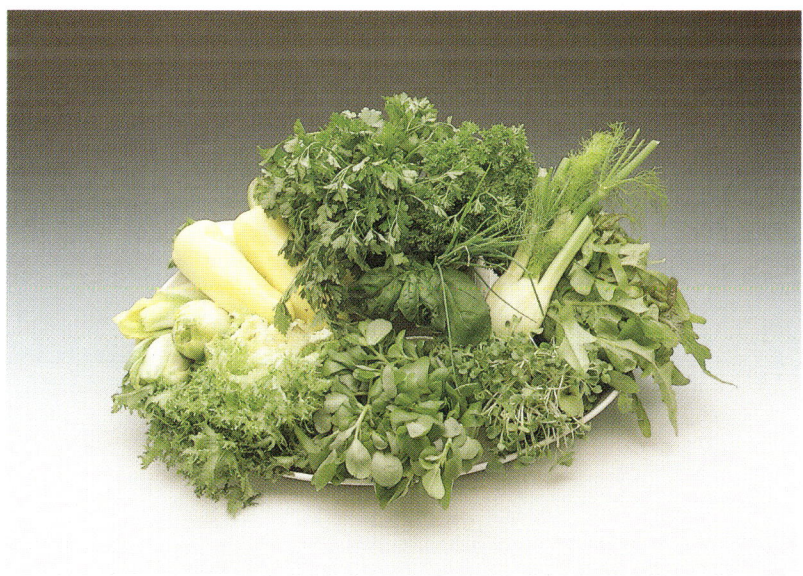

Chlorophyllhaltige Gemüse

Photos Seite I–III: Access Verlag

III

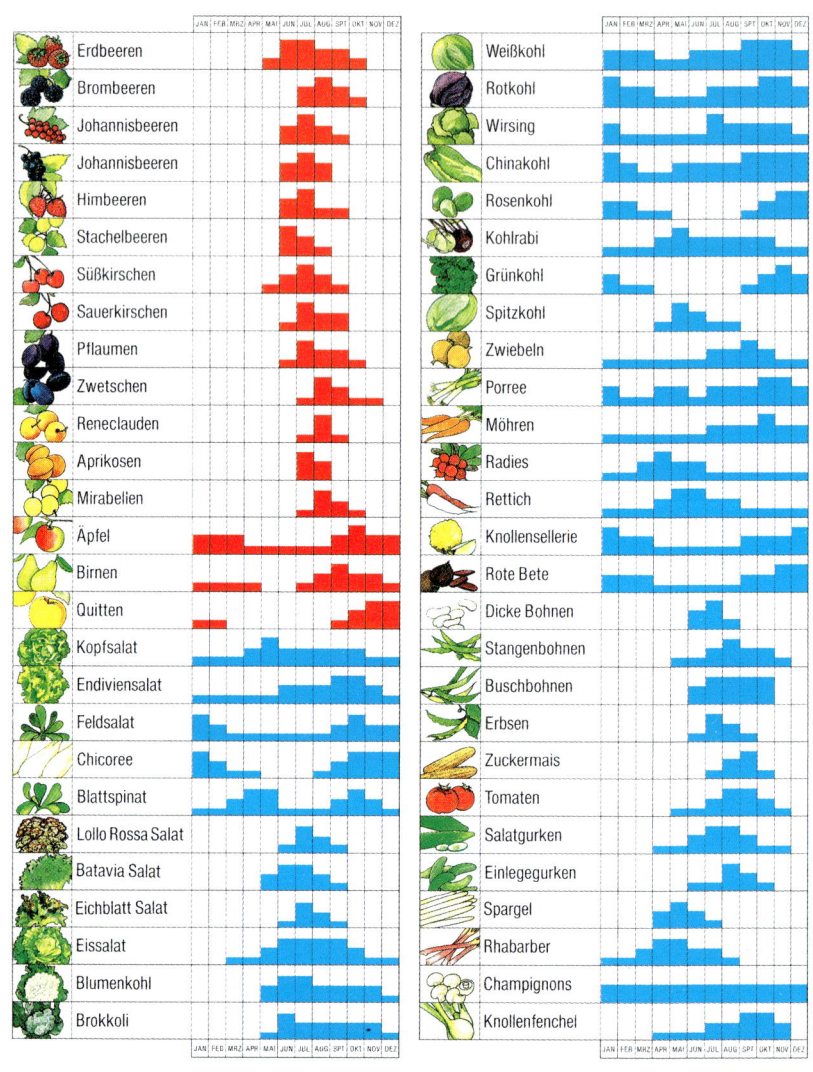

Saisonkalender:

Als Orientierungshilfe für angehende Rohköstler eine Zusammenstellung der saisonalen Verfügbarkeit von einheimischen Früchten und Gemüsen

Quelle: CMA

IV

nuß von Butter- oder Käsebrot und den Halsschmerzen erkennen. Natürlich kann auch die sehr ungünstige Kombination von stark eiweiß- oder fetthaltigen Milchprodukten (Quark, Butter, Käse) und stark kohlenhydrathaltigem Brot für dieses Symptom verantwortlich sein. Aber wer will schon diese Produkte unkombiniert zu sich nehmen? Diese Zeilen schrieb ich, während ich mich hauptsächlich von Früchten ernährte. Doch seitdem ich den Früchtekonsum stark reduziert habe, ist auch dieses Problem fast verschwunden.

Nun magst Du denken: Halsschmerzen sind doch nichts Schlimmes. In der Tat sind sie eher unangenehm als schmerzhaft, mir vermitteln sie aber eindeutig die Botschaft: Dein Immunsystem ist heute nicht in Ordnung. Dies wiederum belastete früher automatisch meine Psyche und gab mir ein Gefühl der Minderwertigkeit anderen „robusteren" Menschen gegenüber. Ich trug im Sommer wie im Winter ein Halstuch oder Rollkragenpullis und beneidete jede Frau, die ein offenes Kleid anziehen konnte, ohne zu leiden.

Wegen dieser Halsschmerzen nahm man mir mit 23 Jahren die Mandeln heraus. Die Mühe war aber vergeblich, sie führte lediglich zu einer Verlagerung der Schmerzen, die weiterhin anhielten. Niemand sagte mir damals, daß gerade die Mandeln eine Schutzfunktion haben. Keine Alternative wurde mir angeboten, und so verlor ich dieses wichtige Schutzorgan „Mandel". Dieser Verlust förderte leider die bereits bestehende Unterfunktion der Verdauungsorgane.

Ich hatte keine Ruhe, bis ich ganz und gar auf Milchprodukte verzichtete. Man kann denken, daß dies ein hoher Preis für jemanden ist, der – wie ich – ein Leben lang gerne Milcherzeugnisse aß. Aber dies ist für manche von uns der Beitrag, den wir für unser Wohlbefinden leisten müssen. Das können allerdings die wenigsten einsehen, weil noch zu viele Menschen das Gefühl haben, die Milch hervorragend zu vertragen. Für ihre verschiedenen Symptome machen sie andere Faktoren verantwortlich.

Um die Ursache für die Halsschmerzen zu entfernen, ist zeitweiliges Fasten eine große Hilfe, ebenfalls eine gut durchgeführte Ableitung der verschiedenen Gifte aus dem Körper[11]. Neben der Ernährung sind noch der Schlafplatz und die Psyche beeinträchtigende Faktoren, wie auch Pestizide aus der Nahrung und kritikloser Medikamenteneinsatz, die das Immunsystem anfällig machen und so u. a. schuld an den Halsschmerzen sein können.

Wer eine Weile auf Milchprodukte verzichtet, wird staunen, welche neuen Kräfte ihm dadurch zur Verfügung stehen und welche Symptome, die er mittlerweile als gegeben hinnahm, sich auf diese Weise ebenfalls zurückbilden.

Jahrelang wehrte ich mich gegen diese These, bis mir eines Tages alles zuviel wurde. Vorher griff ich bei jeder Erkältung, die in regelmäßigen Abständen auftraten, zur Milchflasche. Tatsächlich tat mir die warme Milch gut. Aber danach war ich um so verschleimter. In meiner Ignoranz dachte ich: Gut, daß ich zumindest Milch trinke, sonst würde es mir noch schlechter gehen.

Ein Blick in die Vergangenheit

Bis zurück zum Beginn der Menschheitsentwicklung stellte der Verzehr von Tiermilch wohl eine situationsbedingte Maßnahme dar, vergleichbar dem Konsum von Fleisch. Milch von Kuh, Schaf oder Ziege wurde wahrscheinlich nur getrunken, wenn das Baby keine Muttermilch bekommen konnte oder wenn den Menschen kaum andere Nahrung zur Verfügung stand.

Wenn die Menschen früher Milch tranken, geschah das nur periodisch, nämlich zu den Zeiten, da die Kuh gerade ihr Kälbchen säugte – also einmal im Jahr eine begrenzte Zeit.

Vor Jahrtausenden fraßen die Kühe reines Gras, das mit Sicherheit nicht von Autoabgasen, saurem Regen und chemischen Mitteln verseucht war. Die Tiere wurden überdies nicht hormonell behandelt. Das Fehlen solcher gesundheitsschädlicher Faktoren spielt eine nicht zu unterschätzende Rolle.

In früheren Epochen wurden die Menschen mit harten Lebensbedingungen konfrontiert und mußten nicht selten ums Überleben kämpfen. Zu welch anderen Zeiten als zu diesen brauchten sie folglich eine hohe Vitalstoffzufuhr?

Der moderne Mensch dagegen fährt heute bequem zur Arbeit, benutzt Aufzug und Rolltreppe, um sich dann für den Rest des Tages in einem „gesunden" Sessel niederzulassen. Er gibt dem Körper keine Chance, die zugeführten Stoffe zu verbrennen. Sein Milchkonsum aber läßt vermuten, daß er viel mehr Eiweiß und Calcium benötigt als seine Vorfahren. Wo bleibt da die Logik? Auch der Schwerarbeiter von heute verbraucht in den seltensten Fällen so viel Energie wie der Urmensch.

Soweit es sich zurückverfolgen läßt, gab es in der Menschheitsgeschichte keine Zeit, in der so viel Milch und Milchprodukte verzehrt wurden, wie dies heute geschieht. Parallel dazu hat es ebenfalls nie einen Zeitabschnitt gegeben, in dem sich die oben beschriebenen Krankheiten in einem derartigen Ausmaß entwickelten. Ist dies ein Zufall?

Dies wäre leicht nachprüfbar – aber offensichtlich haben die Verantwortlichen aus vielerlei Gründen kein Interesse an einer Untersuchung, die die wahren Zusammenhänge aufdecken könnte.

Warum also ein Produkt ersetzen wollen, das Krankheiten verursacht? Damit wir durch einen solchen Ersatz mit neuen Problemen konfrontiert werden? Daß das auf uns zukommen würde, sehen wir beispielsweise an den Konsumenten, die tierische Produkte durch solche aus Soja zu ersetzen versuchen.

Wirtschaft

Seit etwa zehntausend Jahren verzehrt der Mensch Tiermilch – seit er begann, die Tiere zur Bewirtschaftung des Bodens zu nutzen. Zuvor war die Kuh ein wildes Tier. Von diesem Zeitpunkt an wurde sie jedoch auf begrenztem Raum gehalten, gezähmt und konnte so allmählich für die Milchproduktion ausgenutzt werden.

Eine einzige aufklärende Fernsehsendung zu diesem Thema könnte den Verzehr von Milch reduzieren – und damit auch die entsprechenden Krankheiten und die zu ihrer Bekämpfung notwendigen Ausgaben. Diese belaufen sich mittlerweile auf 250 Milliarden DM im Jahr. Ein stolzer Preis für ein Volk, das Wert auf seine Kultur legt, auf eine Eßkultur, die sich heute in eine Krankheitskultur verwandelt hat.

Der Durchschnittsbürger mag sich fragen: Wozu wird eine so große Zahl von Kühen gehalten, wenn wir weder ihre Milch noch ihr Fleisch verzehren dürfen? Mit diesen Produkten verhält es sich wie mit dem Getreide. Es gäbe sowohl viel weniger Kühe als auch viel weniger Getreide, wenn wir nicht beides hochgezüchtet hätten. Die Natur hat auf keinen Fall solche Mengen vorgesehen.

Die Milch ist mittlerweile zu einem gewinnbringenden Erzeugnis degradiert worden. Sie wird von der Milchindustrie als ein „normales" Konsumgut angesehen. Hauptsache, die Produktion und der Absatz florieren. Gleichzeitig wachsen der Milchsee und der Butterberg und die entsprechenden Lagerkosten – für derartige Verschwendungen werden unsere Steuergelder verwendet. In der gleichen Zeit sterben täglich 500 000 Menschen, weil sie nichts zu essen haben.

Die Befürworter haben leichte Hand, die Notwendigkeit eines Produktes anzupreisen, das so viel Sinnenfreude vermittelt. Die geschäftstüchtigen Unternehmer sind erfinderisch genug, diese Erzeugnisse so anzubieten und zu präsentieren, daß man Mühe hat, ihnen zu widerstehen.

Dir sollte es gleichgültig sein, wie sich andere entscheiden, ob sie nun weiterhin Milch verzehren oder nicht, die Hauptsache ist doch, daß Du selbst über Deine Gesundheit bestimmen darfst.

Ethik

Wie ich es später im Kapitel „Vegan-Ernährung" erwähne, wagen wir es aus Mangel an ethischen Gefühlen, in die natürlichen Prozesse einzugreifen. Dieses unverantwortliche Verhalten müssen wir mit der Gesundheit bezahlen. Wenn wir uns eines Besseres besinnen und das Leben der Tiere respektieren, werden sie uns auch nicht mehr schaden.

Wer den Tieren die Freiheit zugesteht, die er sich selbst wünscht, verhält sich ethisch. Zur Freiheit der Kuh gehört, daß sie sich auf der Weide bewegen und so lange ihr Junges säugen kann, wie das Kalb diese Versorgung braucht. Wir lassen sie hingegen in engen Kästen unter unzumutbaren hygienischen Bedingungen dahinvegetieren und unterwerfen sie täglich dem manchmal schmerzhaften Melken. Es ist nicht natürlich, daß ein Mensch ein anderes Lebewesen jahrelang zu künstlicher „Milchproduktion" zwingt. Jeder, der Milchprodukte verzehrt, trägt zu diesem Zustand bei. Dies ist ein unbewußtes unethisches Verhalten.

Erst heute, da der Mensch meint, alles im Griff zu haben, ja die Natur zu beherrschen und zu besitzen, erst heute merkt er, daß ihm das Wesentliche verlorengegangen ist – nämlich seine Gesundheit und das Urwissen, sie zu erhalten beziehungsweise wiederzuerlangen. Aus diesem Grund besinnen sich immer mehr Menschen und stellen ihr Verhalten in Frage. Die uns abhandengekommenen ethischen Gefühle haben uns Plage gebracht. Durch Besinnung auf die ethischen Grundsätze wird die Welt wieder zur Ordnung zurückfinden.

Wer nach diesem Kapitel immer noch meint: „Alles Quatsch, Milch muß sein", hat wahrscheinlich bis heute noch keine Schwierigkeiten, weil er zu denen gehört, deren Körper die Milch noch toleriert. Wie lange dieser Zustand anhält, ist eine andere Sache. So lange sieht man aber meist keinen Grund, sich von der Milch zu trennen. Ich habe für dieses Verhalten schon Verständnis – aber nicht für den Mangel an Offenheit. Jeder kann tun und lassen, was ihm Spaß macht, aber er darf dann später keinen anderen für seine angeschlagene Gesundheit verantwortlich machen. Ich kann nur sagen: Steh zu Deiner Schwäche, aber sei realistisch genug einzusehen, daß Du mit dem Feuer spielst. Milch und vor allem Milchprodukte können durchaus zu den sogenannten Genußmitteln gehören, und es ist verständlich, daß der Mensch sich noch lange wehrt, bis er willig ist, sie wenigstens zum Teil aufzugeben. Warum so viele Kämpfe? Wenn man willig ist, sich diesem Kampf zu stellen und sich seine eigene Schwäche einzugestehen, dann ist jedem zugestanden, allein zu entscheiden, in welchem Tempo er sich von diesem Mittel trennt. Nichts muß von heute auf morgen geschehen. Ich würde sogar sagen, nichts darf von heute auf morgen geschehen.

Getreide

Jeder neue Gedanke muß drei Stadien durchlaufen:
das der Lächerlichkeit,
das des Kampfes
und das der Selbstverständlichkeit.

Schopenhauer

Auch beim Getreide ist es wichtig, daß wir zwischen naturbelassenem und denaturiertem unterscheiden. Naturbelassene Produkte sind frische Körner, die im günstigsten Fall halbreif, unbehandelt gegessen werden, oder die vollreifen, trockenen Körner, die eingeweicht oder gekeimt werden können. Diese sind Bestandteil der Vital-Ernährung, was nicht heißt, daß sie verzehrt werden müssen, sondern je nach Bedarf können sie verzehrt werden. Für einen Anfänger können sie durchaus noch wichtig sein. Erhitztes Getreide ist auf jeden Fall säurebildend, egal ob in ursprünglicher (Vollkorn) oder raffinierter Form (niedrig ausgemahlenes Haushaltsmehl).

Getreide wird als konzentriertes Lebensmittel bezeichnet, weil es kaum Wasser enthält. Allerdings hält denaturiertes Getreide Wasser im Körper zurück. Das ist ein Grund für das Phänomen, daß Vollwertköstler nicht selten aufgedunsene Gesichter haben. Alle Brotesser, egal ob Normal- oder Vollwertköstler, haben schon einmal seine angenehme, fast beruhigende Wirkung erfahren, wenn sie es sehr hungrig zu sich nahmen. Es gibt dieses Sprichwort: „In der Ruhe liegt die Kraft!" Auch aus dieser beruhigenden Wirkung schöpfen wir eine aufputschende Pseudoenergie. Diese Reaktion aber zeigt ein Körper, dessen Funktionen schon längst verfälscht sind und der deshalb falsche Informationen wiedergibt. Wir leben in dem Glauben, daß uns Brot und andere konzentrierte Lebensmittel stark machen – in Wirklichkeit rauben sie uns ab einer bestimmten Menge oft die Kräfte. Da sofort nach dem Verzehr eine aufputschende Wirkung zu spüren ist, sehen wir keinen Zusammenhang mehr zwischen der Brotaufnahme und der sich bis zu zwölf Stunden später zeigenden Müdigkeit. Für diese machen wir die allgemeinen Lebensbedingungen verantwortlich.

Es mag paradox klingen, daß Getreide gleichzeitig einen Reizeffekt haben und müdigkeitsauslösend sein soll. Wir kennen dieses Phänomen aber auch vom Alkohol. Von ihm werden einige Menschen lustig und fidel, manche müde, manche gereizt und wieder andere empfinden verschiedenes zur gleichen Zeit. Darüber hinaus gibt es welche, die durch ihre starke Konstitution keine Auswirkung spüren. Ihr Körper toleriert den Alkohol (noch). Das heißt, der Verbraucher spürt keine Effekte unmittelbar nach dem Verzehr, doch die Schädigung der Zellen und Organe schreitet dennoch fort. Die Krankheit wird auf eine heimtückische Art vorbereitet.

Wer anfängt, sich um seine Gesundheit und vor allem eine gesunde Ernährung zu bemühen, wird schnell belehrt, daß Getreide hierfür nötig sei. Über Obst und Gemüse wird nur am Rande gesprochen.

Wir brauchen keine historischen Bücher um festzustellen, ob die Natur das Getreide für uns als lebenswichtig erachtet hat oder nicht. Chrysostomos schreibt in seinem Buch „So heilst Du Dich von Krebs, AIDS und Suchtkrankheiten" [12]: „Die Urzeitmenschen kannten kein Getreide! Die aßen zwischendurch höchstens mal etwas frischen Grassamen, wie das aus den Eßgewohnheiten freilebender Gorillas zu schließen ist. Die Menschen in einigen früh kultivierten Gegenden der Erde – wie Ägypten und China – begannen erst vor etwa 8 000 Jahren damit, Getreide anzubauen. [...] Getreide ist ein Nahrungsmittel zweiter Klasse. Nicht gut genug für Kranke, die gesund werden wollen!" Ich möchte hinzufügen: und zu schade für diejenigen, die weiterhin gesund bleiben wollen. „Es wächst überwiegend nicht aus unbehandeltem, also ungeschädigtem, in voller Urkraft befindlichem Boden empor, dem seine Bakterien- und Kleinlebewesenflora intakt und ungestört – weil ungepflügt – belassen wurde. Dagegen trägt ein einmal gepflanzter Apfel- oder Kirschbaum, eine Kokos- oder Dattelpalme auch aus nicht bearbeiteter Erde jährlich reichlich Früchte."

Jeder von uns hatte schon einmal die Gelegenheit, auf einem Spaziergang ein paar Körner aus ihren Ährchen herauszupulen. Müßte sich jemand auf diese Weise selbst die Grundlage für sein Brot, Gebäck oder seine Nudeln sammeln, würde er es sich schnell überlegen, ob sein Bedarf hieran wirklich so hoch ist wie immer behauptet wird. Unser Konsumsystem nimmt dem Menschen leider jede Chance, sich mit dieser Realität auseinanderzusetzen. Es raubt ihm seinen gesunden Verstand und er verharrt in der Ignoranz, die die Grundlage seines armseligen Zustandes ist. Wäre die Natur wirklich so grausam, uns gerade das auf eine derartig aufwendige Weise anzubieten, was wir am nötigsten brauchen?

Mit dem Getreide verhält es sich ähnlich wie mit der Milch. Ich könnte mir daher dieses Kapitel fast sparen, aber da beide als die Säulen von Ernährung und Gesundheit dargestellt werden, scheint es mir wichtig, doch auf die einzelnen Punkte einzugehen. Die Menschen haben aus irgendwelchen Gründen begonnen, das Getreide zu verzehren, es zunehmend gezüchtet und schließlich eine Industrie daraus entwickelt. Heute sind uns die Zusammenhänge für die Entstehung des übertriebenen Konsums abhanden gekommen. Unser Organismus hat sich über die Jahrtausende daran gewöhnt, was aber nicht mit angepaßt verwechselt werden darf. Ich meine, daß durch den übertriebenen Verzehr neue Bedürfnisse „gezüchtet" wurden, die biologisch nicht unbedingt lebensnotwendig sind, aber von manchen Wissenschaftlern so dargestellt werden.

Getreide als Kraft- und Nervennahrung?

Was will der Mensch aus dem Getreide gewinnen? Kraft? Dies wäre der gleiche Irrtum, wie er beim Fleisch begangen wird. Die Menschen verwechseln immer wieder den vorübergehenden Gewinn an Pseudo-Energie mit dem hochwertigen kosmischen Energiepotential, das uns kontinuierlich, unabhängig von der Nahrung, d. h. auch dem Fastenden, zur Verfügung steht. Das Getreide ist ein hervorragendes, noch dazu relativ preiswertes und leicht zu verarbeitendes Mittel, das Volk satt zu machen. Wie aber sieht es dann mit der Gesundheit aus? Wie ich schon angesprochen habe, nicht besonders vorteilhaft. Es wird gesagt, der Mensch brauche viele Kohlenhydrate und Vitamin B_1, und da dies in Getreide enthalten ist, sei er eben auf Getreide angewiesen. So einfach ist es aber nicht. Das Gleiche wurde vom Fleisch behauptet, nachdem sein Eiweißreichtum entdeckt war. Später stellte sich jedoch heraus, daß der Mensch nicht nur sehr wohl ohne Fleisch leben kann, sondern ohne dies sogar wesentlich gesünder ist – vorausgesetzt, er ernährt sich ansonsten natürlich.

Ich glaube, auch in dieser Frage macht die Wissenschaft einen großen Fehler, wenn sie nicht zwischen üblicher (also denaturierter) Kost und Rohkost unterscheidet. Ich vermute, daß die hohen Zufuhrempfehlungen auf einem durch die denaturierten Lebensmittel erhöhten Bedarf beruhen. In der Regel wird nur das niedrig ausgemahlene Mehl, oft raffiniertes Mehl genannt, für die mangelhafte Funktion des Kohlenhydratstoffwechsels verantwortlich gemacht, weil durch die Ausmahlung des Getreides die Vitalstoffe entfernt werden – so auch das für den Abbau der Kohlenhydrate wichtige Thiamin. Was aber ist mit einem Vollkornbrot? Kann man davon ausgehen, daß seine Inhaltsstoffe richtig in unserem Körper verstoffwechselt werden? Solange der Teig aus frisch gemahlenem Korn auf dem Küchentisch liegt, sind die Vitamine noch zum größten Teil funktionstüchtig. Was aber passiert, wenn der Teig den Backprozeß durchläuft? Diese äußerst prekäre Frage wird meist ignoriert, da sie das beliebte und bequeme System der Brotversorgung stören würde, außerdem den Brotgenuß und die Brotsucht. Sie ist aber das zentrale Problem, weil auf ihrer falschen Beantwortung so viele Irrtümer beruhen. Erhitzte Vitamine sind teilweise zerstört und können deshalb nicht die qualitativ gleiche Arbeit verrichten wie unerhitzte. So können Kohlenhydrate aus erhitztem Getreide auch nur teilweise verstoffwechselt werden. Die Neben- und Abfallprodukte des unperfekt ablaufenden Abbaus lagern sich in den Gelenken, Arterien und Geweben ein. Diese Depots sind mitschuldig an der Entstehung der ernährungsbedingten Krankheiten. Die Natur liefert meiner Ansicht nach in jedem Produkt auch die Bestandteile mit, die für seine Verstoffwechselung wichtig sind. Wir brauchen bei einer natürlichen Ernährung also keine Zusatzpräparate, vorausgesetzt, sie ist für uns die richtige.

Das Argument: „Aber unsere heutigen Böden und die auf ihnen gewachsenen Lebensmittel sind chemisch behandelt und dementsprechend ärmer als sie es in früherer Zeit waren!" ist richtig, aber das beruht auf unserem modernen Agrarsystem, das den Bauern aufgezwungen wurde. Es ist nicht richtig, leichtfertig auf die Bauern zu schimpfen. Sie sind Opfer der Techniken, von denen ihnen nur die Schokoladenseite präsentiert wurde. Nun müssen wir mit ihnen zusammen die Schattenseite ausbaden. Dies ist also ein politisches Problem, das Du durchaus beeinflussen kannst, und nicht ein Versagen der Natur. Wenn wir auf die menschlichen Erfindungen wie Mühlen und Backöfen verzichten, die uns die Natur schließlich nicht mitgegeben hat, und den größten Teil unserer Nahrung roh verzehren – ich betone: den größten Teil! –, decken wir unseren Bedarf an Vitaminen und Mineralstoffen wie es die Urmenschen taten. Der unnatürlich erhöhte Bedarf wird dann abgesenkt.

Ich selbst zerbreche mir heute nicht mehr den Kopf über das Problem einer ausreichenden Zufuhr. Ich denke, daß ich mit meiner rohen Ernährung sowohl meinen Bedarf an Vitaminen des B-Komplexes als auch den an anderen Vitaminen decke, wenn ich auch nicht unbedingt die Mengen zu mir nehme, die die Wissenschaft vorschreibt. Ich sehe, daß ich nicht unter Mangelerscheinungen leide und darüber hinaus, daß die meisten gesundheitlichen Probleme verschwunden sind, mit denen ich kämpfen mußte, als ich noch rundherum „gut" versorgt war. Das genügt mir.

Daß Thiamin notwendig sei, um die Nervenfunktionen zu unterstützen, scheint mir für den Rohköstler von untergeordnetem Interesse, da die Nerven neben dem Verzehr von tierischen Produkten hauptsächlich durch die hohe Zufuhr von konzentrierten und denaturierten Kohlenhydraten strapaziert werden. – Wenn man kein Feuer anzündet, braucht es auch nicht gelöscht zu werden. Es ist mittlerweile eindeutig belegt, daß denaturierte, kohlenhydratreiche Produkte wie beispielsweise Brot, Nudeln, Reis, Gebäck, aber leider auch des öfteren sogenannte Vollkornerzeugnisse und Industriezucker das Nervensystem angreifen. Wer sich roh ernährt wird bald die Erfahrung machen, daß er gereizter und ungeduldiger reagiert, wenn er ausnahmsweise Brot ißt.

Für die Skeptiker: Dies ist auch bei Kindern beobachtet worden, die sich normalerweise roh ernähren. Die erhöhte Nervosität, die wir Kindern oft vorwerfen, hat nicht nur etwas mit Phosphat, Streß oder gar mit Ungezogenheit zu tun, sondern liegt hauptsächlich an dem immensen Verzehr von denaturierten Kohlenhydraten, vor allem den Zuckern. Die Behauptung „alles nur Einbildung" trifft bestimmt nicht zu, denn die Kinder wissen nichts von unseren Beobachtungen und werden bald wieder wesentlich ruhiger, wenn sie zur Rohkost zurückkehren. Die gesteigerte Aggressivität betrifft auch den Rest der Bevölkerung. Von den Erwachsenen wird sie aber unterdrückt und dann im Straßenverkehr oder in der Partnerschaft ausgelebt. Sogar in der Geschichte finden wir Belege für den eben beschriebenen Einfluß des Getreides. Schon in der Schule haben wir gelernt, die Römer seien dank ihrer Getreideernährung so gute Krieger gewesen. Mir scheint, daß das nicht nur auf die ausreichende Energieversorgung zurückzuführen war, sondern eben vor allem auch auf die verstärkte Bildung von Aggression. Ist der Krieg nicht deren reinste Form?

Die etablierte Wissenschaft preist die Vitamine B_1 und B_{12} als nervenberuhigend an. Allein diese Aussage vermittelt den Eindruck, wir kämen alle mit einem instabilen Nervensystem zur Welt. Nervenkranken wird dann empfohlen, viel Getreide für eine ausreichende B_1-Versorgung und tierische Produkte für die B_{12}-Zufuhr zu sich zu nehmen. Dies soll angeblich die Störung aufheben. Ich denke, daß auch dies ein Teufelskreis ist, denn genau diese Probleme greifen bei Rohköstlern oder Vegetariern, die quasi als Indikatoren wirken, das Nervensystem an. So zeigt auch die Erfahrung, daß die Kranken erst zur Ruhe finden, wenn sie genau diese beiden Komponenten nach und nach aus ihrer Nahrung eliminieren und irgendwann ohne sie leben. Ich möchte aber noch einmal betonen, daß es auch hier zur gegenteiligen Wirkung führen kann, wenn beide Produktarten radikal abgesetzt werden. Wer sich ein bis zwei Jahre Zeit läßt für den allmählichen Verzicht, wird später als reiner Rohköstler keine großen Probleme mehr haben hinsichtlich eines B_{12}-Mangels bzw. seinen Auswirkungen.

Ein weiterer Punkt, der mich das Getreide mit Skepsis betrachten läßt, ist die Tatsache, daß es eine essentielle Rolle bei der Entstehung der Bechterew'schen Krankheit zu spielen scheint. Allein in Deutschland sind bereits 60 000 Menschen davon befallen. Dr. Ebringer, Immunologe am Middlersex Hospital in London, half bereits 200 Patienten, bei denen Medikamente keine Wirkung zeigten, auf höchst einfache Weise: Er strich bestimmte Nahrungsmittel vom Speiseplan, nämlich Brot, Reis, Nudeln und Kartoffeln. „Meine Gelenke fühlen sich wie geölt an!", so einer der Patienten. Ebringer hatte entdeckt, daß sich bei übermäßigem Genuß von konzentrierten Kohlenhydratträgern (wer will schon wissen, was bei denaturierten Produkten normal und was übermäßig ist) im Darm des Menschen ein bestimmtes Bakterium der Gattung Klebsiella sehr vermehrt. Hiergegen bildet die Immunabwehr Antikörper. Diese Antikörper greifen dann fälschlicherweise auch bestimmte Gewebszellen an, die dem Bakterium Klebsiella ähneln und bei fast allen Bechterew-Kranken vorkommen. Dieser Gewebeabbau führt zu heftigen Schmerzen, später zu Gelenk- und Wirbelschäden.

Es gibt noch unzählige weitere Gründe, warum wir auf denaturiertes Getreide weitgehends, und ich betone, auch auf Vollkorn, verzichten und es auch in seiner rohen Form nur begrenzt zu uns nehmen sollten. Helmut Wandmaker hat dies in seinem Buch „Willst Du gesund sein? Vergiß den Kochtopf" [13] ausführlich dargelegt, Arnold Ehret beschäftigt sich damit in „Die schleimfreie Heilkost" [3].

So sind unter anderem folgende Nebeneffekte des denaturierten Getreides (sowohl Vollkorn als auch Auszugsprodukte) festzustellen: Verschleimung der Bronchien, Infektanfälligkeit, Augenreizung, Rheuma, Gicht, Halsschmerzen und Scheidenentzündungen, die oft verschwiegen werden, aber bei häufig betroffenen Frauen fast zu Angstneurosen führen können. Wer hätte geglaubt, daß bei der Bekämpfung dieser Pilze, mit denen kaum ein Arzt fertig wird, die Lösung im Verzicht auf bestimmte Lebensmittel liegt? Wie bereits bei den tierischen Lebensmitteln erwähnt, hat auch das Getreide einen negativen Einfluß auf die sexuelle Funktion (erhöhter sexueller Trieb). So ist unter anderem der zunehmende Verfall und die steigende sexuelle Gewalt bei den zivilisierten Völkern erklärbar. Der Leser kann sich vorstellen, wie friedlich die Welt wäre, wenn wir uns alle vital ernähren könnten und würden. Nicht von ungefähr sage ich, daß der Weltfrieden mit unserer persönlichen Umwandlung bei den „kleinen Dingen" beginnen sollte, bevor wir auf die Barrikaden gehen.

Ob wir nun gar kein Getreide mehr zu uns nehmen sollten? Das ist eine heikle Frage. Ich weiß selbst nur zu gut, wie sehr der Mensch daran hängt. Die meisten Rohköstler leiden auch noch Jahre nach ihrer Umstellung unter der „Brot- und Kartoffelsucht". Die Kohlenhydratprodukte haben eine nicht zu unterschätzende Stellung als Ersatzbefriedigung in unserem Leben eingenommen. Wenn diese Produkte radikal abgesetzt werden, entsteht im allgemeinen mehr als nur ein physiologischer Mangel. Viele Rohköstler berichten von regelrechten Freßattacken, die sie früher als „Normalköstler" in dieser Form nicht kannten und am besten mit Brot stillen konnten. Eigentlich wollten sie nur mal wieder „ein harmloses Scheibchen Brot" probieren, doch es verlangte dann eine enorme Energie, nicht den halben Laib zu verdrücken. Dies ist die Rückseite der Medaille, die kaum ein Rohkost-Propagandist anspricht, weil die meisten sie lieber ignorieren oder fälschlicherweise als Ausnahme ansehen. Diese Freßattacken treten gelegentlich sogar bei Menschen auf, die seit zehn Jahren Rohkost praktizieren. Da ich mit meinen Seminarteilnehmern einen sehr vertraulichen Umgang pflege, bekomme ich auch ein entsprechend ehrliches Echo. Auf diese Tatsachenberichte können die oben erwähnten Propagandisten gar nicht stoßen, da sich die Betroffenen von vornherein von ihnen eingeschüchtert fühlen und ihre Schwäche verschweigen.

Wer sich auf die einseitige, ideale Darstellung der Rohkost-Ernährung verläßt und dann ungewarnt in eine Freßattacke gerät, fühlt sich verloren und minderwertig, weil er meint, versagt zu haben. Er denkt, nur ihm passiere so etwas und weiß nicht, daß es neunzig Prozent der Rohköstler so geht. Viele Menschen entdecken erst dann, daß sie eßsüchtig sind. Hiervor schützt weder die Rohkost noch sonstige Kost, am sichersten noch eine langsame und behutsame Umstellung der Ernährungsweise. Man sieht ja, wie viele Gesundheitsapostel dem Vollkorndogma verfallen, sich neben dem Genuß von Frischkornbrei in der neuen Kunst des Backens üben. Mit dem fast täglich frischen Backwerk glauben sie, alle früheren Sünden des Weißbrotverzehrs tilgen zu können. So essen sie mit einem Mal viel mehr Brot als früher, erstens weil es „so gesund" ist, zweitens weil es so gut schmeckt und drittens weil das Vollkornbrot noch süchtiger macht, als das Brot aus Auszugsmehl. Auf die Dauer kann kaum jemand ohne Schaden so viel frisches Brot verzehren, das heißt, sie kommen vom Regen in die Traufe. Spätestens wenn sich eine Fettsucht anbahnt, merken diese Menschen, daß sie ihren Instinkt überlistet haben und nur noch mit Disziplin ihr früheres Gewicht erreichen können.

Brot, Nudeln, Reis usw. betrachte ich als Suchtauslöser ersten Ranges. Allerdings ist die Sucht um so schlimmer, wenn sie einen Menschen trifft, der Rohkost als Zwang empfindet. Hier melden sich jetzt bestimmt viele Anti-Rohköstler zu Wort und meinen: „Seht Ihr, es kann ja dann wohl nicht die Lösung sein, auf Brot zu verzichten." Wenn sie einen plötzlichen, radikalen Verzicht meinen, gebe ich ihnen recht. Wenn aber ein Mensch nach einer langsamen, jahrelangen Umstellung ohne konzentrierte Kohlenhydrat-, Fett- oder Eiweißprodukte auskommt, tut er nichts anderes als ein trockener Alkoholiker. Beide träumen vielleicht ab und zu von ihrem Suchtstoff, wer nachgibt, muß nach dem Prinzip von Ursache und Wirkung die meist schmerzhaften Folgen selbst tragen.

Im Falle einer Freßattacke auf Kohlenhydrate halte ich immer noch die Kartoffel für am unschädlichsten, möglichst in gedämpfter Form. Aus dem Kapitel Milch und Getreide sollte der Leser hauptsächlich folgendes behalten: Beide Produkte sind keine Urnahrung, aber sie haben Hunderte von Jahren unser Überleben erlaubt. Sie haben dabei eine gewisse Abhängigkeit erzeugt und gehören nun zum modernen Menschen. Wichtig wäre also, ganz bewußt mit dem Verzehr von Milch und Getreide umzugehen, wenn man den Eindruck hat, man könne auf diese Produkte nicht verzichten.

Brauchen wir den Frischkornbrei?

Die Vollwerternährung legt großen Wert auf Vollkornprodukte und ganz besonders auf die tägliche Aufnahme von Frischkornbrei, weil mittlerweile bekannt ist, daß erhitzte Vollkornprodukte keine unversehrten Vitalstoffe mehr liefern können.

Wenn man den Frischkornbrei mit den vielen Phantasieprodukten aus dem Supermarkt vergleicht, ist der Brei akzeptabler. Hier geht es jedoch nicht um den Wert für den konventionellen Esser oder den Vollwertköstler, sondern um die Frage, ob der Frischkornbrei auch für den Rohköstler seinen Wert behält.

Wir müssen unterscheiden zwischen gesundheitsfördernden und von der Vital-Ernährung geduldeten Produkten. Viele Menschen vertragen überhaupt keinen Frischkornbrei. In den letzten Jahren haben mich Hunderte von Berichten erreicht, die dies bezeugen. Nach einer anfänglichen Besserung des Gesundheitszustandes stellten sich dann Probleme ein wie Blähungen, Koliken, Durchfall, Hautreaktionen usw. Diese Reaktionen kommen allerdings, wie der Heilpraktiker und Ernährungstherapeut Wolfgang Spiller in seinem Buch „Neurodermitis" [14] angibt, bei gekeimtem Getreide nur selten vor. Da Blähungen meist auf der schlechten Zusammensetzung beruhen, finden die Betroffenen in der Regel Ruhe, wenn sie wie die meisten Tiere „mono" essen, also jede Mischung vermeiden. Dies wird aber verschwiegen. Ob ein Frischkornbrei nur aus eingeweichten Körnern ebenfalls so hoch im Kurs stehen würde, ist zu bezweifeln. Er wäre mit Spaghetti ohne Soße vergleichbar.

Ein sogenannter „gesunder" Mensch muß nicht unbedingt diese Erfahrungen machen. Die meisten Menschen stellen aber ihre Ernährung um, gerade weil sie nicht gesund sind und nicht selten unter Störungen des Magen-Darm-Traktes leiden. Sie werden dann bei Umstellungsschwierigkeiten damit getröstet, daß das alles eine Frage der Anpassung, also der Zeit sei. Viele harren dann geduldig jahrelang aus in der Hoffnung, ihren Leib an das Vollkorn zu gewöhnen, um dann letzten

Endes festzustellen, daß sie noch kränker sind als früher. Was dem einen hilft, kann für den anderen geradezu schädlich sein.

Es ist vorteilhaft, immer nur eine Getreidesorte zu verwenden und auch sonst möglichst nicht zu vermischen. Statt des hochgezüchteten Weizens ist es besser, Dinkel zu verwenden, da dieser im Gegensatz zu dem hochgezüchteten Weizen das natürliche Urgetreide ist. Milchprodukte inklusive Sahne sind als Mischbeilage auf jeden Fall zu vermeiden. Der Mensch unterliegt immer wieder dem Irrtum und meint, er müßte möglichst viele verschiedene Produkte auf einmal zu sich nehmen, um sich etwas Gutes zu tun. Das Gegenteil ist der Fall. Diese Theorie beruht auf wissenschaftlichen Argumenten, die die Erfahrungswissenschaft nicht bestätigen kann. Der Körper und damit der Mensch lebt nicht von dem, was er ißt, sondern von dem, was er verwerten kann. Ein Gemisch ist immer schwieriger zu verdauen als ein einzelnes Produkt. Wer sich genau beobachtet und meine Aussagen überprüft, wird wie ich zu dem Schluß kommen: In der Einfachheit liegt die Wahrheit!

Erschrick jetzt nicht, weil Du Dich seit Deiner Geburt mit Getreideprodukten aller Art ernährt hast. Das haben wir alle getan. Wir verstoßen täglich mehrmals gegen die Naturgesetze in fast allen Bereichen unseres Alltags. Wichtig ist, daß Du den ersten Schritt zur Veränderung machst, genau wie bei den Milchprodukten Deinen Konsum um mindestens 50 Prozent reduzierst und dann ganz langsam immer mehr wegläßt. Keiner stirbt auf der Stelle daran, daß er Wein trinkt oder raucht, aber wir sammeln fleißig in uns ein ständig wachsendes Potential giftiger Substanzen, die der Körper nicht sauber verstoffwechseln kann. Wir werden verschleimt, vergiftet, und die Folgen zeigen sich irgendwann in Form von Krankheiten oder eines frühen Todes. Alle Alterserscheinungen sind nichts anderes als das Resultat angesammelter Toxine. Das Ansammeln braucht Zeit, so daß die meisten Menschen erst in hohem Alter Schwierigkeiten bekommen. Wer allerdings von Geburt an durch seine Erbmasse stark belastet ist, kann sogar als Baby sogenannte Alterskrankheiten erleiden. Die Diagnose „Alterskrankheit" oder „Abnutzung" sind lediglich bequeme Umschreibungen für eine Unfähigkeit, ursächlich durch Einflußnahme auf Verhalten und Lebensführung einen verhängnisvollen Prozeß aufzuhalten.

Zwei zentrale Dramen machen es uns schwer, die Verzehrmengen zu reduzieren.

Erstens sind unsere Essensmengen gerade durch den Getreideverzehr so groß geworden, daß sich Magen und Dünndarm erweitert oder gedehnt haben und gewohnt sind, immer bis zur äußersten Belastungsgrenze zu arbeiten. Falls Du Dich demnächst untersuchen läßt, bitte den Arzt festzustellen, wo genau Dein Querdarm liegt. Ist er bereits in Nabelhöhe zu tasten oder gar noch tiefer, dann ist er bereits erschlafft und nicht mehr voll funktionstüchtig.

Wir leben mit der Vorstellung, Essen mache stark. Dies ist ein Irrtum. Essen versorgt uns mit lebensnotwendigen Stoffen und im günstigsten Fall erhält es uns die Energie, die wir aus anderweitigen Quellen empfangen (Kosmos), vorausgesetzt, wir verhalten uns weise wie die Tiere und essen nur so viel, wie wir benötigen. Das ist auch wichtig, wenn es sich um das Beste vom Besten handelt. Wir verwechseln so oft Kalorien und feinstoffliche Energie! Wenn wir mit unserer schwer verdaulichen Nahrung Probleme bekommen, liegt das nicht an unserem unzureichenden Stoffwechselsystem, wie uns die Mediziner so oft glauben machen wollen, sondern daran, daß wir ihm zerstörte Elemente liefern, die der Körper nicht identifizieren kann. Diese zerstören die Funktionsfähigkeit des Immunsystems. Rohe Kost ist leichter verdaulich, allerdings ohne Einschränkungen nur für Gesunde. Sie gibt zwar nur wenig Energie, aber verbraucht auch nur wenig für die Verdauung, genau so viel, wie die Natur für den Energiehaushalt einkalkuliert hat. Deutlich wird dies gerade beim Fasten. In dieser Zeit hat der Mensch viel mehr Energie zur Verfügung und ist viel aktiver, als wenn er normal ißt.

Als Abschluß möchte ich Dich darauf aufmerksam machen, daß erhitztes Getreide stark übersäuernd wirkt. Du kannst selber feststellen, ob Dein Gewebe übersäuert ist. Je mehr saure Stoffwechselprodukte im Gewebe lagern, um so schmerzhafter verspürst Du einen festen Griff in die Muskulatur des Rückens oder der Oberschenkel.

Die denaturierte Nahrung aktiviert immer wieder unser Lustzentrum. Der Impuls für „Genuß um jeden Preis" ist gegeben und es fällt den Menschen um so schwerer, sich zu mäßigen. Dies zu schaffen ist die echte Kunst.

Mit „weniger essen" löst der Mensch mehr als die Hälfte seiner ernährungsbedingten Krankheiten.

J. Peiter

Qualität statt Quantität

Der heutige Mensch wird durch die moderne Landwirtschaft in bezug auf die Qualität der Lebensmittel nur unzureichend versorgt. Gleichzeitig produziert man in solch großen Mengen, daß der Steuerzahler für die Bezahlung der Lagerkosten herangezogen werden muß. Zusätzlich liest man immer wieder von Obst- und Gemüsevernichtungsaktionen. Die Europäische Gemeinschaft hat sich in eine Agrarpolitik verstrickt, die sowohl die Bauern als auch die Verbraucher in Abhängigkeit hält. Sie will die Agrarpreise schützen und stabilisieren, hat dadurch aber eine enorme Überproduktion gefördert. Die für die Lagerung der überschüssigen Lebensmittel nötigen Geldmittel könnten sinnvoller dazu verwendet werden, das konventionelle, auf dem Verbrauch erheblicher Mengen von Chemikalien beruhende Agrarsystem auf ein biologisch-dynamisches System umzustellen.

Der Einsatz von Kunstdünger und die chemische Behandlung unserer Nahrungsmittel bringen zwei enorme Nachteile mit sich:

1) Den Mangel an wichtigen Vitalstoffen, zu denen beispielsweise Magnesium, Zink und Selen zählen.

2) Den Zwangkonsum fremder Elemente (chemische Rückstände), die kaum abbaubar sind und sich im Laufe der Zeit in unserem Körper ansammeln.

Dazu kommt die Bestrahlung einiger Lebensmittel, die sie in ihrem Gehalt armseliger und für den Verbraucher gefährlicher als je zuvor macht. Die biologische Erzeugung von Nahrungsmitteln muß eine Selbstverständlichkeit werden. Sie würde erheblich zur Verminderung von Krankheiten (speziell von Allergien) und der Umweltbelastung (Gewässer, Boden) beitragen.

In diesem Zusammenhang stellt sich die grundlegende Frage, ob ein Rohköstler durch den ausschließlichen Verzehr lebendiger Lebensmittel in stärkerem Maße von chemischen Stoffen bedroht ist als ein Verbraucher, der sich der herkömmlichen Ernährungsweise bedient. Dazu müssen wir wissen, daß alle Stoffe chemische Substanzen sind. Heute jedoch stellen wir uns unter dem Begriff „Chemie" die Stoffe vor, die von der chemischen Industrie produziert werden.

Ich benutze den Begriff „chemische Stoffe" im folgenden für alle Stoffe und Produkte, die in dieser Form nicht in der Natur vorkommen. Dazu gehören Substanzen, die durch Destrukturieren, das heißt Denaturieren der Nahrungsinhaltsstoffe beim Kochprozeß entstehen, aber auch die keineswegs harmlosen Gifte, die täglich tonnenweise auf unsere Lebensmittel gespritzt werden. Der jährliche Gesamtverbrauch an Pflanzenschutzmitteln liegt in der Bundesrepublik bei etwa 31 000 Tonnen.

Welche der beiden hier in groben Zügen beschriebenen chemischen Stoffarten sind die gefährlicheren? Die von der chemischen Industrie produzierten Substanzen oder die Stoffe, die nach einer Umstrukturierung aufgrund von Hitzezufuhr neue chemische Verbindungen darstellen?

Beide Gruppen sind, das zeigt die Erfahrung, in ihrer Gefährlichkeit nicht vergleichbar. Das beste biologisch entstandene Produkt trägt keine Lebensenergie mehr in sich, sobald es in eine Bratpfanne, in einen Kochtopf oder Ofen gelangt. Dagegen ist es bereits vielen Menschen gelungen, trotz der Pestizide und anderer Chemikalien, die Früchte und Gemüse enthalten, ihre Krankheiten mit Hilfe dieser rohen Lebensmittel zu heilen. In dem Sanatorium von Guy Claude Burger in der Nähe von Paris stammte zu meiner Zeit nur ein relativ geringer Teil der Nahrungsmittel aus biologisch-dynamischem Anbau. Dennoch sind manche von der Schulmedizin längst aufgegebene Patienten genesen. Das heißt jetzt aber nicht, daß ich chemisch behandelte Produkte empfehle! Wir können aber nicht auf perfekte Bedingungen warten, um zu handeln.

Wir dürfen eines nicht vergessen: alle pflanzliche Nahrung entstammt unseren Böden. Gleichgültig, ob wir uns aus der Tiefkühltruhe oder aus der Dose bedienen, ob wir Fertiggerichte oder Trockenobst essen – jedes verarbeitete Produkt ist einst genauso behandelt worden wie die naturbelassenen Lebensmittel. Keine Verarbeitungsform in Küchen oder Fabriken kann die chemischen Stoffe vernichten, mit denen die Pflanze behandelt wurde. Eher entstehen durch Hitzebehandlung neue Verbindungen, die den Schadstoffgehalt potenzieren.

Damit will ich sagen: Wer meint, er könne den schädlichen Substanzen entgehen, indem er keine frischen und rohen Produkte zu sich nimmt, der irrt gewaltig. Die unangetastete Lebensenergie der lebendigen Nahrung ist die beste Voraussetzung dafür, unseren Organismus funktionsfähig zu machen und gesund zu erhalten. Es ist auch irrsinnig zu glauben, man entkäme den chemischen Rückständen aus den konventionell angebauten pflanzlichen Lebensmitteln, wenn man statt dessen tierische Produkte verzehrt. Auch die Tiere haben ihr Leben lang „Chemie" gefressen, darüber hinaus werden sie medikamentös und hormonell hochgezüchtet.

Das Entscheidende bei einem Lebensmittel ist also sein ursprünglicher Zustand beim Verzehr. Wenn wir die Möglichkeit haben, Produkte aus biologischem Anbau zu erwerben, und diese dann in lebendiger Form essen – um so besser. Aber was nützt alle biologische Erzeugung, wenn die hochwertigen Produkte hinterher durch das Erhitzen praktisch wertlos gemacht werden?

Roh zu essen heißt rein zu essen. Diesen Wunsch haben bis jetzt nur relativ wenige Menschen. Doch auch die, die eine reine Nahrung beziehungsweise einen reinen Körper anstreben, setzen noch lange nicht dieses Vorhaben in die Tat um. Viele Menschen sind so stark in der Abhängigkeit von giftigen und aufputschenden Mitteln gefangen, daß sie kaum in der Lage sind, die Zusammenhänge zu erkennen und davon loszukommen.

Den Menschen, die sich mit Vital-Nahrung ernähren möchten, sollte bewußt sein, daß es niemals einen Mangel an Rohkost geben wird. Das gilt auch für den Fall, daß sich plötzlich die Hälfte der Menschheit von Rohkost ernähren will. Der deutsche Rohkost-Pionier Walter Sommer meinte, eine Fläche von der Größe Bayerns würde ausreichen, um die gesamte Bundesrepublik mit lebendigen Lebensmitteln zu versorgen. Was wäre leichter, als die vielen Getreidefelder, auf denen auch Futtergetreide erzeugt wird, durch den Anbau anderer Produkte sinnvoll zu nutzen?

Wir leben in einer Welt, die uns Komfort, Wohlstand und gar Überfluß bietet, doch wir zahlen dafür einen hohen Pries. Der Materialismus entzieht unserem Planeten viele lebenswichtige Grundstoffe. In immer stärkerem Maße werden Naturflächen mit Beton oder Asphalt versiegelt. Was macht das schon, das bißchen Autobahn, heißt es beschwichtigend. Daran wird die Erde nicht sterben. Sie wird daran vielleicht nicht zugrunde gehen, aber sie wird auf diese zerstörerischen Angriffe reagieren. Welcher Form diese Reaktion eines Tages sein wird, wissen wir heute noch nicht.

So haben auch Menschen vor einhundert Jahren gesprochen, als einige begannen, raffinierten Zucker und Weißmehlprodukte zu verzehren. Das bißchen – was macht das schon? Heute ist diese angeblich so geringfügige Menge über Jahrzehnte und Generationen angesammelter Gifte einer der Verursacher vieler Unverträglichkeitserscheinungen, die im extremsten Fall „Krebs" genannt werden.

Die Art, in der wir mit der Erde umgegangen sind und wider besseres Wissen immer noch umgehen, zwingt uns dazu, Maßnahmen zur Wiederherstellung des ökologischen Systems zu ergreifen. Der Münchner Biochemiker, Umweltfachmann, Ökologe und Bestsellerautor Frederic Vester drückt das in der Frage aus, warum wir nicht von einer Firma lernen sollen, die seit vier Milliarden Jahren nie Pleite gemacht hat? Er charakterisiert die Erde als ein einziges Vorbild an Technologie und Management, eine Superfirma.

Es mag sein, daß der riesige Kosmos auf die Zerstörung unseres kleinen Planeten für uns nicht wahrnehmbar reagiert. Der Planet aber als eine Art Zelle des Kosmos selbst leidet unter der Anwesenheit des kranken Menschen, so wie der Mensch an seinen kranken Zellen leidet, und die Zelle als bewußte Wesenheit ebenfalls leidet – an den vom Menschen zugefügten Zerstörungen.

Der Mensch ist es, der pausenlos alles um sich herum zerstört. Zuerst seine Umwelt (einschließlich der Tier- und Pflanzenwelt) – und damit letzten Endes auch sich selbst. Er tut dies alles im Namen des Fortschritts. Doch eines Tages wird ihm die Rechnung präsentiert werden. Es ist schon merkwürdig, daß ausgerechnet das Wesen, welches in der Lage ist, durch seine Intelligenz verblüffende Erfindungen und Entdeckungen zu machen, gleichzeitig nicht intelligent genug zu sein scheint, die schwerwiegenden Folgen seiner Entdeckungen zu kalkulieren. Erschwerend wirkt sich das Ego des Menschen aus, das noch nie in der Geschichte so ausgeprägt war wie heute. Das Ego verleitet ihn dazu, Pläne auszuarbeiten, deren Opfer er selbst und seine Nachkommen werden. Getreu dem Motto: nach mir die Sintflut.

Die Gleichgültigkeit der heutigen Menschen birgt das Risiko, die gesamte Menschheit samt ihrem Planeten zu vernichten. Die Frage, die junge Menschen wegen der Nazi-Herrschaft und des zweiten Weltkrieges ihren Eltern und Großeltern stellen: „Wie habt Ihr das nur zulassen können?" Diese Frage, lieber Leser, werden in ein paar Jahren unsere Kinder und Enkel an uns richten. Können wir dann auch sagen: „Wir wußten von nichts?"

Die Milliarden, die beispielsweise in Rüstungsprojekte, in aussichtslose medizinische Krebs- und AIDS-Forschung investiert werden, und die Abschaffung der Zinspolitik[15] könnten längst dazu dienen, eine Welt aufzubauen, in der niemand betteln oder hungern müßte, in der die Güter nach Bedarf verteilt wären, in der die Medizin menschlich und die Landwirtschaft natürlich wäre. Eine Welt, in der wir uns endlich würdig und menschengerecht ernähren könnten. Die Technik muß man nicht verteufeln – man muß sie nur sinnvoll und gezielt nutzen. Wie oft frage ich mich, wie es möglich sein kann, daß Menschen erfinderisch genug sind, um auf den Mond zu fliegen, aber nicht der Hungersnot auf der Erde Herr zu werden.

Die Kernfrage lautet wie immer: Ist ein solches Konzept gewinnbringend? Es kommt darauf an, was wir für wichtiger halten: über ein ansehnliches Bankkonto zu verfügen und auf dem Weg dazu häufig krank zu werden – oder aber gesund zu sein, ohne allzuviel Besitz, dafür aber Zeit zum Leben zu haben? Ein erfülltes, gesundes Leben – ist das nicht der größte Gewinn, nach dem wir streben sollten?

In diesem Zusammenhang möchte ich ein Beispiel anführen. Hauptnahrungsmittel beziehungsweise häufig das einzige Nahrungsmittel in Asien ist der Reis. Man muß sich fragen, wohin diese Entwicklung führt, wenn man – wie Professor Arnold Ehret immer wieder betont – davon ausgeht, daß Reis und Getreide den Körper des Menschen verschleimen. Doch es bräuchte auch kein Asiate zu hungern, wenn sie ihre eigenen Früchte und Gemüse essen würden, die dort in ausreichendem Maße vorhanden sind. Früchte- und Gemüseplantagen anzulegen ist wesentlich einfacher als Reis anzubauen, und würde bei ihnen auch die Krankheiten zurückgehen lassen.

Mag sein, daß man einwendet, ich stellte das Problem der biologischen Versorgung vereinfacht dar. Ich jedenfalls bin davon überzeugt, daß die Lebensmittel bei vegetarischer Ernährungsweise für alle Menschen ausreichen werden, wenn wir nur zur Disziplin bereit wären. Man darf auch nicht vergessen, daß sich die verzehrte Menge an rohen Lebensmitteln von Jahr zu Jahr reduzieren würde. Die von der Bevölkerung verzehrten Massen von Lebensmitteln sind anerzogene Mengen und haben mit den reellen Bedürfnissen des Körpers nichts zu tun. Wir haben unsere Organe seit der Kindheit zur Anpassung an riesige Mengen von Nahrungsmitteln gezwungen, die sie gar nicht benötigen. Deshalb leiden wir auch zu Beginn einer Ernährungsumstellung auf Rohkost mehr oder weniger unter Pseudo-Hungergefühlen. Unser bisheriges unvernünftiges Verhalten ist die Ursache dafür – nicht die Vital-Ernährung. Wer unter Hungergefühlen leidet, sollte wesentlich mehr Gemüse als Früchte essen und die Nahrung vor allem lange und sorgfältig zerkauen und einspeicheln. Wenig helfen wird dies allerdings bei Eßsüchtigen, denn die Ursachen liegen hierbei eindeutig im seelischen Bereich und werden später besprochen.

Die Vegan-Ernährung

Die Fragwürdigkeit von Traditionen

Der Mensch hat einen ausgeprägten Hang zu Traditionen, ja, er ist sogar stolz darauf, uralte Sitten und Gebräuche zu pflegen, die heute überhaupt keinen Sinn mehr ergeben, die ihm gar zur Bürde geworden sind.

Traditionen haben auf dem Gebiet der Ernährung einen fest verankerten Platz. Gerne wird beispielsweise auf Gesundheitsratschläge aus den Schatzkästchen der chinesischen oder tibetischen Kultur zurückgegriffen. Es wird den Menschen suggeriert, daß das, was einer 5 000 Jahre alten medizinischen Tradition entspringt, auch für die heutige Zeit das Richtige sei. Wenn das Alter einer Methode die beste Garantie für ihre Güte und Wirksamkeit ist, sollten wir besser gleich bis zur Entwicklung der Menschheit und der damaligen Ernährungsweise (Rohkost) zurückgehen. Eine medizinische Tradition kann nur entstanden sein, als eine entsprechende Notwendigkeit durch die Entstehung neuer Leiden, welche die Menschen bereits damals durch ihr Fehlverhalten selbst verursachten. Nun haben problemunbelastete, glückliche Ur-Völker keine Geschichte im Sinne von niedergeschriebenen Berichten. Deshalb ist es schwierig, Tatsachen aus dieser Zeit zu belegen.

Es wird immer gesagt: Früher waren die Menschen Jäger und Fleischesser. Was heißt „früher"? Wenn man sich schon auf die Vergangenheit berufen will, sollte man noch weiter zurückgehen, nämlich bis in die Zeit, da sich der Mensch noch nicht des Feuers und der damit verbundenen neuen Möglichkeiten bediente [16].

Ich denke, daß der Mensch irgendwann durch bestimmte Umstände zum Fleischverzehr gezwungen wurde, um zu überleben. Man stelle sich nur diesen wahnsinnigen Kampf eines Menschen vor, der vor lauter Appetit auf Fleisch den Mut aufbringt, einen Büffel zu steinigen und zu fangen – und der seine Beute dann zerlegt, um das Fleisch des Büffels in rohem Zustand zu verzehren. Hätte sich der Mensch jemals ohne besonderen Grund auf eine derart widerliche, außerdem gefährliche und komplizierte Art ernährt? Wäre er wirklich achtlos an Obst und Gemüse vorübergegangen, die ihm die Natur bot, hätte er sich weder von den verlockenden Farben noch dem Duft der Früchte beeinflussen lassen?

Ich erinnere mich sinngemäß an Worte aus dem „Yoga der Ernährung" [17] von Omraam Mikhaël Aïvanhov: „Die Wahl, die Menschen für ihre Nahrung treffen, ist sehr aufschlußreich. Wenn Du wissen möchtest, welche Auswirkung die Nahrung auf ein Lebewesen hat, gehe in den zoologischen Garten und beobachte die Tiere. Das ist die beste Information, die wir bekommen können. Du wirst sehen, daß die furchterregenden Tiere genau die Fleischfresser sind, während die Pflanzenfresser viel friedlicher sind."

Kehren wir nun zur Realität des Alltags zurück. Der Mensch müßte normalerweise in der Lage sein, sich selbst die Nahrung zu beschaffen, die er zur Erhaltung seiner Gesundheit benötigt. Relativ einfach ist das bei Früchten, schwieriger wird das schon bei Gemüse, denn er muß die entsprechenden Pflanzen aussäen oder setzen, ihre Anzucht fördern und überwachen und sie schließlich ernten. Im Falle von Getreide wird es noch komplizierter und zeitaufwendiger. Wie aber verhält es sich bei tierischer Nahrung, bei Hühnern, Schweinen oder Rindern? Ist er in der Lage, die Tiere zu schlachten und auszunehmen?

Von mir direkt angesprochene Personen antworteten auf die Frage: „Hätten Sie das Tier, von dem Sie gerade essen, selbst töten können?" nur in den wenigsten Fällen, daß sie dies fertiggebracht hätten. Sehr spontan und fröhlich klangen diese Aussagen nicht gerade. Bei allen anderen Befragten war die Antwort ein eindeutiges Nein, sie trauten sich das Schlachten der Tiere nicht zu. Nachdem sie mit dieser Frage konfrontiert worden waren, äußerten sich acht Personen dahingehend, daß sie dem Verzehr von Fleisch langsam entsagen wollten.

Eines steht fest: Der heutige Mensch mag zum Teil degeneriert sein, doch derjenige, der sich besinnt und anfängt, bewußt zu leben, wird eines Tages immer weniger Tiere töten oder töten lassen. Dies entspricht nicht mehr seiner fortgeschritteneren Wesenheit, die früher – im harten Kampf ums Überleben – vielleicht einmal eine entsprechende Motivation mit einbezog. Heute, da die Nahrung im Überfluß zur Verfügung steht, sind ein solcher Antrieb und eine solche Motivation nicht mehr vorhanden.

Jeder, der den Fleischkonsum einschränken beziehungsweise aufgeben möchte, sollte ein paar Tage lang in einem Schlachthof oder einer Metzgerei aushelfen. Der Appetit würde ihm in den meisten Fällen von allein vergehen.

Das heißt nicht, daß ich diejenigen, die noch ein Bedürfnis nach Fleisch verspüren, kritisiere. Ich möchte ihnen nur ins Bewußtsein rufen, daß ihr Verhalten nicht unbedingt natürlich ist. Trotz meiner festverankerten ethischen Grundsätze sage ich immer: Lieber eine Weile noch ein Stück Fleisch mit Freude verzehren, als den Konsum abrupt beenden, wenn die nötige Einstellung eigentlich noch nicht da ist, der Betreffende dann freudlos in seinem Rohkostteller herumstochert und womöglich aus Frustration riesige Mengen an Milchprodukten verzehrt. (Leidende müssen lernen, die Konsequenzen abzuwägen.)

Vielleicht werden einige durch diese Zeilen dazu bewegt, auf den Verzehr von Fleisch weitgehendst zu verzichten. Bei den anderen wird sich – davon bin ich überzeugt – im richtigen Augenblick eine Bewußtseinsänderung einstellen. Wer in diesem Zusammenhang den Vorwurf erhebt, ich würde zwei Komplexe – die Ernährung und ethische Grundsätze – miteinander verbinden, zwischen denen keine Beziehung besteht, sollte sich folgendes klarmachen: Solange wir das Essen als isoliertes Thema behandeln, befinden wir uns in dem Dilemma der Spezialisierung, an dem unser gesamtes wissenschaftliches und wirtschaftliches System leidet. Wer indes einen Zusammenhang zwischen Ernährung und Ethik erkennt und danach lebt, wird die Früchte der Gesundheit ernten – denn das eine bewirkt das andere automatisch.

Die wahren Bedürfnisse

Der Mensch schuf in den letzten Jahrzehnten eine hohe Nachfrage nach dem Verzehr von Fleisch- und Milchprodukten und weckte somit ein Bedürfnis nach bestimmten Stoffen – etwa nach Aminosäuren und Calcium –, die in diesem Umfang für den Körper nicht mehr zu verarbeiten sind. Die Folgen dieser widernatürlichen Verhaltensweise sind offensichtlich: Herzinfarkt, Rheuma, Hautkrankheiten, Asthma, Allergien jeglicher Art, die Anfälligkeit für Infektionen und Sklerosen. Darmstörungen können nicht überwunden werden, solange das fundamentale Naturgesetz, das die Achtung vor dem Tier enthält, nicht ernst genommen wird.

Es gibt gleichwohl viele scheinbar überzeugende Argumente, die für die tierische Kost sprechen. Eines davon will ich hier aufgreifen: Der moderne Mensch lebt in der ständigen Angst, er könne eines Tages an Eiweiß- und Calciummangel leiden. Woher kommt diese Angst? Haben Primitive auch solche Angst? Sie ist ein Produkt unseres Wissens! Wie aber kann man ihm verständlich machen, daß er in bezug auf Eiweiß und Calcium einer regelrechten Überfütterung zum Opfer gefallen ist?

Wenn Du Dich regelmäßig von tierischen denaturierten Produkten (einschließlich der Milcherzeugnisse) ernährst, bist Du wahrscheinlich ebenfalls mit Eiweiß und Calcium überfüttert – paradoxerweise leidest Du aber unter Symptomen, die die Mediziner auf einen Mangel an eben diesen Stoffen zurückführen.

Ein Problem ist zum Beispiel die beim Eiweißabbau anfallende wasserunlösliche Harnsäure: Im Gegensatz zu den meisten Tieren hat der Mensch nicht die Möglichkeit, diese zu dem ungiftigen Allantoin abzubauen, da ihm das hierfür notwendige Enzym Uricase fehlt. Harnsäure kann nur begrenzt über die Nieren ausgeschieden werden. Fällt sie in zu großen Mengen an, können Gicht und andere Krankheiten entstehen.

Sofern Du, lieber Leser, diese Zusammenhänge erkennst, brauchst Du

Dir über Deinen tatsächlichen Bedarf an Eiweiß und Calcium keine Gedanken mehr zu machen. Alle Nachteile, die ein zu hoher Konsum dieser Substanzen mit sich bringt, werden vergehen, wenn Du die symptomauslösenden Produkte meidest, nämlich sämtliche tierischen Erzeugnisse, Sojaprodukte, denaturiertes Getreideeiweiß und auch Nüsse im Übermaß.

Für Dich ist es von nun an wichtig, hochwertiges pflanzliches Eiweiß zu Dir zu nehmen. Das findest Du in naturbelassenen Früchten und Gemüsen, außerdem in Nüssen, Samen und Getreide (eingeweicht oder gekeimt). Die rohen Pflanzen enthalten nicht nur das ursprüngliche hochwertige Eiweiß, sie liefern uns darüber hinaus Vitalstoffe und Lebensenergie, die in den tierischen Produkten (auch in rohem Zustand) nicht vorhanden sind. Wenn weiche Fingernägel wirklich ein Symptom für Calciummangel sind, dann muß ich fairerweise sagen: darunter habe ich schon immer gelitten, und die Rohkost hat leider nichts im positiven Sinne verändert. Dagegen können Freunde von mir das Gegenteil berichten und auch beweisen. Wie ich schon mehrfach sagte: Nicht jeder kann in den Genuß aller Vorteile der Rohkost kommen, einiges bleibt auch auf der Strecke!

An dieser Stelle möchte ich den Leser darauf hinweisen, wie der Werbeslogan „Fleisch ist ein Stück Lebenskraft" entstand. Die Wissenschaft entdeckte, daß tierische Proteine aus 20 verschiedenen Aminosäuren bestehen. Zehn bis zwölf von ihnen baut der Körper selbst mit Hilfe anderer Elemente auf, die ihm zur Verfügung stehen. Die restlichen acht bis zehn, die als die essentiellen Aminosäuren bezeichnet werden, müssen dem Körper von außen zugeführt werden. Wissenschaftlich gesehen enthält Fleisch alle Aminosäuren in den für den Menschen günstigen Mengen. Die Praxis zeigt aber, daß die Pflanzen vollkommen ausreichen, um den menschlichen Körper zu versorgen.

Wie sonst ist es möglich, daß sich zwei Drittel der Menschheit fleischlos ernähren? Alle diese Menschen denken nicht darüber nach, ob sie tierisches Eiweiß benötigen oder nicht. Eigentlich wäre zu erwarten, daß sie gesünder sind, denn sie werden nicht durch den Verzehr von tierischen Produkten mit Eiweiß überfüttert. Dem ist nicht so, weil sich diese Menschen vorwiegend von denaturiertem Getreide ernähren, das ebenfalls sehr schädlich ist. Allgemein ist festzuhalten: Sie haben Mangelerscheinungen nicht, weil sie keine oder zu wenig tierische Produkte essen, sondern weil sie mit bestimmten Vitalstoffen unterversorgt sind.

Ich möchte daran erinnern, daß die Tiere (Rind, Wild, Huhn), die wir als Nahrungsmittel verwenden, um uns mit Eiweiß zu versorgen, kein Fleisch verzehren, sondern Vegetarier sind. Warum sollte der Mensch seine Bedürfnisse an Eiweiß und anderen lebenswichtigen Stoffen nicht ebenfalls durch rohe pflanzliche Kost decken können? Was ihm unter anderem fehlt, ist das Vertrauen in die Natur.

Es besteht kein Zweifel mehr, daß eine Ernährung ohne denaturierte tierische Produkte (nicht allein vom Gesichtspunkt des zu hohen Eiweißkonsums aus betrachtet) einen Weg zur Heilung darstellt. Dies wurde durch die Arbeiten von Dr. Bircher-Benner, Professor Kollath, Dr. M. O. Bruker, Prof. Leitzmann, Prof. Rottka, Dr. Schnitzer, Prof. Wendt, Guy Claude Burger und zahlreichen ausländischen Naturheilkundigen nachgewiesen. Jedem Skeptiker steht es frei, sie am eigenen Leib und eigener Seele zu prüfen. G. C. Burger verwendet rohes Fleisch, das viele Vegetarier hin und wieder durchaus auch annehmen.

Ethische Grundsätze

Der Vegetarismus, die Vegan-Ernährung und die Vital-Ernährung haben die Ablehnung tierischer Nahrungsmittel wie Fleisch, Wurst und Fisch gemeinsam. Diese grundsätzliche Übereinstimmung beruht auf folgenden Erkenntnissen: Fleischfressende Tiere können sich in dieser Weise versorgen, weil ihnen der Jagd-Instinkt erhalten geblieben ist. Was aber macht der Mensch? Er versorgt sich nicht selbst mit Fleisch, er läßt sich versorgen – das heißt, er überlistet seinen Instinkt. Wenn morgen unser industrielles Versorgungssystem zusammenbräche, könnte er kaum mehr auf tierisches Eiweiß zurückgreifen, denn er selbst würde – bis auf wenige Ausnahmen – kein Huhn oder Rind umbringen können. Dagegen kann er jederzeit eine Frucht selbst pflücken, eine Möhre aus der Erde ziehen.

Dazu einige Worte von Bertha von Suttner[18], die kurz vor ihrem Tode niederschrieb:

„Von hundert gebildeten und feinfühligen Menschen würden schon heute wahrscheinlich neunzig nie mehr Fleisch essen, wenn sie selber das Tier erschlagen oder erstechen müßten, das sie verzehren. Daraus läßt sich rechnungsmäßig die Behauptung aufstellen, daß mit der zunehmenden Verfeinerung – das heißt Höherentwicklung – der Menschheit die Fleischkost ebenso verschwinden wird, wie die Menschenfresserei gegenwärtig schon verschwunden ist."

Mit anderen Worten: Wer nicht in der Lage ist, Tiere zu töten, sollte davon ausgehen, daß er auf tierisches Eiweiß verzichten kann. Solange er aber beim Metzger einkauft oder nach entsprechenden Tiefkühlprodukten verlangt, gibt er indirekt die Anweisung, weitere Tiere umzubringen. An dem Tag, an dem alle Menschen diesen Waren den Rücken kehren, wird die Industrie gezwungen sein, statt Hühnerschenkeln frische biologische Pflanzenkost anzubieten.

Unternehmen wir nun eine kleine Reise in eine andere Welt, um uns ein klares Bild von dem machen zu können, was unseren Freunden, den Tieren, widerfährt: Eines Tages landen fliegende Untertassen eines unbekannten Planeten auf der Erde. Es sind überdimensional große Raumfahrzeuge. Ihnen entsteigt eine Armee von Riesen. Sie sind so groß, daß sie uns Menschen aus ihrer Augenhöhe kaum wahrnehmen. So werden unzählige kleine Lebewesen (Menschen) unter ihren Schuhen zermalmt.

Irgendwann entdeckt einer der Riesen diese kleinen Wesen und kommt auf die Idee, einige aufzulesen und in einen Kochtopf zu werfen. Ein paar Kräuter und anschließend Sahne dazu – und schon schmeckt dem Riesen dieses Mahl.

Die meisten Riesen können sich vorstellen, daß auch kleine Wesen wie die Menschen eine Seele und Gefühle haben, daß sie schmerzempfindlich sind und leiden, wenn man sie auf diese Weise tötet. Und warum fehlt ihnen das Einfühlungsvermögen? Weil die Riesen den Menschen im wahrsten Sinne des Wortes haushoch überlegen sind. Sie haben nicht einmal versucht, ihre Hilfeschreie zu hören – Respekt gegenüber Wesen, die anders sind als sie selbst, kennen sie nicht. Nur dank der Einsicht einiger anders gearteter Riesen gelingt es schließlich, diese Art der Ernährung abzuschaffen.

In vergleichbarer Weise verfahren wir mit den Tieren unseres Planeten. Wir Menschen maßen es uns an, darüber zu urteilen, ob diese Lebewesen Gefühle haben, ob sie weiterleben dürfen oder getötet werden sollen – und dies alles nur, um unsere Eßlust und den durch Intellekt verdorbenen Verstand zu befriedigen.

Die Haltung von Tieren, auch im ökonomischen Sinn, ist völlig unsinnig und unrentabel. Um sieben Kilogramm Rindfleisch und fünfzehn Kilogramm Hühnerfleisch zu erzeugen, sind 100 Kilogramm an Futtergetreide nötig. Nicht viel anders stellt sich der Ertrag bei der Umwandlung des Futters in Milch, Eier und Käse dar. Würden die Menschen der Industrienationen ihren Fleischkonsum zumindest einschränken, wäre genügend Nahrung für alle Menschen auf der Erde vorhanden. Das Problem der ungerechten Verteilung der Nahrungsmittel und der damit verbundenen Armut und Hungersnot könnte sich praktisch von selbst lösen.

Garantiert der Verzicht auf Fleisch eine bessere Entfaltung der Seele? Mit Sicherheit nicht. Wußtest Du, daß Hitler kein Fleisch aß? Es hat ihn nicht daran gehindert, Millionen Unschuldiger umbringen zu lassen. Sein Verzicht basierte nicht auf ethischen Motiven, sondern darauf, daß er nach dem Verzehr von Fleisch Verdauungsstörungen hatte. Diese Art des Verzichts auf Fleisch hat nichts mit den eigentlichen Motiven des Vegetarismus zu tun. Hitler war durch Leidensdruck ein „Zwangs-vegetarier" geworden. Anders verhält es sich bei Tolstoi, der im reife-ren Alter aus rein ethischen Gründen Vegetarier wurde. Dies kam, mei-ner Ansicht nach, seiner Philosophie zugute.

Die meisten Vegetarier scheinen keinen Zusammenhang zu sehen zwischen ihrem erhöhten Verzehr von Milchprodukten und möglicher-weise auch Eiern und der dadurch weiterhin sehr hohen Zahl gepeinig-ter Kühe und Hühner, die in der Regel in erbärmlichen Verhältnissen gehalten werden.

Ein überzeugter Vegetarier, der bewußt nach ethischen Grundsätzen lebt, sollte nicht nur auf Fleisch verzichten, sondern gleichermaßen tie-rische Produkte nach und nach allmählich aufgeben.

Es steht dem Menschen nicht zu, darüber zu entscheiden, welches Tier einen höheren Rang einnimmt als andere. Einerseits pflegen und umsorgen wir Katzen, Hunde, Vögel oder Pferde – andererseits küm-mern wir uns in keiner Weise um das Schicksal der Kühe und Hühner, die wir zu Milch-, Käse- und Eierproduzenten degradiert haben. Dabei handelt es sich nicht um Ausnahmesituationen oder um besonders kras-se Beispiele, sondern um alltägliche Verhältnisse, die mit dem zuneh-menden Wohlstand in den letzten Jahrzehnten unbeschreibliche Aus-maße angenommen haben.

Allgemein möchte ich noch einmal auf die Eßgewohnheiten der Ve-getarier eingehen, die ich in den letzten Jahren bei zahlreichen Anlässen studieren konnte. Bei einigen dieser Vegetarier-Treffen versetzte mich die Fülle der Lebensmittel in Erstaunen, die allein zum Frühstück ange-boten wurden:

Vier verschiedene Nußmus-Aufstriche, vegetarische Pastete, Marme-lade, Honig, Margarine, Käse-Aufschnitt, Quark, Brot, drei verschiede-ne Sorten von Nüssen, Milch, Haferflocken-Müsli (aus der Packung), Frischkornbrei mit allerlei Zutaten, Sahne und – um das Ganze schein-bar wieder in Einklang zu bringen – ein paar Äpfel.

Mir scheint, ein wenig mehr Bescheidenheit am frühen Morgen wür-de der Gesundheit und auch der Geisteshaltung dieser Menschen sehr guttun. Denn bei einem solchen Frühstück wie dem geschilderten arbei-tet die Leber zwangsläufig auf vollen Touren, was ohne Zweifel seine (negativen) Spuren hinterläßt. Mir wurde auf einen entsprechenden Einwand hin erklärt: „Diese Fülle muß man anbieten, damit neue Teil-nehmer einen guten Eindruck von der vegetarischen Ernährung bekom-men." Welch ein Irrtum! Die neuen Vegetarier werden fälschlicherwei-se versuchen, auch zuhause so üppig zu leben.

Welcher Körper aber ist so robust, auch nur ein Viertel der aufge-zählten Nahrungsmittel ohne Schwierigkeiten zu verarbeiten? Wird denn nicht in vielen vegetarischen Schriften daran erinnert, daß der Mensch mit Eiweiß überfüttert ist? Wird dem mit einem solchen Frühstück Rechnung getragen? Ganz im Gegenteil.

Nach meiner Einschätzung ist ein Mensch, der einen derart überfüllten und verschwenderischen Frühstückstisch benötigt, um sich einer ethischen Bewegung anzuschließen, noch nicht reif für eine Bewußtseinsänderung. Er sollte seinen bisherigen Weg noch ein wenig weitergehen. Es hat keinen Sinn, Menschen mit falschen oder mißverständlichen Mitteln anlocken zu wollen. Wer wirklich zu einer Ernährungsumstellung bereit ist, wird sich davon nicht durch ein weniger vielfältiges Frühstücksangebot abhalten lassen, das dem Alltag eines Vegetariers entspricht. Ich weise hier auf die Broschüre „Nichts vom Tier, alles spricht für Vegan-Kost" [19] von Karl Albrecht Höppl hin. Sie leistet den Menschen eine praktische Hilfe, die sich zukünftig ohne tierische Produkte ernähren möchten. Sie ist für konventionelle Esser gedacht, bei den Rohköstlern erübrigt sich diese Frage. Dennoch muß ich sagen, wer willig ist, mehr und mehr auf tierische Produkte zu verzichten, hilft den Hungernden in aller Welt, fördert die Entwicklung seiner Seele, erhält seine körperliche Gesundheit und unterstützt die Verwirklichung von Weltgesundheit und Weltfrieden.

Der russische Dichter Leo Tolstoi sagte im vorigen Jahrhundert, zu einer Zeit, da das Problem des zu hohen Fleischkonsums praktisch noch nicht existierte: „Solange es Schlachthöfe gibt, wird es auch Kriege geben." Dieser Zusammenhang erscheint mir heute sehr offensichtlich.

Viele Religionsstifter, Propheten, Dichter, Künstler, Erfinder und Ärzte haben sich zum Vegetarismus bekannt. Um nur einige wenige von ihnen zu nennen: Buddha, Zarathustra, Sokrates, Plato, Pythagoras, Leonardo da Vinci, Furtwängler, Albert Schweitzer, Emanuel Swedenborg, Rudolf Steiner, Voltaire, Wagner, Rilke, Morgenstern ...

Dieses Kapitel habe ich absichtlich in seiner originalen Version belassen, weil es bestimmte Menschen auf diese Weise aufklärt. Damals, als ich es schrieb, hatte ich das Gefühl einer toleranten Betrachtungsweise. Heute empfinde ich an manchen Stellen einen leicht erhobenen Finger. Mit anderen Worten, ich sehe das Thema heute auf eine liberalere Weise.

Die Suche nach der Wahrheit

Aus einem Irrtum
wird keine Wahrheit,
auch wenn man ihn
noch so weit verbreitet.
Aus einer Wahrheit
wird kein Irrtum,
selbst wenn kein Mensch sie sieht.

Mahatma Gandhi

Was hat der Begriff der Wahrheit oder der Religion mit der Ernährung zu tun? Das fragen mich manchmal Menschen, die im gleichen Atemzug meinen: „Aber Ernährung ist doch nicht alles im Leben." Wie recht sie haben.

Diese Menschen werde ich nicht enttäuschen. Wahrheit, Religion und andere Komplexe sind alle miteinander verflochten. Man kann keines dieser Felder auf Dauer isoliert betrachten. Wir sind alle lernende und suchende Menschen – nur die verschiedenen Stufen des Suchens unterscheiden uns.

Jede Religion meint, sie allein beschreibe die Wahrheit. Eine Religion ist jedoch nichts anderes als eine Hilfe, die Dich zur Wahrheit führt oder führen kann. Keine Religion der Welt kann selbst die Wahrheit sein.

Nehmen wir an, ein Kind wird in eine buddhistische Familie hineingeboren. Der Buddhismus ist eine von vielen Religionen. Welche ist nun die „richtige" Religion – die des Kindes oder die meine? Alle sind in gewissem Sinne „richtig". Warum? Weil die Wahrheit nur für denjenigen Wahrheit ist, der sie als solche erfährt. In Wirklichkeit sind dies alles Zwischenlösungen, die uns alle irgendwann zu der einen universellen Wahrheit führen werden. Sobald die Seele die nächste Stufe ihrer Entwicklung erreicht, stellt sie fest, daß das, was gestern für sie Wahrheit war, heute möglicherweise keine Wahrheit mehr ist.

Wir Menschen dürfen nicht vergessen, daß wir fehlbare Geschöpfe sind und kaum alle Aspekte kennen können, die eines Tages zur universellen Wahrheit führen. So kann es Jahrzehnte, Jahrhunderte oder Jahrtausende dauern, bis der Mensch diese Stufe erreicht. Am besten versucht man, nicht krampfhaft alles wissen zu wollen, sondern die Wahrheiten – die uns zu gegebenem Zeitpunkt erreichen, nämlich wenn wir bereit sind, sie zu empfangen – auf sich wirken zu lassen. Löse Dich von der Vergangenheit und freue Dich über die Gegenwart.

Wer zu behaupten wagt, er wisse, wo die Wahrheit liegt, hat wahrscheinlich „nur" eine für ihn selbst gültige gefunden. Wenn wir, Du oder ich oder andere Menschen, die vollkommene Wahrheit kennen würden – was hätten wir dann auf dieser Erde zu tun? Liegt der Sinn unseres Daseins nicht gerade in der Suche nach der letzten Wahrheit, von der wir uns einst entfernt hatten? Worin sonst bestünde unser Ziel? Die Antwort darauf kann niemand mit absoluter Sicherheit geben. Jeder von uns lebt seine eigene spezifische Wahrheit, die meistens nur das überlieferte Wissen vieler Generationen beinhaltet.

Auf die Ernährung bezogen heißt das: Der suchende Mensch pocht gern auf eine „Ernährungswahrheit", die vor einigen tausend Jahren ihre Gültigkeit hatte. Dies gibt ihm die Garantie, daß eine bestimmte Ernährungsweise nicht falsch sein kann, weil sie „schon so alt" ist. Recht hat er, denn je älter eine Ernährungsform ist, desto größer erscheint die Möglichkeit, daß es sich bei ihr um die richtige Art der Ernährung handelt, da sie immerhin die Fortpflanzung unzähliger Generationen erlaubt hat. Unsere heutige Gesellschaft wird aber zum Endglied der degenerierten Kette einer Art werden, wenn wir nicht zu unseren Wurzeln zurückkehren. Diese Zeilen schenken mir Hoffnung, vielleicht auch Dir. Aber ich muß gleich dazusetzen, sie bleiben Spekulation. Die reine Rohkost ist zweifelsohne die ursprüngliche Ernährung des Menschen, da er das Feuer erst viel später zu nutzen verstand. Die Welt von damals und unsere heutige Welt sind aber nicht mehr vergleichbar. Ich war lange der Meinung, man könne unter unseren heutigen Lebensbedingungen genauso essen wie früher. Das ist in keiner Weise mehr möglich. Sämtliche Produkte, die der Ernährung dienen, haben zahlreiche Züchtungsreihen durchlaufen. Dazu kommt noch, daß ja ein moderner Schreibtischmensch ganz anders „funktioniert" als ein Urmensch. Das Lustprinzip verführt uns, immer stärker uns am Aussehen, Geruch und Geschmack zu orientieren, unsere Eßgewohnheiten diesen Kriterien unterzuordnen. Speisen wie Pommes frites, Pizza, Kuchen wären für einen Urmenschen undenkbar gewesen. Fazit: Die Wahrheit von gestern hat nichts mehr mit unserer heutigen Wahrheit, unserer Realität zu tun. Auch wenn diese Feststellung unsere idealisierte Denkweise stört, wir müssen tolerant genug sein, sie zu akzeptieren.

Spiritualität und Geisteskraft

„Ich glaube, daß wir einen Funken jenes ewigen Lichts in uns tragen, das im Grund des Seins leuchten muß und das unsere schwachen Sinne nur von Ferne ahnen können. Diesen Funken in uns zur Flamme werden zu lassen, und das Göttliche in uns zu verwirklichen, ist unsere größte Pflicht." (Goethe)

Die meisten Menschen der zivilisierten Länder glauben, keinen Zugang zur Spiritualität zu haben. Manche wissen gar nicht genau, was darunter zu verstehen ist, und haben trotzdem eine ablehnende Haltung gegenüber allem, was mit dem Geist zu tun hat. Oft haben sie Angst vor dem Unbekannten, oder sie wollen sich auf nichts einlassen, was ihnen Anstrengung und Mühen abverlangen könnte. Diese Menschen möchte ich beruhigen. Es wird von ihnen nicht mehr gefordert als das, was sie unterschwellig innerlich bereits seit Jahren als Sehnsucht empfinden. Ausgewählte esoterische Literatur wird ihnen zeigen, wie sie zur Einsicht gelangen können. Auch auf diesem Gebiet muß eine Stufe nach der anderen erklommen werden, so daß der Suchende kein Gefühl der Überforderung empfindet.

Ein Hinweis: Wer sich gegen dieses Thema sperrt, sollte erst einmal zum nächsten Kapital übergehen – und vielleicht später auf dieses zurückgreifen.

Unseren Planeten Erde möchte ich mit einem Baum vergleichen. Stellen wir uns einen Apfelbaum vor. Er trägt an die tausend Äpfel. Er bietet ihnen sonnige und schattige Plätze. Diejenigen, die sich den ganzen Tag über sonnen können, haben keinen Grund, sich zu beschweren – doch die, die im Schatten oder gar mitten im Geäst ohne Licht und Sonne leben, scheinen sich ebenfalls mit ihrem Schicksal abzufinden. Sie gedeihen gleichermaßen, wenn auch etwas langsamer.

Wir Menschen sind die Äpfel. Vielleicht sollen wir nicht alle zur gleichen Zeit die gleiche Entwicklungsstufe erreichen. Manche Menschen erwachen früher und erkennen die Zusammenhänge eher als die anderen. Du, der Du bereits erwacht bist, siehst es ohne Vorurteil. Die Lage ist, wie sie ist.

Daraus ergeben sich für uns Vorzüge und Nachteile. Wir finden entsprechend unserer Entwicklungsstufe immer den richtigen Platz auf der Erde, auch wenn er uns im Moment unsinnig erscheinen sollte. Im Sinne eines geistigen Voranschreitens hat er seine Berechtigung und erfüllt voll und ganz den eigentlichen Sinn unseres Lebens.

Ernährung und Religion

Der Begriff „Religion" hat mehrere Bedeutungen. Aus dem Lateinischen übersetzt, kann er die sorgfältige Beobachtung eines Kultes oder auch die Bindung des Menschen an einen Kult oder eine geistige Macht bedeuten, aber auch die Rückbindung überhaupt.

Der Glaube ist eine „schweigende" Überzeugung. Wer es für nötig erachtet, seinen Glauben oder das göttliche Dasein in sich mit Worten zu beschreiben oder möglicherweise in vorgeschriebenen Gebeten zu sprechen, hat nicht unbedingt die Wurzeln des wahren Glaubens erkannt.

Die Kirche und andere religiöse Institutionen sind sehr oft eine Heimat für Ungläubige, für Menschen, die dem Glauben wie Konsumgüter nachjagen, weil sie in ihm ihre endgültige Rettung sehen und er ihnen die wenigste Mühe abverlangt. Es ist kein Zufall, daß die Kirchen eher von älteren Menschen besucht werden, die sich dem Tod nähern und mit religiösen Kulten ihre früheren Taten aufzuwiegen hoffen.

Dr. Stanley Jones hat einmal Mahatma Gandhi gefragt, welches der beste Weg sei, den nichtchristlichen Teil der Menschheit wirklich und dauerhaft für das Christentum zu gewinnen. Jones schildert [18]: „Mahatma Gandhi dachte einen Augenblick nach und gab dann folgenden Rat: Erstens würde ich raten, daß Ihr Christen alle miteinander anfangt, so zu leben, wie Christus lebte, zweitens würde ich den Rat geben, Eure Religion voll und ganz in die Tat umzusetzen, ohne den Worten Christi Gewalt anzutun und ohne sie durch Abschwächung oder Veränderung zu entstellen. Drittens würde ich vorschlagen, daß Ihr den Nachdruck auf die Liebe legt, denn die Liebe ist Mittelpunkt und Seele des ganzen Christentums. Viertens würde ich empfehlen, daß Ihr die nichtchristlichen Religionen und deren Kulturen mit mehr Verständnis studiert, damit Ihr das Gute erkennt, das auch in ihnen ist, und daß Ihr auch Andersdenkenden mit mehr Liebe begegnet."

Niemand weiß wirklich noch zu sagen, was der Begriff „Religion" bedeutet. Der moderne, religiös erzogene Mensch nimmt an verschiedenen Kulthandlungen teil – doch er ist weit davon entfernt, auch nur annähernd seine Wurzeln zu erreichen.

Professor Arnold Ehret weist in seiner Schrift „Ernährung, ein religiöses Konzept" [23] auf den bereits angesprochenen Zusammenhang hin: „Die ursprüngliche, nicht denaturierte Ernährung wird der Schlüssel zum Paradies, zum Himmel auf Erden, ein Leben besonderer Kennzeichnung sein. Kein Haarausfall mehr, keine zerstörten Zähne, faltenfrei, mannhaft, geistig wachsam – so könnte der Mensch ohne Krankheiten leben, in unbegrenzter Kraft und Ausdauer. Die Frauen dieser Generation würden ohne Menstruation und die Geburten schmerzlos sein." Auch hier muß ich gestehen, daß solche Gedanken rein hypothetisch sind. Ehret selbst starb vor seinem 50. Lebensjahr bei einem Unfall und konnte somit seine idealistische Vorstellung nie belegen.

Dies entspricht auch meiner Überzeugung. Wenn man sich auf diese Weise bemüht, zur Quelle zurückzukehren, stellt diese Ernährungsform auf alle Fälle eine religiöse Tat dar. Sie hat jedoch nichts mit den kirchlichen Institutionen zu tun.

Nur die wenigsten Menschen sind sich über den Sinn ihres Lebens im klaren. Wer diesen Sinn nicht erkennt, dem fällt es – außer in Krankheitsphasen – schwer, einzusehen, warum er natürlicher essen sollte. Er sollte sich fragen: Besteht der Sinn meines Daseins etwa darin, soviel Spaß wie möglich auf Erden zu haben, ohne jede Rücksicht auf Mitmenschen, Tiere und Natur?

Brauchen wir Menschen überhaupt Religionen – oder wären wir ohne sie gläubiger? Die gleiche Frage kann man der Medizin stellen: Wären wir ohne Medizin gesünder? Religion und Medizin bieten uns eine Reihe von Theorien und praktischen Verhaltensmustern an. Diese Regeln sind Orientierungslinien. Ein bewußt lebender Mensch aber muß eines Tages in der Lage sein, sich all dieser Krücken zu entledigen.

Körpersymptome und ihre Symbolik

Die Theorie, daß Körpersymptome Symbole sind für bestimmte seelische Zustände, erfreut sich immer größerer Beliebtheit, auch wenn sie für die Wenigsten praktische Auswirkungen hat. Ich möchte den Leser dahin führen, daß er selbst beurteilen kann, wie weit dies für ihn zutrifft.

Die These ist, daß alle Krankheitssymptome ihre Ursache im seelischen Ungleichgewicht haben. Kopfschmerzen sind vielleicht ein Zeichen dafür, daß man zuviel mit dem Kopf macht und das Herz zuwenig sprechen läßt. Augenprobleme entstehen, wenn man die Realität nicht sehen will. Wer von uns fehlbaren Menschen ist schon ständig willig, die volle Realität richtig sehen zu wollen? Demnach müßten wir alle Brillen tragen! Bauchschmerzen entstehen, wenn man die Gefühle unterdrückt, die dann konzentriert im Bauch sitzen usw. Für jedes Wehwehchen wird eine passende Erklärung gegeben, die ich zum größten Teil als bequeme Ausreden bezeichnen möchte. Diese Annahme stimmt für mich nur zum Teil.

Unsicherheit erzeugt Angst. Wer allerdings von der Interpretation der Körpersymbolik erfährt, ist oft beruhigt, da sie Erklärungen für die Krankheitserscheinungen liefert und ihm offiziell weiterhin seine schädlichen Eßgewohnheiten erlaubt. So verliert der Betreffende vielleicht Ängste – aber nicht seine Schmerzen. Um ihre Ängste loszuwerden, nehmen die Menschen heute oft viel in Kauf, übersehen dabei aber die wahren Zusammenhänge.

Es gibt keine Krankheiten, ich würde sogar die Unfälle einschließen, die nicht mit unserem ganzen Ich verbunden sind. Sie betreffen also nicht nur unseren Körper, sondern auch unsere Seele und unseren Geist. Das sollten wir aber nicht zum Anlaß nehmen zu denken, es wäre sinnlos, auch auf der materiellen Ebene etwas zu unternehmen.

Nach epidemiologischen Forschungen sind bestimmte Symptome und Krankheiten nur in Gebieten mit besonderen Ernährungsgewohnheiten zu finden. Wie wir im Kapitel Milch gesehen haben, weisen gerade die Länder die höchste Osteoporosequote auf, in denen am meisten Milch getrunken wird.

Osteoporose entsteht u. a. durch Calciummangel, die Zufuhr zu wenig verwertbaren Calciums oder durch Calciumstoffwechselstörungen. Ein weiteres mögliches Symptom sind Herzrhythmusstörungen. Ein Betroffener ist in den Augen der oben erwähnten Theoretiker Opfer seiner Unfähigkeit, Emotionen auszudrücken, oder leidet unter Liebesmangel. Et voilà! So einfach ist das. Das eine schließt das andere zwar nicht aus, aber wie erklärt es sich, daß ausgerechnet in Japan, einem Lande, in dem das Individuum, seine Persönlichkeitsentfaltung, kaum zählt, die Osteoporose so gut wie unbekannt ist?

Du siehst, die Antwort ist ganz einfach zu finden.

Durch den Tod zum Licht

Einige Briefe haben mich erreicht, die mir den Vorwurf machen, es gäbe keine Reinkarnation (Wiederverkörperung, Wiedergeburt). Wer die folgenden Zeilen liest, wird sicher nicht das Gefühl bekommen, ich möchte irgend jemanden zwingen, sich meinem Glauben anzuschließen.

Es ist mir ein wichtiges Anliegen, den Tod zu entmystifizieren. Wenn Du dieses Kapitel bis hierher positiv aufgenommen hast, fühlst Du Dich wahrscheinlich von etwas anderem angezogen als dem, was herkömmliche Anschauungen bieten. Das Unbegrenzte spielt sich in der unbewußten Ebene in uns ab. Wir haben nicht die Fähigkeit und auch nicht das Recht, uns gegen die Geschehnisse dieser wichtigen Ebene zu sperren.

Dabei erinnere ich mich an das beeindruckende Buch von Carlo Caretto „Denn Du bist mein Vater" [24], aus dem ich an dieser Stelle zitieren möchte: „Ich denke an den Tod. Ich möchte ihn als das Leben betrachten, als das für das Feuer nötige Holz, als Acker, darin der Schatz vergraben liegt, als ein Buch, das man aufschlagen muß, als Geheimnis, das ich erfahren muß, als den Durchgang, den ich vollziehen muß.

Der Tod ist die Schwelle vor dem Licht. Er ist der Zustand der Erwartung. Er ist der Glaube an Gott, den Schöpfer. Er ist die auf den

Gott des Unmöglichen gesetzte Hoffnung. Er ist die Liebe, die von uns verlangt wird, damit wir auf immer in der Liebe leben. Der Tod ist die Tür zur Auferstehung. Der Tod ist der Eingang zur Fülle des Lebens. Der Tod ist das größte Geheimnis, das sich enthüllen wird."

Mit derartigen Gedankengängen, die ich noch vor zehn Jahren kaum annehmen konnte, fühle ich mich heute eng verbunden. Wenn sie Dir im Augenblick noch nichts sagen, warte bis zu dem geeigneten Zeitpunkt. Vielleicht liegt Deine noch vorhandene Ablehnung solcher Gedanken darin begründet, daß Du zu sehr mit dem Materialismus beschäftigt bist, der uns den Zugang zu Höherem versperrt. Oder hast Du Dich seit frühester Kindheit zu stark von den klassischen Lehren beeinflussen lassen? Denke darüber nach, welche Gründe für Deine Ablehnung verantwortlich sein könnten.

Eine interessante Erfahrung aus dem Bereich der Reinkarnation möchte ich hier aus meinem Indien-Tagebuch (1986/87) anführen, da sie für mich mit dem Thema „Tod" in Zusammenhang steht:

„Ich befinde mich an der Westküste Indiens und möchte die Ostküste erreichen. Ich benutze dazu einen Privatbus, der mit etwas gepolsterten Sitzen und senkbaren Lehnen ausgestattet ist. Dafür darf er die Bezeichnung „Luxuscoach" tragen. Wie in diesen Ländern üblich, kommt dieser Bus mit einigen Stunden Verspätung an. Um die Zeit wieder aufzuholen, entschließt sich der Fahrer, nicht zu fahren, sondern zu „fliegen". Deshalb habe ich mich bald mit meinem Bettuch aus dem Schlafsack an der Lehne festgebunden, damit ich wenigstens nicht mehr an die Decke geschleudert werde. Einige der Mitreisenden machen es mir nach.

Irgendwann kommt es, wie es kommen mußte: Nach sechs Stunden höllischer Fahrt hört man einen Knall, danach herrscht eine himmlische Stille. Es ist Mitternacht und Vollmond. Wir befinden uns mitten im Urwald. Erst jetzt nehme ich die Laute der vielen Tiere wahr, ein wahres Naturkonzert. Die anderen Reisenden schlafen weiter, ich aber steige aus und sehe mit einem Blick, daß die Achse gebrochen ist. Wie lange werden wir hier warten? Ich mache einen Spaziergang. Nach zwei Stunden komme ich langsam zurück. Der Fahrer, der wortlos verschwunden war, ist noch nicht zurückgekehrt. Bis jetzt ist kein anderes Verkehrsmittel aufgetaucht. Das Warten dauert lange, bis wir schließlich, nach dreizehn Stunden, selbst handeln.

Es ist unerträglich heiß. Während des Tages kommen dann und wann Lastwagen vorbei und ich beschließe, per Anhalter weiterzukommen. Vier weitere Passagiere schließen sich mir an. Der nächste LKW hält gleich und nimmt uns mit. Zu siebt drängen wir uns im vorderen Bereich, von „sitzen" kann keine Rede sein. Aber wir sind dankbar, überhaupt mitgenommen zu werden.

Nach weiteren fünfzehn Stunden Fahrt haben wir endlich die Hälfte der Strecke hinter uns und sind in der Stadt Bangalore angekommen. Gegen vier Uhr morgens betreten wir ein Gasthaus. Eine riesige Ratte begrüßt mich bei meiner Ankunft, ich sie ebenfalls. Mir ist alles egal, ich will nur bequem schlafen. Mit mir im Zimmer übernachten zwei amerikanische Frauen asiatischer Herkunft.

Ich bin als einzige der Reisenden an einen Termin gebunden, vier Stunden später muß ich den nächsten Bus erreichen. Ich stehe um sieben Uhr leise auf. Kurz bevor ich das Zimmer verlassen will, wacht eine der Frauen auf und sagt zu mir: ‚Jamila, Du hast heute nacht im Traum Hindi (indische Sprache) gesprochen. Zuerst dachte ich, komisch, wie spricht denn meine Schwester? Dann merkte ich, daß Du es warst.‘ Ihre Schwester wacht auf und macht genau die gleiche Aussage. Keine der beiden hat aufgeschrieben, was ich im Traum erzählte, das war bei ihrer Übermüdung nicht möglich. Sie versicherten mir aber, daß mein Hindi ein Hoch-Hindi war, also ein sehr gepflegtes, klassisches Hindi, das heut nicht mehr gesprochen wird.“

Diese harmlos scheinenden Episoden legen mir die Vermutung nahe, daß ich irgendwann in der Vergangenheit schon einmal in Indien gelebt habe und deshalb im Traum die damals übliche Sprache beherrschte.

Es steht jedem Leser frei, dieser Überlegung zu folgen oder sie abzulehnen. Mir aber erklärt dieses Geschehnis auch, warum ich mich ein paar Jahre zuvor in Katmandu, dieser trotz ihrer Berge Dreck so faszinierenden Stadt, so heimisch und zuhause gefühlt hatte. Ich machte außerdem von meiner Unterkunft aus – ohne Stadtplan oder andere Hilfsmittel, auf Anhieb Sehenswürdigkeiten ausfindig, die mir nur aus Bildbänden bekannt waren.

Der Tod wird in unserer Zivilisation leider fast ausschließlich negativ gesehen. Für mich dagegen ist er nichts anderes als das Licht, das uns die Rückkehr in die Heimat ankündigt. Seit unserer Geburt existiert in uns eine Sehnsucht, aber wir sind nicht in der Lage, sie klar zu analysieren. Diese Art Sehnsucht ist wohl die einzige, die uns im Erwachsenenalter zusteht, ohne daß wir befürchten müssen, einen Preis dafür zu zahlen, wenn wir das Ziel erreicht haben, im Gegenteil. (Außer wir greifen durch Selbsttötung in unser Schicksal ein. Der Preis hierfür ist sehr hoch.) Es ist dies die Sehnsucht nach der Verwirklichung des Glücks. Vergeblich suchen wir danach – und wissen nicht, wie nahe wir ihm sind.

Ergäbe es wirklich einen Sinn, wenn Wesen geboren würden, um später wieder sinnlos zu vergehen? Die Natur ist doch sinnvoll angelegt. So hat im Leben jedes Tier, von der Ameise bis zum Gorilla, seinen Sinn. Warum sollte diese Sinnhaftigkeit mit dem Tod enden?

Niemand kann mit Sicherheit sagen – und schon gar nicht beweisen, was nach dem Tod geschieht. Das kosmische Gesetz besagt: Jeder bekommt, was er verdient. Was aber hat ein Neugeborener verdient, der in einem Slum aufwächst? Wo bleibt da die Gerechtigkeit?

Irgendwann erkennen wir, daß wir in der Tat das bekommen, was wir verdienen, daß wir uns die Eltern vor der Geburt ausgesucht haben. Auch wenn uns dies im Augenblick unverständlich bleibt und sogar unbeliebt ist. Hätten wir nur ein Leben zu leben, würde ich Gott als ungerecht bezeichnen – wie das Millionen Menschen tun, die die kosmischen Gesetze ignorieren. Warum träfe den einen ein so hartes Los, während der andere ein relativ leichtes Leben führen dürfte. Die katholische Religion zum Beispiel preist das Himmelreich für das Gute, droht dem Bösen mit der Hölle. Es gibt aber keinen Menschen, der ausschließlich gut oder böse ist. Jeder Mensch hat gute und böse Züge. Auch der duldsamste und gefügigste Mensch verfällt einmal in seine alten Schwächen. Und auch der „Böse" hat seine Stunde der Ruhe und Liebe. Die Reinkarnationslehre dagegen ist für mich überaus logisch. Es gibt keinen strafenden Gott, es gibt nur Menschen, die sich selber strafen und ihr Fehlverhalten. Wie beruhigend und gerecht!

Diese einfachen Gedankengänge und Fragen bestätigen mir, was ich seit Jahren spüre: Es existiert etwas Höheres, etwas Weiterführendes. Eines Tages werden wir erkennen, daß das, was wir mit unseren Sinnen wahrnehmen, nur ein winziger Bruchteil dessen ist, was tatsächlich um uns herum existiert.

Die meisten Menschen haben Angst vor dem Tod. Sie leben deshalb in dauernder Anspannung, die negative Nebenwirkungen hervorruft. Deshalb ist auch der wissenschaftlichen Medizin mit ihren lebensverlängernden Maßnahmen der Durchbruch so umfassend gelungen. Die Menschen mit positiver Einsicht können dem Leben Freude abgewinnen. Für sie stellen der Tod und das Leben nach dem Tod den wirklichen Sinn des Daseins dar.

Cyrill Scott behandelt in seinem sehr empfehlenswerten Buch „Der Junge mit den lichten Augen" [25] das Thema Tod auf unkomplizierte und stellenweise sogar humorvolle Art. Diese Form der Darstellung scheint mir angesichts der Einschätzung, daß der Mensch nach seinem physischen Tod weiterlebt, angemessen und angebracht zu sein. Der Grund aller Mißverständnisse über unser Leben ist, daß wir den Sinn des Todes und der Wiedergeburt nicht mehr erkennen und verstehen wollen. Durch unrichtige und täuschende Theorien haben wir einen falschen Glauben bekommen und sind mit den Auswirkungen – der Angst – konfrontiert.

Das Gesetz des Karmas

Das Karma, ein Naturgesetz, besagt: Was ich meinem Nachbarn heute stehle, wird mir eines Tages wieder genommen. Das kann morgen geschehen – es kann sich aber auch erst in einem anderen Leben ereignen. Wir wissen nie, wann und in welcher Form diese Art der naturgesetzlichen „Abrechnung" erfolgt. Wenn man dieses einfache Gesetz der Gerechtigkeit verstanden hat, gibt es im Leben nur noch ein Ziel: So ehrlich wie möglich zu handeln. Umgekehrt verhält es sich auch so: Trotz großer Bemühungen gehen wir scheinbar oft leer aus. Doch irgendwann bekommen wir alles doppelt und dreifach zurück. Geben sollte eine selbstlose Handlung sein, ein Tun, das nicht mit der Erwartung verknüpft ist, selbst davon zu profitieren und im Gegenzug etwas zu erhalten. Wir bekommen immer das zurück, was uns zusteht, nur meist nicht von dem Menschen, von dem wir es erwarten und darüber hinaus nicht zu dem von uns gewünschten Zeitpunkt, sondern dann, wenn es – im Sinne unserer geistigen Entwicklung – für uns das Beste ist.

Seit ich diese Regeln für mich entdeckt habe und ihnen zu entsprechen versuche, hat sich mein Leben vollkommen verändert. Es kann draußen regnen, der Himmel kann noch so düster sein – solange ich das Licht in meinem Inneren spüre, wird mir nichts geschehen. Und sollte sich herausstellen, daß doch die anderen recht haben und es kein weiteres Leben gibt, habe ich zumindest ein Leben voll innerer Freude und Ehrlichkeit und vor allem frei von Ängsten geführt. Wem kann das schaden?

Spiritualität

Ein verändertes Bewußtsein, das unter anderem durch die Ernährungsumstellung hervorgerufen werden kann, ist eine gute Voraussetzung, um unser spirituelles Potential zu erwecken oder weiter zu fördern. Was aber verbirgt sich hinter dem Begriff Spiritualität? Das Wort kommt aus dem Lateinischen und bedeutet Geistigkeit (abgeleitet von spiritus: Hauch, Atem, Leben, Seele).

„Die Spiritualität ist bei weitem die schwierigste Kunst, denn es ist eine Lebenskunst. Ein wunderschönes Meisterwerk aus dem Leben machen, perfekt im Rhythmus, mit Kraft gefüllt, im strahlenden Licht. Mit einem Wort: Ein Inkarnation des Göttlichen. Das ist das höchste geistige Ziel", heißt es im „Yoga de Sri Aurobindo" [26].

Man kann eine Religion praktizieren und gleichzeitig eine spirituelle Haltung bewahren. Allerdings blockieren gerade die dominierenden Weltreligionen oft die Fähigkeiten der meisten Menschen, den göttlichen Plan wahrhaftig zu begreifen. Man kann aber ein spirituelles Leben führen, ohne Anhänger einer Religion zu sein außer der eigenen, die uns von unserem inneren Meister nahegelegt wird. Auf keinen Fall sollte man eine Religion oder eine Sekte mit der Spiritualität verwechseln. Beide konnten nebeneinander existieren – das aber ist meiner Meinung nach nur in Ausnahmefällen gegeben.

Nichts hindert uns daran, in einer modernen Gesellschaft ein geistiges Leben zu führen. Allerdings ist es schwieriger, seinen spirituellen Zielen in einer hektischen Großstadt – umgeben von niedrigen Schwingungen – nachzugehen. Leichter ist das auf dem Land in natürlicher Umgebung.

Die vielen Ablenkungen unserer technisierten Welt wirken insbesondere in der Stadt wie eine Bremse auf unsere innere Entwicklung. Sie ersticken die Spiritualität, die Sehnsucht nach dem Ursprung, die in uns ruht und darauf wartet, genutzt zu werden. Erst wenn sich dieses Potential in uns entfalten kann, erscheint uns das Leben sinnvoll und im wahrsten Sinne des Wortes lebenswert. Der Verlust des Sinnes für die Moral bezüglich unseres menschlichen Verhaltens ist nichts anderes als der Ausdruck dieser Sehnsucht. Die wechselnden sexuellen, unbedachten Beziehungen, die wir eingehen, sind ein Mittel, um den Durst nach dem Höheren zu stillen, allerdings oft mit dem falschen Mittel. Durch Sex suchen wir Schutz, Liebe und erfahren oft Enttäuschung. Wir merken nicht und wollen es vor allem nicht merken, daß Verliebtheitsgefühle einer Täuschungswelt entspringen. Im Gegenteil, wir meinen, daß die Symptome, die beim „Verliebtsein" auftreten und unseren Geist und Körper stark ansprechen, uns dazu berechtigen, so zu handeln, wie wir es für richtig halten. Das alles ist als ein Ersatz für eine mangelhaft gelebte Spiritualität zu verstehen.

Ich räume der Spiritualität in diesem Buch so breiten Raum ein, weil die Art der Ernährung, die ich hier vorstelle und vertrete, den Menschen dazu herausfordert, weiterzugehen und seine Seele zu entdecken.

Spiritualität und Ernährung

Wir können allgemein beobachten: Entweder behandeln Autoren das Thema Diätetik oder das der Spiritualität. Die erstgenannten erwähnen das zweite Thema kaum. In Büchern über Spiritualität beschäftigen sie sich noch weniger mit der immensen Bedeutung der Ernährung. Aber alle ringen angeblich um die Gesundheit ihrer Leser und lassen nichts anderes gelten als „ihr" Heilmittel.

Oft wird der Leser irregeführt, indem man ihm, wie vorhin erwähnt, nahelegt: Die Ernährung spielt für die Gesundheit kaum eine Rolle, der

Geist gewinnt die Oberhand, wenn man ein bewußtes und göttliches Leben führt. Wer aber lebt in dieser Weise? Bis es einem Menschen gelingt, sie durch geistige Kraft zu heilen, können Jahrzehnte vergehen. Was tun wir bis zu diesem Zeitpunkt? Wir leiden.

Wie wir noch sehen werden, schafft die lebendige Ernährung einen Zugang zu geistigem Wissen. Mit einem Mal werden derartige Fragen wichtig. Wo komme ich her? Wozu lebe ich? Was ist meine Aufgabe auf Erden? Gibt es Gott? Der Mensch wird neugierig und beginnt nachzuforschen.

Wie aber verhält es sich umgekehrt? Wenn ein Mensch sich alle diese Fragen bereits beantwortet hat, findet er dann ebenfalls einen Zugang zu dem Thema „reine Ernährung"? Nicht unbedingt! Jeder muß auf Erden sein Soll einbringen. Die Mittel, die ihn dazu befähigen, sind für jeden von uns unterschiedlich. Deswegen hat es keinen Sinn, andere Menschen von einem einzig richtigen Weg überzeugen zu wollen. Jeder muß seinen individuellen und maßgeschneiderten Weg selbst herausfinden.

Die sinnliche Befriedigung

Du kannst die Naturgesetze annehmen, über sie nachdenken oder sie belächeln. Wichtig ist, zu beobachten, ob Du in der steten Einheit von Körper, Seele und Geist heil bleibst.

Krishnamurti formuliert es in seinem Buch „Einbruch in die Freiheit" [27] so: „Sinnesgenuß ist das Grundelement der Gesellschaft; von der Kindheit bis zum Tode trachten wir geschickt, heimlich oder offen nach mehr oder weniger flüchtiger Freude."

Warum sollte das Leben nicht von Sinnesfreude bestimmt werden? Meine Antwort heißt: Weil der Lust Leid, Enttäuschung, Frustration, Kummer und Angst entspringen und all diese Faktoren Gewalt provozieren. Wer hat nach einer Enttäuschung nicht schon den Wunsch nach Rache in sich gespürt, der unter Umständen langsam in Gewalt übergeht?

Der Mensch kann nicht sein Leben lang pausenlos sinnliche, an die Materie gebundene Genüsse erfahren. Irgendwann ist er frustriert, spätestens wenn das Erleben der Sinnesfreuden ausbleibt. Die Sehnsucht, diese innere Leere auszugleichen, verführt ihn oft zu unrichtigen Handlungen. Man sollte bei den sogenannten Genüssen des Lebens äußerste Zurückhaltung zeigen und nie vergessen:

Die einzige Freude, die unvergänglich ist, ist die geistige Befriedigung. Sie fordert uns immer wieder heraus und schenkt uns die höchsten Gaben, allerdings nicht materieller Natur, sondern aus feinstofflicher, nicht erfaßbarer Quelle.

Kann der Mensch alles essen, was er will?

Die Behauptung „Der Mensch kann essen, was er will" ist irreführend und unzutreffend. Wenn Du, lieber Leser, zu den wenigen gehörst, die die Fähigkeit besitzen, die Giftigkeit der denaturierten Nahrung tatsächlich durch mentale Kraft zu neutralisieren, dann freue Dich und sei dankbar. Du solltest aber wissen, daß dies die große Mehrheit der Menschen (noch) nicht kann. Diese Personen müssen zunächst einen anderen Weg beschreiten, um beispielsweise ihre Kopfschmerzen loszuwerden. Sie müssen zuerst die elementarste Stufe erreichen: Den Sinn der Ernährung zu begreifen und entsprechend zu handeln. Wenn sie trotz heilender Nahrung nicht genesen, dann ist das sicherlich ein Hinweis, die Denkweise und das Verhalten in Frage zu stellen und auch dementsprechend zu handeln.

Wir mögen uns als geistig ausgerichtete Menschen so lange nicht von unserer denaturierten Nahrung lösen, bis wir entweder krank genug sind oder ein so hohes Maß an spiritueller Freude erleben, das herkömmliche Gaumenfreuden verblassen läßt. Zugegeben, die Verwirklichung dieser Wünsche erscheint mir utopisch.

Feinstoffliche Ernährung

Verlassen wir jetzt vorübergehend den Bereich der grobstofflichen Nahrung, um uns mit der feinstofflichen Ernährung – auch Prana-Ernährung oder kosmische Energie genannt – zu befassen.

Professor Hotema schreibt in seinem Buch "Man's Higher Consciousness" [28] (Das höhere Bewußtsein des Menschen): „Diese Welt ist überfüllt mit Literatur über Ernährung und Versorgung. Niemand scheint zu realisieren, daß Essen keine natürliche Handlung ist, sondern eine erworbene Angewohnheit wie Rauchen und Trinken. Niemand scheint zu wissen, daß Luft (die kosmische Energie oder Prana beinhaltet) die kosmische Reserve für alles ist, inklusive der Substanzen, die den Aufbau des menschlichen Körpers ermöglichen und aufrechterhalten."

Weiter meint er: „Je weniger Nahrung der Mensch braucht, desto mehr wird er gottähnlich. [...] Sämtliche Theorien unserer Zivilisation leiten den Menschen weg von der Perfektion. [...] Sämtliche Tiere verfügen bei der Geburt über grenzenlose Freiheit. Der Mensch ist das einzige Wesen, das sich von der Erde, ökonomisch gesehen, abhängig gemacht hat."

In dem Buch "The Nutritional Myth" [29] (Der Ernährungsmythos) stellt er fest: „Es ist viel schwieriger zu erklären, warum der Mensch eigentlich essen muß, als zu erklären, daß der Mensch niemals essen sollte."

Die feinstoffliche Nahrung ist nichts anderes als ein Bestandteil unserer Luft, der den größten Anteil unserer Lebensenergie liefert, auch wenn die anerkannte Wissenschaft dies bis heute ignoriert. Diese Energie können wir zum Teil direkt über die Atmung aufnehmen, außerdem über die lebendigen Lebensmittel, die während ihres Wachstums diese Energie speichern. Je frischer die Lebensmittel sind, desto höher ist der Anteil feinstofflicher Substanzen. Dabei ist zu beachten: Die geringe Erwärmung von Lebensmitteln muß nicht in jedem Fall alle Vitalstoffe zerstören, wohl aber diese Art von Energie.

Die umfangreichen Theorien über Diäten, Vitamine oder Mineralstoffe erscheinen ein wenig absurd, wenn wir erfahren, daß es Menschen gibt, die seit Jahrzehnten ohne Nahrung auskommen. Die Ärztin Dr. Barbara Moore aus London ist ein Beispiel für eine solche Lebensweise. In einem Zeitungsartikel wurde sie wie folgt zitiert: „Da ich keine Giftstoffe über die Ernährung zu mir nehme, werde ich niemals krank. Ich mußte ganz langsam vom Vegetarismus zum Frutanismus (Früchteessen) übergehen, zuerst mit roher Nahrung, dann in Form von Säften. Ich bemühte mich, auf die kosmische Ernährung umzusteigen. Heute könnte ich nicht mehr essen, auch dann nicht, wenn ich es wollte, da sich mein Verdauungstrakt enorm verändert hat. Es ist kein verschmutzter Kanal mehr, er wäre nicht in der Lage, die geringste Faser zu verarbeiten. Anstatt mir vorzustellen, mein Leben könnte in zehn Jahren zu Ende gehen, werde ich jünger. Die Tragödie ist, daß Essen eines der größten Vergnügen unseres Lebens ist. Mit dem Essen aufzuhören, ist nur ein unangenehmes Experiment, solange sich der Körper der neuen ‚Diät' anpassen muß.'"

Vertrauter ist den Deutschen der Fall der Bäuerin Theres Neumann aus Konnersreuth. Heute noch lebende Zeugen haben sie damals besucht. Die einfache Bäuerin hörte im Jahr 1926 während einer Krankheit auf zu essen. Sie lebte 35 Jahre ohne jegliche Speise und ohne Trank weiter, ihre einzige Nahrung war die tägliche heilige Kommunion. Ihr Fall ist unter anderem in einem Buch von Johannes Steiner [30)] beschrieben.

In unserer materialistisch ausgerichteten Welt neigen wir dazu, alles als unwahr, Unsinn, oder im günstigsten Fall als Wunder zu bezeichnen, was wir selbst nicht wahrnehmen oder beliebig wiederholbar durchführen können. Wir vergessen dabei, daß die Dinge, die uns umgeben und uns so vertraut sind, zu einer Welt der Illusion (Maya-Welt) gehören, die wir uns selbst geschaffen haben. Sie entsprechen in keiner Weise der reellen, kosmischen Welt – wie dies unter Umständen die Dinge tun, die wir als Wunder bezeichnen.

Aber lassen wir das Weiterleben der Theres Neumann ruhig als „Wunder" gelten, denn kaum einer von uns ist in der Lage, ohne Nahrung zu existieren. Ich persönlich hoffe allerdings, daß dies eines Tages wieder zur allgemeinen Realität werden wird. Dazu ist zwar eine völlige Umformung dieses Planeten und seiner Bewohner notwendig, aber ich halte es durchaus für möglich.

Natürlich bleiben hierbei viele Fragen offen, die wir momentan nicht beantworten können. Wozu hätten wir dann beispielsweise Zähne und einen Verdauungsapparat? Theres Neumann hatte im Falle ihres Todes die Genehmigung zur Obduktion erteilt – es zeigte sich, daß ihr Darm nur noch ein eingetrockneter Schlauch war.

Als ich vor ein paar Jahren an diese Informationen kam, war ich zutiefst berührt. Ich spürte, daß dies die Lösung wäre, allen lästigen intellektuell- oder suchtbedingten Fragen der Ernährung ein Ende zu setzen, um den Geist zur Ruhe kommen zu lassen. Er wäre endlich nicht mehr mit den Faktoren „Appetit und Gelüste" konfrontiert. Dies wäre echte Freiheit. Freiheit beginnt für mich, wenn die Abhängigkeit von materiellen Gütern endet. Der Mensch könnte seine wertvolle Energie nutzen, um höhere Ziele anzustreben, anstatt sie für die Verdauung zu verschwenden.

Gegenüber solchen Tatsachen schrumpft ein Problem wie das einer ausreichenden Calcium- oder Proteinversorgung zur Lächerlichkeit zusammen. Bereits heute zeigt der bewußt lebende, sich ausschließlich von rohen Pflanzen ernährende Mensch, zu welchen „Wundern" der Körper in der Lage ist, wenn er nicht mit denaturierten Stoffen belastet wird. Ihm reicht weit weniger Nahrung, als dies allgemein propagiert wird. Dies ist nur ein Beispiel für die vielen Irrlehren des Menschen. Daß sich der Körper im Laufe der Zeit an die aufgezwungenen Mengen angepaßt hat, sagt noch lange nichts über ihre Notwendigkeit.

Doch zurück zur heutigen Realität.

Normalerweise ist der Mensch bestrebt, Informationen, die ihn beflügeln, weiterzugeben – in der Hoffnung daß sie nachgeahmt werden. Jeder Leser möge mir glauben, daß dies gerade bei den angesprochenen Fällen ganz und gar nicht meine Absicht ist. Menschen, die in dieser Weise leben können, sind nach meiner Einschätzung begnadet, es handelt sich bei ihnen um absolute Ausnahmen. Wer aber glaubt, allein durch eine Willensentscheidung auf jede grobstoffliche Nahrung verzichten zu können, spielt wohl eher mit seinem Leben. Auch hierbei trägt jeder die Verantwortung für sich selbst.

Allgemeine Überlegungen zur Ernährungsumstellung

Dieses Kapitel wendet sich sowohl an neue oder Kuren-Rohköstler als auch an Menschen, die die Rohkost früher schon praktiziert haben, sie jedoch später aus unterschiedlichen Gründen wieder aufgaben.

Wer jemals die Vorteile der reinen Rohkost genießen durfte, behält eine gewisse Sehnsucht nach ihr. Eigentlich ist es weniger die Sehnsucht nach roher Nahrung, denn rohe Nahrung ißt der ehemalige Rohköstler sicherlich noch zur Genüge, als vielmehr die Sehnsucht nach dem einmaligen Wohlbefinden, das er durch die reine Rohkost damals erfahren durfte. Doch die Enttäuschung seines damaligen, nicht ganz gelungenen Experimentes, die Ratlosigkeit auf diesem neuen Gebiet und die Angst, sich in neuen Enttäuschungen zu verfangen, hinderten ihn, sich wieder mit der reinen Rohkost auseinanderzusetzen, um von da an eine neue, gesündere Basis für den weiteren Alltag zu finden.

Diesem Menschen sage ich: Nun, steige wieder ein in das Rohkostkarussell! Dieses mal jedoch ohne Dich unter dem Druck zu fühlen: „Alles oder nichts".

Die rohe Urkost paßte zweifelsohne zu den Urmenschen.

Die heutige Rohkost dagegen als Mineralien-verarmtes, hochgezüchtetes, oft schwer umweltbelastetes Produkt, als bestrahltes, gespritztes, schlicht als manipuliertes Produkt, ist nicht das, was heutige, degenerierte Menschenorgane auf die Dauer genesen lassen könnte. Sicherlich haben denaturierte, speziell tierische Nahrungsmittel genausoviele Tücken, aber daran haben sich unsere Organe von Kindheit an gewöhnt. Auf die reine Rohkost von heute auf morgen umzustellen und das vor allem jahrelang beizubehalten, kann für manchen Organismus zum Schock führen. Deswegen plädiere ich heute für eine vorsichtige, schrittweise Umstellung. Am liebsten sind mir Menschen, die instinktiv von Jahr zu Jahr immer mehr zur Rohkost greifen, ohne irgendwelche Theorien zu beachten. Und, das können wir um uns beobachten, es sind oft die Gesündesten, nicht zuletzt deswegen, weil sie ein gesundes Verhältnis zu ihrer Nahrung haben. Sie dürfen sich für ihre Veranlagung zum „Goldenen Mittelweg" glücklich schätzen.

Wer mein erstes Buch heute wieder liest, kann bestätigen, wie ich schon früher eine behutsame Ernährungsumstellung empfahl. Damals war ich schon auf den Zusammenhang zwischen dem hohen Früchtekonsum und den vielen Rückfällen mancher Rohköstler gekommen und machte meine Leser darauf aufmerksam. Nur wenige haben dies wahrgenommen. So muß ich in diesem Buch ein wenig lauter werden, beziehungsweise mich zu diesem Thema gründlicher und deutlicher ausdrücken.

Jeder Mensch liest in einem Buch das, was für ihn gerade hilfreich und interessant ist. Ich habe in den ersten Jahren viele, sehr viele Belobigungsschreiben erhalten von Menschen, die durch reine Rohkost gesünder, glücklicher wurden. Doch ich konnte zusehen, wie diese mit den Jahren weniger wurden, eben weil bei ihnen problematische Phasen eingetreten waren, verursacht durch die abrupte Umstellung, die anfangs Wunder bewirkte. Der Leser ist gut zu verstehen, der sich sagt: „Was nützt mir eine Wunderernährung, wenn ich mir von vornherein ausrechnen kann, daß ich sie eines Tages aufgebe und daß meine früheren Krankheits-Symptome wieder auftauchen." Richtig! Betrachte die Vital-Kost zuerst als eine zeitlich begrenzte Kur, so wie eine Fastenkur. Wenn diese mit Vorsicht angegangen und beendet wird, dann hat sie Sinn gemacht und Erfolg gebracht. Verfährst Du gleichermaßen mit der Vital-Kost, wirst Du lernen, was es wirklich heißt, „natürliche" Lebensmittel zu sich zu nehmen. Wenn Du eines Tages die reine Rohkost verläßt, dann wirst Du nach einer positiven Rohkost-Erfahrung nicht mehr so essen wie früher. Das auf alle Fälle kann ich Dir garantieren.

Der folgende kleine Exkurs soll meinen heutigen Lesern den berechtigten, latenten Widerspruch zwischen Rohkost-Therapie als Heilmittel und den eventuellen durch Rohkost entstandenen Schäden leichter verständlich machen.

Zur Erinnerung: Warum überhaupt roh essen? Die Motive, die uns zu einer Ernährungsumstellung bewegen, sind zahlreich. Mit Abstand steht das Motiv „Gesundheit in eigener Hand" und/oder „die Suche nach einem schmerzstillenden Mittel" an erster Stelle. „Lieber auf den ‚Genuß' des Lebens verzichten, der uns in Form von Schleckereien anlächelt, als so zu enden, wie das meine Eltern, meine Freunde getan haben", scheint der Gedanke dieser Menschen zu sein. Ein wichtiger Beweggrund, aber auch er genügt in den meisten Fällen nicht, um sich auf den Rohkostweg zu bringen oder sich auf ihm zu halten.

Die wenigen, die den Rohkostweg einschlagen schaffen es höchstens ein viertel Jahr. Danach steigen über 90 Prozent aus. Von diesen steigen nochmals 90 Prozent aus, bevor das Jahr zu Ende geht. „Aussteigen" möchte ich nachdrücklich so präzisieren, daß sie lediglich nicht mehr hundertprozentig roh essen. Das heißt, die Menschen essen weiterhin viel Rohkost, nehmen aber das ganze nicht mehr so tierisch ernst. Die Zeit des Euphorismus ist jetzt vorbei. Die mit der reinen Rohkost verbundenen Nachteile im seelischen, sozialen und praktischen Bereich, in einigen Fällen auch im körperlichen, haben die Rohköstler nach und nach entdeckt, und es wird langsam abgewogen, welche Art Nachteile man eher verkraften kann oder mag. Im klaren Text heißt es: Ertrage ich lieber meine Kopfschmerzen und esse friedlich weiterhin mit meinen Mitmenschen oder gehe ich alleine meinen Rohkostweg? Ich sage Dir: Du brauchst Dich weder für die eine, noch für die andere Lösung zu entscheiden. Es gibt einen Kompromiß, vorausgesetzt, Du findest die ideale, zu Dir passende Lösung, um Deine inneren Organe zu heilen. Sind deine Verdauungsorgane einigermaßen gesund, dann kannst Du es Dir leisten, diese goldene Mitte zu gehen. Du kannst, ich sage Du sollst je nach Typ, auf das Hundertprozentige verzichten und wirst trotzdem weiterhin gesund bleiben, so wie ein gesunder Mensch unserer Zeit eben „gesund" ist. Also ohne Anspruch auf Vollkommenheit. Eine begrenzte Zeit solltest Du allerdings die reine Rohkost einhalten, um Dich zu reinigen. Bemühe Dich, keine zu großen Mengen Obst zu vertilgen. Du streichst viele leckere, aber leider langfristig krankmachende Produkte aus Deinem zukünftigen Speiseplan heraus. Et voilà! So einfach ist das. Du wirst erkennen, daß die Intensität der Kopfschmerzen mit der Zufuhr denaturierter Nahrung oft zunimmt. Doch täglich ein wenig Kochkost wird ein durchschnittlich gesunder Mensch dennoch verkraften. Aber irgendwann, vielleicht nach Monaten oder gar Jahren, müßtest Du endlich einmal wieder ganz gesund sein oder beginnen, an der Effektivität Deines Heilmittels zu zweifeln.

Motivation ist alles

Stelle Dir vor, es ist heute ein wunderschöner sonniger, warmer Sommertag. Du gehst aus dem Haus. Das intensive Blau des Himmels berauscht Dich geradezu. Du läßt Dich vom Vogelgesang entzücken. Die Welt ist in Ordnung! Wer käme an einem solchen traumhaften Tag auf die Idee, einen Regenschirm bei sich zu führen? Du vielleicht? Ich jedenfalls nicht. Mit Recht würde so jemand für einen Pessimisten gehalten. Ein wenig vergleichbar ist es, wenn Menschen „gesund", symptom- und schmerzfrei durchs Leben gehen und aufgrund guter, weiser Ratschläge plötzlich ihre gewohnte Ernährung umstellen sollten. Würde uns ein solcher Mensch nicht anschauen und meinen: Sie ist wohl krank! Damit will ich sagen: Motivation ist alles. Hier geht es um die Motivation einer Ernährungsumstellung, der präventive Instinkt ist den meisten Menschen nicht angeboren, wenn er dadurch starken Verzicht üben muß.

Niemand kann für Dich eine solche Entscheidung übernehmen. Jeder muß aufmerksam in seine Seele lauschen, sich aber auch als ein Teil des Ganzen verstehen innerhalb seiner Gesellschaft, seiner Familienoder Partnerschaftstruktur. Wer sich für die reine Rohkost entscheidet und auch ausschließlich gute Erfahrungen im Puncto Therapie macht, muß – will er dabei bleiben – viel mehr als nur seine gewohnte Ernährung aufgeben. Er muß sich im klaren sein, daß er und nicht die anderen mit den heiligen Familiengewohnheiten gebrochen hat. Wenn er der Meinung ist, daß diese Gewohnheiten schlechter sind als seine, muß das einzig sein Problem bleiben.

„Gehe Deinen Weg.
Alle anderen Wege sind für Dich falsche Wege."

Bist Du selbst dieser Mensch, so versuche Dir zu sagen: Ich gehe meinen Weg und will mir Mühe geben, um allen meinen Mitmenschen die völlige Freiheit zu lassen, sich so zu ernähren, wie sie selbst es für richtig halten. Dazu gehört ein absolut tolerantes Verhalten. Bemerkungen wie z. B.: „Was eßt ihr denn da wieder?" belasten die Partnerschaft und sind die denkbar ungeschicktesten Worte, um Menschen auf Deinen Weg zu bringen. Der Mensch kann sich nur verändern, wenn er die Motivation dazu verspürt, aber allein Krankheit und Schmerzen sind für viele keine ausreichenden Gründe. Dazu gehört die passende Reife. Diese Reife scheinst Du selbst zu haben. Es ist praktisch unmöglich, daß innerhalb einer Familie alle Mitglieder gleichzeitig das Bedürfnis nach einer Wandlung verspüren. Die Reife dazu entsteht nicht zuletzt durch Erfahrungen, Einsicht, aber auch Gnade. Unangebrachte Bemerkungen gegenüber Deinen nicht umstellungswilligen Familienmitgliedern verraten übrigens eindeutig Deine eigene Unsicherheit, Deinen Kampf, ja sogar die Lust, die Du selbst verspürst, das gleiche zu essen wie die anderen. Damit mußt allein Du fertig werden. Akzeptiere diese Tatsachen und entschlüssele, was sie Dir sagen wollen. Vielleicht folgendes: Ist meine derzeitige Ernährung wirklich die richtige?

Die oben erwähnten Prozentzahlen der Ganzrohkost-Aussteiger dürfen nicht ignoriert werden. Sie entsprechen einer Realität. Wer Verantwortung auf dem Gebiet der Ernährung übernimmt, und das sollte jeder tun, der einen anderen berät, sollte diese Realität offen darlegen, sonst täuscht er seine Mitmenschen und handelt zumindest verantwortungslos.

Schlechtes Gewissen als Pathologie

Was hätte ich zu Beginn meiner Rohkost-Ernährung gegeben, wenn ein einziger kompetenter Mensch mir alle diese Informationen zur Verfügung gestellt hätte. Ich wünsche sie dienen heute vielen neuen Suchern. Jeder Rohköstler, dem die allgemeine Rückfallquote nicht bekannt ist, meint beim ersten Genuß eines denaturierten Produktes nach längerer Abstinenz, er wäre willensschwach, unvernünftig und gefräßig. Würde er um diese oben erwähnte Realität wissen und sie auch in Betracht ziehen, dann hätte er die Möglichkeit, den sanfteren Weg als normal zu akzeptieren, ohne dabei ein schlechtes Gewissen zu entwickeln. Was aber genau so wichtig ist, vielleicht am wichtigsten: Er würde durch den sanfteren Weg keine Notwendigkeit empfinden, sich mehr oder weniger heimlich zu überfressen. Dieses problematische Verhalten hat bei vielen Rohköstlern nur indirekt mit der Rohkost zu tun, ursprünglich ist es seelischer Natur. Ja, das Thema Frustausgleich durch Freßanfälle könnte ein ganzes Buch für sich füllen. Bei dieser Gelegenheit danke ich allen lieben, ehrlichen Frauen, die mir ihre intimsten Geschichten anvertraut haben. Ob es keine freßsüchtigen Männer gibt? Sicherlich doch! Oder begegnen wir auch hier einem unbekannten Muster aus der Psychoszene: Männer sind wunderbare Geschöpfe, aber, wenn es darum geht, Schwächen zuzugeben . . . Eß- oder Freßsucht ist aber in der Tat vorwiegend ein weibliches Thema, die meisten Männer benützen anderweitige Ventile, um mit ihren Problemen fertig zu werden. Auf dem Gebiet der Rohkost ist es allgemein bekannt, daß ein Mann viel länger die reine Vitalkost durchhält und sich allgemein disziplinierter verhält als Frauen. Meine Bewunderung diesen Menschen gegenüber hält sich dennoch in Grenzen, weil sie einen großen Nachteil haben.

Auch hier gibt es eine logische Erklärung: Der Mann, aber auch Frauen mit übermäßig vielen männlichen Anteilen, sind Wesen, die mehr nach dem Verstand handeln. Männer werden außerdem in Sachen Gefühlsunterdrückung von Kindheit an supertrainiert. Diese Menschen fühlen sich von der Theorie der reinen Rohkost, die logisch überzeugt, regelrecht angezogen. Leider fehlt dem männlichen Rohkost-Anhänger nicht selten etwas ganz wichtiges, die Toleranz für andersfühlende, andersdenkende Menschen. Sie glauben, die logischen Argumente wären die richtigen und ausreichend, um nur roh zu essen. Alle, die in ihrem Umfeld nicht so essen wie sie, die eigene Frau und die Kinder an erster Stelle, müssen neben ihnen mit schlechtem Gewissen leben. Wieviele Frauen habe ich in den letzten Jahren in die Arme genommen und zu trösten versucht. Sie klagten: „Mein Mann verbietet mir, Brot zu essen." „Er hat jetzt die Finanzen übernommen, und ich muß über jeden Kauf Rechenschaft ablegen." „Wir dürfen kein bißchen Kochkost mehr essen" usw. Die Geschichte eines Familienvaters, der die Küchensicherungen herausnahm, damit seine Familie, während er zur Arbeit ging, nicht kochen konnte, kam mir unglaublich vor. Ich nahm sie auch nicht ernst. Doch der Zufall wollte, daß ich diesem Mann begegnete. So konnte ich mich selbst überzeugen, daß diese Geschichte stimmt. Er meinte ganz stolz „Ja". Meine leise Frage nach dem Sinn dieses abwegigen Verhaltens wurde wie folgt beantwortet: „Es ist die beste Garantie, um meine Familienmitglieder gesund zu erhalten." Daraufhin tauchte seine Frau auf. Sie sah zu meinem Erstaunen aufgequollen und fett aus, so daß ich sie zuerst nicht erkannte. Mir war klar, daß der Rohkostzwang bei ihr das bewirkte, was er bei uns allen bewirkt hätte: „Schau, wie Du zu Deinem Stoff 'denaturierte Nahrung' kommst, und wenn es Dir gelingt, welchen zu bekommen, dann iß davon soviel Du nur kannst, denn wer weiß, wann sich die nächste Gelegenheit bietet." Diese Geschichte kann ich nicht vergessen, sie bestätigte mir, welch fanatische Züge das Thema „Hundertprozentige Rohkost" entwickeln kann. Ein Grund mehr, um mich von dieser starren Linie zu entfernen. Ein zusätzlicher Grund, um mich um so mehr für eine neue Ernährungslinie zu engagieren. Dieses Erlebnis ist zwar nur ein Beispiel, aber keine Ausnahme.

Wenn Du als Leserin einen solchen Partner hast, lasse Dich ja nicht einschüchtern. Zwang ist auf keinen Fall die Art, wie man Menschen günstig in ihrer Lebensweise beeinflussen könnte. Schäme Dich nicht, wenn Du Lust auf etwas Denaturiertes hast, iß ohne Gewissensbisse! Nur so kannst Du zumindest seelisch frei leben. Mache das Spiel der Heuchelei, das man Dir aufzwingen möchte, einfach nicht mit. So war die Rohkost-Therapie ursprünglich nicht gedacht! Auch dann, wenn Du krank bist, ist es Dein Recht, Deinen Weg der gemischten Kost zu gehen. Bedenke, Du bist zum Teil ein Spiegelbild Deines Partners, was ihm an Dir heute nicht gefällt, hat etwas mit ihm selbst zu tun. Alle Kritiken, die er an Dir übt, sind sein und nicht Dein Problem. Die Krankheit eines Menschen innerhalb einer Familie ist nicht einzig und allein die Angelegenheit des Betroffenen, sie hat mit allen zu tun, mit denen der Kranke lebt. Das aber beachten so wenig Menschen. Wenn Dein Partner krank ist und sich ansonsten normal verhält, Dich nicht tyrannisiert, wäre es natürlich der beste Liebesbeweis, wenn Du aus solidarischen Gründen mit ihm mindestens einmal am Tag roh essen würdest. Ganz nebenbei, würdest Du sehen, daß es auch Dir ganz gut tut. Aber das Ganze sollte auf Liebes- und nicht auf Terrorbasis geschehen.

Es gibt viele Rohköstlerinnen, die täglich für ihre Familie kochen und trotz leckerer Gerüche immense Energie aufbringen, um ihre Rohkost-Therapie durchzuführen. An diesen Beispielen zeige ich auf, daß die besten Erzählungen über Rohkostheilungen uns nicht viel nützen, wenn wir mit solchen und hunderten anderen Alltagsbegebenheiten konfrontiert werden. Und das werden wir auch. Die anfängliche Begeisterung ist leider nur relativ kurzlebig. Die Verbreitung meiner Erfahrungen hat den Sinn, „verbissene" Rohköstler wachzurütteln, ihnen klar zu machen, daß Rohkostessen nicht bei der Aktion „Essen" stehen bleiben sollte, daß eine Menge dazu gehört, um dieses Vorhaben intelligent und friedlich durchzuziehen. Was nützt einem Rohköstler das beste körperliche Wohlbefinden, wenn er letztlich dadurch in Unfrieden mit seiner Umwelt, aber auch mit sich lebt? Das aber tut er unweigerlich, wenn er seine Mitmenschen ständig von seiner Lebensweise zu überzeugen versucht.

Bevor Du das nächste Kapitel liest, versuche für Dich herauszubekommen, was Du wirklich kannst. Das, was Du wirklich willst, ist eine ganz andere Sache. Was Du kannst, wird sich in ein paar Wochen oder Monaten herausstellen. Programmiere erst dann endgültig Deinen neuen Eßplan, wenn Du in der Lage bist, Deine seelischen und körperlichen Bedürfnisse reell einzuschätzen.

Du hast die Wahl zwischen zwei Hauptrichtungen:

1. Die Vital-Ernährung als Reinigungskur
2. Die Vital-Ernährung als Lebensweg

Für das gute Gelingen dieses Abenteuers solltest Du die Außenbedingungen, die Dein Experiment beeinflussen werden, berücksichtigen: Führe Dein Vorhaben so diskret wie möglich durch. Niemand außer Deiner Familie und den besten Freunden braucht etwas von Deiner neuen Ernährungsweise zu erfahren.

Nimm in den nächsten vier bis fünf Wochen keinerlei Einladungen an, bei denen ein Essen vorgesehen ist. Gäste, die Du schon eingeladen hast, kannst Du auf einen späteren Termin vertrösten. Noch weißt Du nicht, wie sich eine Rohkostkur bei Dir auswirkt, und es wäre leichtsinnig, während dieser Kurperiode Deine Lebensweise teilweise in gewohnter Form weiterführen zu wollen. Später, wenn Du Dich und Deine Reaktionen besser kennst, kannst Du entscheiden, ob Du es Dir leisten kannst, zuzuschauen, wie andere Deine Lieblingsgerichte vor Dir verspeisen, ohne daß Du dadurch Deine Nerven zu sehr strapazierst.

Die erste Rohkostkur sollte möglichst in eine warme Jahreszeit fallen. Der neue Rohköstler hat anfangs die Neigung zu frieren. Diese Temperatursenkung steht im Zusammenhang mit der anfänglich verständlicherweise zu großen Menge an Obst. Früchte entwickeln während ihres Wachstums um so mehr Zucker, je höher die Außentemperaturen sind. Deswegen fühlen sich Rohköstler derart magisch von tropischen Früchten angezogen, die besonders süß sind. Sie sind der Ersatz für alle Süßigkeiten, die sie nicht mehr zu sich nehmen. Und was geben uns Süßigkeiten außer dem Zungen- und Gaumen-Erlebnis? Eben, ein angenehmes Gefühl, ein Gefühl der Liebe. Zucker ist ein Liebesersatz! Diese gleichen süßen Früchte haben die Aufgabe den Körper des Menschen abzukühlen, der sich in tropischen, heißen Ländern aufhält, was dort einen willkommenen Sinn macht. Aber diesen Abkühlungsvorgang erfährt auch der Europäer, der morgens nach seinem Obstfrühstück bei Schnee und Sturm aus dem Hause geht. Solche Früchte sollten, wenn überhaupt, höchstens mal als Dessert oder bei außergewöhnlichen Anlässen genossen werden, mehr nicht. Dazu gehören die gewöhnlichen

Bananen, die bei uns tonnenweise vertilgt werden. Wer ständig zu solchen Früchten greift, handelt, speziell bei kaltem Wetter, gegen die Naturgesetze, er muß frieren. Diese Eßweise paßt natürlich nicht zu einem Menschen, der stolz darauf ist, „natürlich" zu essen. Der Hinweis „wir sind ursprünglich auf Tropisches, auf süße Früchte programmiert" mag theoretisch stimmen, den im Winter ewig frierenden Rohköstler können solche Worte trotzdem nicht erwärmen.

Biologisch zu essen ist auch eine Entwicklungsstufe

Der Frühling und noch mehr der Sommer haben den Vorteil, daß sie Dir eine größere Auswahl an Landesprodukten bieten. Ich lege Dir ans Herz, Dich soweit es nur geht, biologisch zu versorgen, aber das sollte nicht die absolute Bedingung für Deine Umstellung auf Vitalkost sein. Ich habe selbst auch Jahre gebraucht, bis ich soweit war, mehr Geld für unsichtbare Qualität zu zahlen. Biologisch essen ist auch eine Stufe. Nur mußt Du wissen: Die reine Rohkost wird Dir mittelmäßige bis große Resultate in Puncto Wohlbefinden einbringen. Sie vermittelt Dir das Gefühl, als hättest Du das große Geheimnis der Gesundheit in der Hand. Trotzdem kommt viel Unbekanntes auf Dich zu. Dein Körper hatte vor der Rohkost jahrelang die unterschiedlichsten denaturierten Mittel verarbeiten müssen. Diese Stoffe mögen letztlich schlimmere Wirkungen als die durch die Rohkost zugeführten Chemikalien hervorrufen, doch diese Stoffe lernte der Körper nach und nach, im Laufe von Jahrzehnten, peu à peu zu bewältigen. Wie weit hat dieser gleiche Körper die Chance, im Erwachsenenalter die Unmengen von chemischen Stoffen aus dem gespritzten Obst und Gemüse abzubauen? Noch kann niemand diese Frage objektiv beantworten. Sie wäre auch unwichtig, wenn der einmal aufgetretene Erfolg, den die Rohköstler kennenlernten, beständig bleiben würde. Ich behaupte, daß dies keine Nebenfrage ist. Ich vermute, daß diese brutal aufgetretene Zufuhr der Chemikalien, neben Unmengen von Zucker und Fruchtsäuren, eine der Hauptursachen für die Bildung der neuen Symptome mancher Rohköstler ist.

Solche Symptome scheinen uns oft unbegreiflich. Der Rohköstler stellt sich die Frage: Wieso werde ich krank, wenn ich doch fast hundertprozentig roh esse. Die anderen Menschen, die nicht mehr als zehn Prozent rohe Nahrung zu sich nehmen, müßten demnach erst recht erkranken. Sein Argument nimmt er aus einem Rohkost-Buch, wo er gelesen hat: „Wer nur ein Prozent seiner Nahrung in denaturiertem (gekochten) Zustand genießt, darf keine Gesundheit erwarten." Und schon wieder wird der Mensch unter Druck gesetzt. Auch ich habe an-

138

fangs nicht anders argumentiert. Aber mein Verstand sagte mir immer
wieder: „Da kann einfach etwas nicht stimmen." Muß ein Rohköstler
so viel Geld für seine Bio-Nahrung ausgeben? Das muß er nicht. Wie
schon erwähnt, zeigt sich die positive Rohkost-Erfahrung auch bei Produkten aus dem konventionellen Anbau. Genauso wenig muß er so viele Früchte aus fremden Ländern essen, die intensiv gespritzt werden.
Mein Wohlbefinden schien mir zu verraten, daß ich auf dem richtigen
Weg war, auch wenn er Tücken aufwies. So aß ich weiterhin viel Früchte, aber auch viel Chemikalien. Zur Zeit meiner Umstellung und auch
heute noch gab und gibt es kein einziges Rohkostbuch, das dieses Thema überhaupt behandelt. Kein Rohkost-Autor weist darauf hin, daß
der Anfänger eines Tages mit großer Wahrscheinlichkeit verzweifelt
sein wird. Alle Rohkost-Vertreter stellen ihre Rohkost so vor, als würde die reine Rohkost ausschließlich Vorteile bringen. Dem ist aber nicht
so. Als ich nach vier Jahren Rohkost wieder anfing, Darmprobleme zu
haben, sah ich leider keinen anderen Weg, als mir die Schuld zu geben.
Wenn es mir gelegentlich schlecht ging, dachte ich automatisch: „Alles
kommt von den winzigen Ausrutschern." Doch ganz konnte ich mich
im innersten meiner Seele mit dieser Ansicht nicht abfinden. Ich hatte
den Weg der Natur gerne gewählt, eine Menge spannende, positive Erfahrungen mit der reinen Rohkost gemacht, aber auch eine Menge Le-
bensspaß damit aufgegeben. Im Gegensatz von dem, was angenommen
werden könnte, schlemmen auch Ernährungstherapeuten ganz gerne.
Diese Tatsache ist nicht zufallsbedingt. Ich merkte mit den Jahren, daß
fast alle Menschen, die sich auf irgendeine Weise mit dem Thema Ernährung beschäftigen, tatsächlich ein zwiespältiges Verhältnis dazu
hatten. Nicht umsonst haben sie wohl das Fach Ernährung zu einem
Teil ihres Berufes gemacht. Ich ließ mich in meiner anfänglichen Um-
stellungszeit noch gerne von der Theorie des „Menschen und seiner Anpassung an tropische Früchte", die ihren Verzehr berechtige, überzeugen. Ich brauchte sie, um meine Schleckerlust auf Süßes zu rechtferti-
gen. Zu jener Zeit gab es keine tropischen Früchte aus biologischem
Anbau. Auch im Centre d'Instincto-Therapie nicht. Das Thema war
noch nicht aktuell. Höchstens 20 Prozent der gesamten Ware war bei
Guy-Claude Burger seinerzeit biologisch gekennzeichnet, stammte aber
nicht aus kontrollierten Betrieben. Als ich dort arbeitete, aß ich täglich
große Mengen tropischer Früchte, so wie das alle machten. Äpfel hatte
man schon genügend in seinem Leben gegessen. So nahm ich unbedacht
Unmengen von Fruchtsäure, konzentriertem Zucker aus frischen und
Trockenfrüchten und eben auch Chemikalien zu mir, die meine gesunde Darmflora vermutlich zerstörten und nebenbei für eine neue
Candidose (Pilzerkrankung) gesorgt haben. Wenn einmal die Candido-

se da ist, dann ist es eine Illusion, zu glauben, reine Rohkost würde sie zum Stillstand bringen. Ich aß damals reine Rohkost. Das Gegenteil war der Fall. Besonders Süßes in Form von Früchten, speziell Trockenfrüchten stellt sich hier einer Ausheilung in den Weg.

Gehen wir davon aus, Du willst eine Reinigungskur machen. Die Kur geht über 33 Tage. Die Aufbauphase wird etappenweise innerhalb von 12 Tagen erreicht, dann sollte die Rohkostkur selbst dreimal sieben Tage, also drei Wochen dauern. Für Untergewichtige kann diese Zeit bereits zu lang sein.

Wie ich erwähnte, ist das schlechte Gewissen unvermeidbar, wenn man sich nur nach Rohkostbüchern richtet. Dieses taucht jedoch nur bei denjenigen Menschen auf, die unangenehme Reaktionen nach dem Genuß von Kochkost erfahren. Ich kenne keinen einzigen Fall, bei dem es anders wäre. Wichtig ist also: Versuche die Natur in Form der reinen Rohkost als Dein neues Heilmittel anzuwenden. Bleibst Du auf die Dauer erfolglos, dann verkrampfe Dich nicht. Mache Dir nicht den Vorwurf: Das geschieht mir recht, ich war eben nicht diszipliniert genug. Du lebst auf alle Fälle eine Menge disziplinierter als früher, und das bereits müßte schon eine Besserung bringen. Gibt es einen Bereich, wo Du hundertprozentig diszipliniert bist? Nein, sonst wärst Du kein Mensch. Warum meinst Du, es wäre auf dem Gebiet der Ernährung ohne weiteres zu schaffen? Ich sage es Dir: Weil Du, wie wir alle, ein verstandgeprägter Mensch bist. Ernährung ist etwas Reelles. Man kann es sehen, anfassen, fühlen. Es ist ein konkretes Mittel, und nur konkrete Dinge hat man voll unter Kontrolle. „Alles unter Kontrolle zu haben" kennzeichnet unseren Zeitgeist. Das alles paßt zu dem intellektuellen Menschen. Aber auch weil Du vielleicht von Deiner religiösen Erziehung her (unterschwellig) meinst: Alles, was Spaß macht, wie zum Beispiel der Liebesakt oder eben Gaumenfreuden, muß irgendwie, irgendwann bestraft werden. Doch es scheint, als würden Menschen, die durch die Rohkost nicht genesen können, etwas ganz anderes lernen müssen: Mehr das Ganzheitsprinzip zu achten, mehr den Verstand und den nicht immer funktionierenden Instinkt zur Seite lassen, einfach loslassen. Innerhalb dieses Ganzheitsprinzips begegnen wir dem seelischen Bereich und das wird verständlicherweise erst einmal belächelt. Etwas zu belächeln ist die ein wenig feige Art der Auseinandersetzung, bis der Mensch schließlich doch keine Argumente mehr dagegen hat und bereit ist, sich für andere Wege zu öffnen.

Ein Beispiel: Gehen wir davon aus, Du bist jetzt bereits drei Monate bei der reinen Rohkost. Zum ersten Mal wagst Du Dich daran, Pellkartoffeln oder Butterbrot zu essen. Ich stelle mir vor, Dein Gehirn hat drei Monate lang folgendes registriert: Solange ich reine Rohkost esse, geht es mir blendend. Was ist logischer als zu denken: Wenn ich Koch-kost zu mir nehme, wird es mir wieder so schlecht gehen wie früher? Al-so ist bei Dir, ohne Dein Dazutun, ein Sicherheitsschloß eingebaut wor-den. Die Unverträglichkeit der eben genannten Produkte ist quasi vor-programmiert. Bleibe bitte mit den Füßen auf dem Boden und bedenke, es gehört mehr dazu, als in ein Brot hineinzubeißen, um krank zu wer-den. Diese Reaktionen haben Dir aber dennoch etwas zu sagen:

Entweder:

a) Die optimalen Bedingungen zum Funktionieren Deines Darmes sind nicht gewährleistet (mangelnde Verdauungsenzyme)

oder:

b) Du hast durch zuviel Obst Deine Verdauungsorgane bereits (?) ge-schädigt

oder:

c) Dein schlechtes Gewissen oder/und der Verzicht bringen Dir Streß und produzieren zusätzliche Übersäuerung, die Unpäßlichkeiten im Körper bilden.

Dazu kann kommen:

d) Das besagte Brot enthält chemische Produkte, die ein empfindlicher Darm nicht verträgt.

Die Frage ist, ob die reine Rohkost zur Zeit das beste Mittel für Dich ist, um Deinen Darm und die gestörte Darmflora zu sanieren, die die wertvollen Vitalstoffe aus der lebendigen, rohen Nahrung resorbieren soll. Offensichtlich nicht! Die Erfahrung zeigt, daß vielen Menschen bei ihren Darmproblemen durch reine Rohkost erheblich geholfen wird, während bei anderen genau das Gegenteil eintritt. Zur Erinnerung und ich wiederhole es bewußt: Die Hauptgründe für Unverträglichkeiten und Unpäßlichkeiten können in dem zu hohen Konsum von Obst/Trockenobst, Bananen, Avocados, Nüssen, Kokosnußfleisch und den oft in ihnen enthaltenen Chemikalien liegen. Doch genau diese Pro-dukte sind diejenigen, auf die Rohköstler geradezu fliegen. Sie sind die Produkte, die in ihrer weichen Konsistenz am ehesten der aufgegebenen Zivilisationskost ähneln. Ein übermäßiger Konsum derselben geschieht sozusagen systematisch. Rohkost mit wenig Obst hält auf die Dauer niemand durch oder derjenige, der sie ausprobiert, wird, wie bereits er-wähnt, nicht selten Opfer neuer Freßattacken. Denn Rohkost ohne oder mit wenig Obst ist einfach geschmacklich nicht attraktiv genug. Wer bereits seit einigen Monaten reine Rohkost ißt, dürfte annehmen, daß er nun soweit gesund ist, daß er zumindest eine Pellkartoffel pro-blemlos verträgt. Doch meistens ist die Reaktion nach dem Genuß der-selben eher enttäuschend und zeigt, daß der Mensch nicht geheilt war. Und das, obwohl er sich bei der reinen Rohkost so wohlfühlte wie nie zuvor in seinem Leben, was ihm verständlicherweise das Gefühl einer Heilung vermittelt. Es ist der sogenannte trügerische Heileffekt der Rohkost. Ein Thema, das niemand wirklich zu analysieren wagt. Damit würde der Mensch seine letzte Hoffnung, die er in die Therapieform „Rohkost" gesteckt hat, aufgeben. Die manchmal phänomenalen Heileffekte sind gleichzeitig die Faktoren, die der Vitalkost in einer Zeit der medizinischen Ratlosigkeit so viel Macht geben.

Alle Menschen, die die Rohkost problemlos durchführen, gehen ihren Weg auf dezente Weise. Kein moralisierender Zeigefinger „Du sollst, Du sollst nicht". Es stellt sich heraus, wer fanatisch belehren will, zeigt seine eigene Unsicherheit. Ich selbst war oder bin alles andere als eine sogenannte „geborene" Rohköstlerin. Mein offensichtlich hoher Anteil an männlichen Elementen trug sicherlich dazu bei, mich von dieser Kost magisch angezogen zu fühlen. Später war das Lehren der Rohkost für mich die bequemste Art, mich selbst an meinem eigenen Rohkost-Essen festzuhalten. Dieser Zusammenhang wurde mir erst sehr spät klar, da ich ihn unbewußt lange genug unterdrückt hatte.

Früher meinte ich: Es ist mir persönlich nicht so wichtig zu wissen, ob ich nun ganz geheilt bin oder nur halb, die Hauptsache, ich lebe schmerzlos und frei. Heute sehe ich das anders. Ein gesunder Mensch verträgt eine Scheibe Brot, auch wenn alle Rohkost-Theoretiker das Gegenteil behaupten. Ich akzeptiere diese Meinung ganz und gar nicht. Sie mag logisch klingen wie etwa: „Ein gesunder Körper duldet keinen Fehler mehr." Für mich ist sie die reinste Ausrede für alle Flops, die um uns herum auftauchen, weil uns kein besseres Argument einfällt, um weiterhin krampfhaft an einer Theorie festzuhalten. Während die Lehrer dadurch geschützt sind, raubt diese Theorie jedem willigen Sucher und Kranken die Hoffnung auf die Aussicht, harmonisch mit seiner gesunden, jedoch nur zum Teil rohköstlerischen Nahrung zu leben.

Eine kleine Imaginationsübung: Gehe bewußt durch eine Großstadt-Bahnhofshalle. Schau Dir all die sogenannten Arbeitslosen, Penner, Faulenzer an, die da rumhängen. Wie glücklich wäre der eine oder der andere, wenn er es „schaffen" würde, sich vom Rauchen, vom Trinken, gar von der Droge ein wenig zu distanzieren. Da ist von Ernährung noch keine Rede. Wie glücklich wäre er, wenn er sich von diesen genannten Lastern eines Tages ganz befreien könnte. Und wie glücklich wäre er, wenn er merken würde, daß ihm das Weglassen der Junkfood gut tut. Ganz langsam bewegt sich ein solcher Mensch in Richtung „bewußtes Leben". Da ist noch kein Schimmer von Rohkost. Wer die Entwicklung eines solchen Menschen lebensnah verfolgt hat, weiß, daß er mit seinen rohköstlerischen Ratschlägen total fehl am

Platz wäre. Die richtige Zeit muß für eine eventuelle Veränderung geduldig abgewartet werden, und dann wäre ein Teller Frischkost am Tag das höchste der Gefühle, was ein solcher Mensch für seine Gesundheit auf dem Gebiet der Ernährung tun könnte. Errätst Du, worauf ich hinaus will? Wenn die vorhin genannte Behauptung stimmt, daß die Heilung nur über reine Rohkost eintritt, daß Dich ein Stück Brot immer wieder krank macht, sollen wir alten „Rohkosthasen" und Besserwisser allen diesen bemühten, oft armen Menschen jede Hoffnung auf Heilung absprechen, weil sie praktisch niemals zu dem reinen Rohkostweg finden werden? Bedenke, dieser Mensch wäre Dein eigener Sohn oder Vater!

Das Argument, das ich selbst lange genug vertrat: „Rohkost macht uns sensibel und läßt deswegen keine Fehler mehr zu", lasse ich heute nicht mehr gelten. Wenn ich beim geringsten Kochkost-Genuß krankhaft reagiere, dann bin ich auf alle Fälle, unabhängig davon, ob ich nun gesund bin oder nicht, nicht frei. Um gesund zu bleiben, müßte ich praktisch Zwangsrohkost essen. Das heißt, ich bin eingeschränkt. Einschränkung ist nicht gerade der Faktor, der mich gesünder machen wird. Für mich stellte ich folgendes fest: Als ich noch viele Früchte aß, wurde ich von Monat zu Monat empfindlicher. Sowohl während meiner Vorträge als auch während der Seminare entschuldigte ich zum Beispiel meine Halsschmerzen mit: Dies ist mein empfindlichstes Organ, was auch stimmt. Ich dachte, das Reden ist für dieses Organ einfach zuviel. Humbug! Sobald ich die Früchtekost aufgab, und fairerweise muß ich hinzusetzen, meinen hohen Arbeitsstreß ein wenig abbaute, mich täglich bewegte, konnte ich zusehen, wie diese Empfindlichkeit nach und nach verschwand.

Ich habe mir vorgenommen, dieses Eis zu brechen. Mit anderen Worten: Die Vitalkost mag vielen Menschen zur Heilung oder sogenannten Heilung verholfen haben und weiterhin helfen. Sie hilft vielen Suchenden aber offensichtlich nicht ganz.

Dieses Phänomen ist nicht alleine mit der Rohkost verbunden. Die meisten Menschen, die zu ihr gelangen, haben vorher einige andere Kostformen praktiziert. Hätten diese gut funktioniert, dann wären sie dabei geblieben. Sie stiegen zum Beispiel wegen Darmunverträglichkeiten aus der Vollwerternährung aus, die so vielen anderen jahrelang hilft. Als Beispiel sei die Zöliakie, eine Getreideeiweiß-Allergie, genannt. Andere können sich unbeschwert und erfolgreich bis heute daran halten. Diese Bemerkung ist notwendig, weil Du als nicht ganz erfolgreiche Rohköstlerin immer wieder Menschen treffen wirst, die es natürlich besser wissen. „Wenn Du keinen Erfolg hast, dann liegt das alles an Deinem Mangel an Disziplin." Lasse es Dir von mir sagen, die eine umfangreiche Erfahrung auf diesem Gebiet hat: Konsequenz ist auf keinen Fall die Garantie zum Erfolg.

Für wen ist die Rohkost gedacht? Es gibt davon mehrere Kategorien:

1. Diejenigen, die mit Rohkost gut fahren, sind meistens solche, die man nicht kennt, nicht hört, nicht sieht. Sie sind praktisch für die Rohkost geboren, genießen sie oft von Geburt an, brauchen weder Bücher, Kongresse, noch Verteidigungsstrategien, um am Ball zu bleiben.

2. Dann kommen die Menschen, die durch spirituelle Technik offensichtlich gut mit der feinstofflichen Rohkost harmonieren.

3. Die nächste Kategorie sind die Lehrkräfte der Rohkost, die ich vorhin kurz erwähnte, aber darauf gehe ich später ein.

4. Eine große Gruppe bilden die Anfänger. Wenn diese erkennen, ob, wann und in welchem Umfang das allmähliche Reduzieren der rohen Nahrung angebracht ist, hat die Rohkost ihnen wirklich einen guten Dienst erwiesen.

5. Eine weitere Gruppe sind die wenigen, die Dank ihrer guten Konstitution praktisch alles vertragen, ja sogar Schweineschnitzel, Pommes frites und Eiskrem. Sie können sich alle „Ausrutscher" leisten, ohne davon zu erkranken. Sie sind eben „gesund", unabhängig davon, was jeder darunter verstehen mag und scheinen nicht unbedingt auf rohe Nahrung angewiesen zu sein. Nimm aber nicht an, sie wären disziplinierter als Du, nur weil sie keine Auswirkungen nach unsinnigem Essen bemerken. Diese Menschen verspüren selten die Notwendigkeit einer Umstellung auf reine Rohkost.

6. Dann gibt es die kontinuierlichen „Vergewaltiger". Es sind Menschen, die nur ihrem Verstand gehorchen und nicht selten „Gewalt" anwenden. Welche Folgen dieses Verhalten auf die Dauer haben kann, wissen wir nicht, können es höchstens ahnen.

7. Die sogenannten reinen Rohköstler verteidigen die reine Rohkost-Lehre bis aufs Messer, werden sie aber selbst stets erst „ab morgen" ausprobieren. Wunschdenken! Kopfarbeit!

Sorgen machen mir allerdings die Kinder. Nicht solche, die spontan und ohne elterlichen erhobenen Zeigefinger gerne zur Rohkost greifen, sondern solche, die die Rohkost nur den Eltern zuliebe durchführen. Wir wissen von Fällen, wo die Kinder die Schulbrote ihrer Klassenkameraden stahlen, weil sie hungrig nach Brot waren oder andere, die direkt Taschengeld raubten, weil sie sich Süßigkeiten besorgen wollten. Alle wußten es im Dorf, nur nicht die Eltern dieser Kinder. Im Rahmen meiner Studie machte ich folgende Probe: Wenn ich Besuch von Eltern mit Kindern hatte, ließ ich eine angebrochene Packung Kekse irgendwo herumliegen. Entweder fand ich sie dann in der Regel halb leer oder sie war ganz verschwunden. Wenn ich die Kinder direkt und ohne Anwesenheit der Eltern fragte, ob sie die Kekse mochten, lachten und bejahten sie es schüchtern. Diese Kinder waren zumindest keine angeborenen Rohköstler, wie ich mir das geduldig von den jeweiligen Eltern immer wieder anhören mußte. Selbstverständlich ist diese Art Forschung nicht fair. Aber es fiel mir nichts Besseres ein, um an wahre Informationen heranzukommen. Eltern sollten überlegen, daß solche Verführungen später immer wieder vorkommen werden, so im Kindergarten, bei Geburtstagen und anderen Gelegenheiten. Manche Eltern geben ihren Lieben Äpfel mit, die sie bei Geburtstagsfeten auspacken und essen sollen. Damit werden Kleinkinder überfordert. Nicht nur, weil fast alle Kinder viel lieber Kuchen essen würden, sondern weil sie gezwungen werden, Außenseiter zu sein. Sie müssen geradestehen, Verzicht üben für eine Sache, die sie noch gar nicht ganz verstehen und vertreten können. So stark ist die Persönlichkeit eines Kindes nicht entwickelt, um solche Prüfungen seelisch gesehen schadlos durchzustehen.

Du als klar denkender Leser brauchst kein Studium der Psychologie, um zu erkennen, daß das nicht der Wahrheits- beziehungsweise Gesundheitsweg sein kann.

Kannst Du es jetzt besser verstehen, warum ich meine eigene Lehre heute so kritisch betrachte und dementsprechend vorsichtig anbringe?

Liebesmangel als Ursache unseres „Fehlverhaltens"

Nun komme ich auf ein ganz anderes Thema zu sprechen. Des öfteren wurde mir berichtet: „Aber diese Sehnsucht nach Kochkost ist nichts anderes als die Sehnsucht nach der Mutter. Die Mütter haben ihre Kinder mit Brei gefüttert und nun will der Mensch auch im erwachsenen Alter wieder Brei genießen." Sicherlich ist etwas Wahres daran. Gäbe es zu dieser Aussage eine Patentlösung, dann wäre es unsinnig, diese nicht weiter zu vermitteln. Sie wäre der Ausgangspunkt für das bessere Gelingen eines Rohkost-Lebens. Möglicherweise ist auch eine systematische Psychotherapie die Lösung. In dem Fall müßten die Lehrer, die die Rohkost weiterempfehlen, ihren Schülern raten, sich zuerst einer Psychotherapie zu unterziehen. Würde ich mehr von Psychotherapeuten und ihrer Arbeit halten, könnte ich diesen Vorschlag sogar in Erwägung ziehen. Wenn es diesen Theoretikern gelingt, einigermaßen diszipliniert zu essen – und hier komme ich auf das Thema Rohkost/LehrerInnen zurück – dann aus dem gleichen Motiv wie bei mir früher: Die hervorragenden Resultate der ersten Jahre haben beflügelt. Das Echo, das dadurch ausgelöst wurde, war überwältigend, die Flut von Briefen und Anfragen war kaum noch zu bewältigen. Also mußte, wie in jedem Betrieb, organisiert und investiert werden. Wer investiert, steht in Schulden und wer in Schulden steht, muß etwas tun, um sie abzutragen. Auch die Angst um Imageverlust spielt eine Rolle. Dieser Mensch kann es sich nicht so einfach leisten, Risiken einzugehen. Wenn er ganz oder auch nur zum Teil von einer Theorie lebt, dann ist es ein Risiko, wenn er anfängt, diese Theorie zu modifizieren. Hier geht es glatt ums Überleben, und deswegen wird es niemandem gelingen, objektiv zu urteilen. Alle Rohköstler, die sich mit Klagen wegen der ausbleibenden Heileffekte an diese Lehrkräfte wenden, bekommen zu hören: „Sie machen offensichtlich Fehler, Sie essen wahrscheinlich nicht immer rein biologisch, vielleicht zuviel Früchte oder, wer weiß, vielleicht ein wenig denaturierte Kost." Nun, welcher Betroffene findet sich bei einem der aufgezählten „Fehler" nicht wieder? Und immer wieder komme ich auf das gleiche Thema zurück. Entweder gibt der Sucher auf oder es wird „Mea Culpa" mit größter Reue ausgesprochen. Der Sucher distanziert sich von allen Orten und Menschen, die eine Gefahr für ihn sein könnten, ja von der ganzen Familie, wenn es sein muß. Die Anwesenheit von Gleichgesinnten, und der fanatische Kult des Rohkost-Essens wird bis zum Geht-nicht-mehr praktiziert. Sage Du mir, ob das das Leben sein kann, das ein Mensch, der natürlicher als alle anderen leben will, tatsächlich lebt.

Du meinst, ich wäre nun ein wenig zynisch geworden. Ja, ich gebe Dir recht. Wüßtest Du, welche schwierigen Wege ich für meine Loyalität gehen mußte und immer noch gehe, dann würdest Du Dich höchstens wundern, daß ich immer noch so viel Zeit und Kraft in das Thema Rohkost investiere. Wenn ich ehrlich bin, wollte ich es auch mal ganz loslassen. Aber solange ich diese Informationen nicht weitergegeben habe, werde ich keine Ruhe finden. Ich muß das Gefühl haben, meine Arbeit abgerundet zu haben. Meine frühere Einseitigkeit habe ich noch nicht völlig verarbeitet. Selbstverständlich fühle ich mich verantwortlich für meine damaligen Worte. Würde ich das ganze belächeln, hätte ich das Gefühl, meine Anhänger im Stich zu lassen. Durch diese fast Anti-Rohkost-Bewegung wurde sehr vielen Menschen bereits geholfen. Wenn ich sage „geholfen", dann meine ich nicht, daß meine Lösung die Wunderbotschaft sei, die zur Heilung führt. Mit „helfen" meine ich, daß ehemalige reine Rohköstler sich von ihrem Fanatismus befreit haben, von dem sie sich viel zu lange haben auffressen lassen. Daß sie wieder toleranter denken und sich bewegen können. Daß sie in Ruhe bei ihren Freunden und Verwandten wieder einmal ein Stück Kuchen mitessen können ohne nachts senkrecht im Bett zu stehen. Und vor allem, daß sie beginnen, die vielen anderen Faktoren, einen nach dem anderen, ernsthafter zu überdenken. Mancher wird auch nach wie vor unter bestimmten Symptomen leiden, das soll nicht verschwiegen werden. Doch wäre die reine Rohkost ihre spezifische Lösung gewesen, wären sie dabei geblieben. Meine Theorie ist nur der Beginn einer neuen Suche. Diese Suche sollte bis zum letzten Tag auf Erden währen, erst dann haben wir begriffen, was Leben ist.

Meine Argumente sollten auf keinen Fall dazu dienen, den gutwilligen Leser einzuschüchtern oder ihn dazu bewegen, die Flinte ins Korn zu werfen. Wer zwanzig Jahre normale Kost in seinem Leben genossen hat, hat alle Gründe, eine reine Rohkost-Therapie für eine bestimmte Zeit durchzuführen. Wenn er sie in dem Bewußtsein durchführt, daß er eine Reinigungskur macht und sie nicht als Wettbewerb oder Askese ansieht, wird er aus dieser Erfahrung heraus später eine Menge neues Wissen in seinen Alltag einbauen können. Er wird später nicht mehr in der Lage sein, dasselbe zu essen, wie vor dieser Kur. Das allein schon ist eine Kur mit Vitalkost wert.

Für Kranke ist die Sache nicht wesentlich anders. Unzählige schwerkranke Menschen haben durch die Rohkost enorme Erleichterung ihrer Leiden erfahren. Manche schwören darauf, die Bemerkung „ohne Rohkost wäre ich nicht mehr da", hörte ich nicht nur einmal. Das gleiche habe ich, offen gesagt, auch oft von mir behauptet. Und trotzdem, irgendwann halten sich die gleichen Menschen nicht mehr an die reine Rohkost. Ich kann heute nur den Rat geben: Nimm aus dieser Ernährung so viel, wie das Schicksal willig ist, Dir zu schenken und finde Dich damit ab, daß die erzielten positiven Resultate nicht immer nur glänzen werden, wenn Du nur ausschließlich auf dem Sektor der Ernährung arbeitest und alles andere vernachlässigst.

Zum Thema „Unverträglichkeit"

Schreibe ruhig mal auf, was Du früher alles so gegessen hast. Ein wenig will ich Dir dabei helfen, denn vermutlich sah es so aus: Zum Frühstück belegte Brötchen mit Butter, Marmelade, Wurst, Käse oder ein gekochtes Ei, Omelett mit Speck und das Ganze wird reichlich mit Kaffee und Sahne, Milch oder Schwarztee übergossen. (Kleiner Vermerk: Mein Frühstück bestand nur aus Butterbrötchen oder später Frischkornbrei mit allerlei Beilage.) Die anderen Mahlzeiten ersparen wir uns, sie sahen ähnlich aus. Die meisten unter uns aßen Vollkornprodukte. Aber wäre diese damalige Kost die Lösung gewesen, hätte die Rohkost-Therapie wohl niemals so viele Anhänger gefunden. Nun, ist das ein Wunder, daß Du, daß wir davon erkrankten? Was haben Deine heutigen zwei Pellkartoffeln, Deine Gemüsesuppe oder der Apfelkuchen mit dem zu tun, was Du früher gegessen hast? Nichts. Sowohl hinsichtlich der Menge als in der Qualität ist ein Vergleich lächerlich. Dein Unterbewußtsein hat registriert: Reine Rohkost macht mich gesund. Gib Dir jetzt die Mühe, zu differenzieren zwischen Deiner damaligen Kochkost und Deiner heutigen. Anhand der „lächerlichen" zwei Pellkartoffeln wird Dein Bewußtsein automatisch neue Informationen speichern. Folge: Dein krankmachendes schlechtes Gewissen wird nach und nach verschwinden. Wenn Du Dich an meinen Plan oder einen ähnlichen hältst, dann kannst Du durch diese kleinen Mengen an denaturierten Stoffen niemals erkranken. Wenn Du dennoch erkrankst, dann gilt, was ich vorhin schon sagte: Dann warst Du längst krank und bist es trotz Schmerzlosigkeit geblieben. Deine eiserne Disziplin hat leider nicht ausgereicht um zu genesen, weil Deine Krankheit anderweitiger Mittel und Therapien bedarf als nur der Rohkost.

Die Rohkost-Therapie ist für die meisten allgemein gesehen nichts anderes als eine symptomatische Behandlung. Jeder von uns erfährt tatsächlich das Abklingen bestimmter Symptome, vielleicht auch die Heilung von Krankheiten, aber in den wenigsten Fällen die vollkommene dauerhafte Heilung. Davon bin ich heute fest überzeugt. Bedenke, daß die Natur bereits in uns ein Säuberungssystem eingebaut hat und das gleich zu Menschheitsbeginn, als es noch keine Marmeladenbrötchen zum Frühstück gab. Das Wort „Desintoxikation" = Entgiftungsvorgang ist Dir sicherlich nicht fremd. Gehe in die Natur, lies Äpfel auf, die durch den Wind zu Boden fielen und iß sie ohne Dich darum zu kümmern, ob bereits freie Radikale (krebserregende Stoffe) in ihnen gebildet wurden. Durch diese und viele andere „natürliche", aber potentielle Giftstoffe, hast Du am Ende eines Tages so viele „schädliche" Stoffe aus der Natur zu Dir genommen und verspeist, wie auch nicht mehr aus den 'gekochten Kartoffelmolekülen' entstehen. Zugegeben, ich kann es nicht beweisen, es ist eine Annahme, damit ich selbst mit meinen gelegentlichen zwei Pellkartoffeln in Frieden lebe, und so hoffe ich, daß ich auch Dir damit Dein Gewissen erleichtere. Vielleicht weißt Du schon, daß die gesamten wissenschaftlichen Theorien ebenfalls Hypothesen sind. Sowohl gegen diese natürlichen toxischen Stoffe, als auch gegen jene aus den Dampfkartoffeln weiß sich der Körper zu helfen. Zumindest ein Körper, der nicht kurz vor dem Zusammenbruch steht. Der kleine Verzicht auf diese paar 'denaturierten Kartoffelmoleküle' läßt Dich nicht völlig genesen, allenfalls befreit es Dich von verschiedenen kleinen körperlichen Unpäßlichkeiten. Wenn das bei Dir zutrifft, dann verzichte und beobachte, wo jetzt der Schuh bei diesem Verzicht drückt. Eben! Du weißt schon, wie ich das meine. Ein Verbot ist überflüssig, Du allein übernimmst die Verantwortung für den Weg zu Deinem Wohlbefinden.

Wer meine früheren Schriften gelesen hat oder sie nachprüfen möchte, weiß, daß ich niemals irgendein Produkt oder Verhalten als das einzig seligmachende angepriesen habe. Ich war von Anfang an stets bemüht, die Pro- und Contraseiten meiner Ernährung abzuwägen und überließ es dem Leser, wie er sich dann entscheiden möchte. Ich achte nicht darauf, immer mehr zu behaupten: „Dies und jenes sei einzig richtig oder falsch." Ich glaube eher, daß nichts gänzlich richtig oder falsch sein kann, sondern, daß es für jeden Menschen zu gegebener Zeit und in bestimmter Dosis irgendetwas gibt, das ihm helfen oder schaden kann.

Meine heutigen Ansichten zum Thema tierische Produkte

Die Instinkt-Therapie nach G. C. Burger bietet rohe tierische Produkte an, wie z. B.: Eigelb, Seetiere, Fische und Fleisch. Ich betone: in rohem Zustand! Auf keinen Fall Milch und ihre Produkte. Nicht selten höre ich langjährige Vegetarier sagen: Seitdem ich ein wenig rohen Fisch oder rohes Fleisch zu mir nehme, fühle ich mich ausgeglichener. Frust und das ständige Hungergefühl sind verschwunden. Zugegeben, ich habe ein wenig Probleme, mit diesem Thema anzufangen, weil ich von vornherein weiß, daß mich viele Leser mißverstehen können. Ich bin von zahlreichen Lesern gebeten, gedrängt worden, zum Thema Vegetarismus meine neueste Meinung zu äußern. Für mich hat sich nichts verändert.

Die oben erwähnte Aussage möchte ich dennoch ernst nehmen. Indem ich sie weitergebe, möchte ich die Toleranz üben, die ich mir so oft von Gleichgesinnten gewünscht habe. Doch möchte ich sie nicht so verstanden wissen, als würde ich empfehlen, tierische Produkte zu essen. Die Angelegenheit ist viel zu prekär, um eine solche Entscheidung für andere zu übernehmen.

Wie ich es in der ersten Auflage schon ausdrückte, es kann wirklich sein, daß ein vorübergehender Verzehr von rohen tierischen Produkten für einige Zeit die Lösung ist. Es fragt sich nur, wie lange. Selbst bleibe ich Vegetarierin. Es ist mir absolut undenkbar, mich in Richtung „rohes Fleisch" zu bewegen. Ich bin soweit, einfach zu akzeptieren, daß nicht alle Menschen dieser Erde die gleichen Bedürfnisse hinsichtlich der Zufuhr tierischer Proteine haben. Auch können nicht alle die gleichen Gefühle für Ethik verspüren. Je zivilisierter ein Volk ist, desto mehr Menschen gibt es, die sich in Richtung Ethik bewegen. Wer aus reinen ethischen Gründen auf tierische Proteine verzichtet, ist stark motiviert. Aber auch dieser Mensch, der sich Vegetarier oder Veganer nennt, darf auf keinen Fall seine eigene Lebenseinstellung als die einzige richtige Wahrheit ansehen, wenn er friedlich mit dem Rest der Erde leben möchte.

Ein Vegetarier darf nicht seine Anschauung zu einer Weltanschauung die alle Menschen kultivieren sollten, machen. Er kann genauso wenig dafür, daß er so spürt wie er spürt, wie seine Mitmenschen nichts dafür können, wenn sie gedanken- und emotionslos Fleisch essen. Selbstverständlich haben wir als kultivierte Menschen sozusagen die Pflicht, uns um ethische Fragen zu kümmern, doch auch diese Zuwendung ist für die einen ein langsamer Entwicklungs- und Lernprozeß, während andere ein sogenanntes Erlebnis haben und von heute auf morgen alles hinter sich lassen. Doch nicht in allen Fällen ist diese plötzliche Entscheidung zum Vegetarismus absolut rückfallfrei. Eine hohe Achtung der Tierwelt gegenüber kommt mir wie eine Pflicht vor. Deswegen empfehle ich den Menschen, die Probleme in dieser Richtung haben und solchen, die meinen, daß sie zur Vorbeugung eines Eiweißmangels ein wenig Fleisch brauchen, und sei es nur einmal im Monat, dieses Fleisch aus einem Hof zu beziehen, der die Tiere respektvoll behandelt, so daß ihr Tod angst- und schmerzfrei verläuft. Selbstverständlich sollte dieses Fleisch roh sein. Sobald es erhitzt ist, geht es um Schlemmerei und nicht mehr um sogenannte Eiweißversorgung.

Ich lege immer mehr Wert auf Toleranz anders Fühlenden und Essenden gegenüber. Auch dies habe ich selbst in den letzten Jahren langsam lernen müssen. Auch ich hatte eine Zeit, in der ich einen starken Hang zur Sittenlehre verspürte, mich nach Reinheit sehnte, und nichts war mir hart genug, um mein Ziel zu erreichen. Das hat genau eineinhalb Jahre gedauert. Doch irgendwann sah ich ein, daß ich sehr viel mit dem Kopf arbeitete, daß mein Moralanspruch stark vom Kopf dirigiert wurde und ich mich deshalb nicht wundern sollte, wenn ich eines Tages in konkreten Situationen anders reagieren würde, als ich mir das theoretisch zurechtlegte. Gelegentlicher, aber offiziell eingebauter Verzehr von rohem Fisch und Eigelb hätten mich damals, als ich litt, vielleicht davon abgehalten, so viel Obst zu essen, wie ich es damals noch als notwendig empfand.

Mein heutiger Stand: In den letzten drei Jahren, ganz plötzlich, hatte ich wieder großes Verlangen, vielleicht nennt man das auch Lust, Fisch zu essen. Allerdings nicht roh, sondern so, wie man ihn in meiner Heimat Südfrankreich vorbereitet. Ich bin am Mittelmeer groß geworden, und für uns Süd-Franzosen ist Fisch wie Kartoffeln für den Deutschen. Sehnsucht nach einem Stück Kindheit? Vielleicht! In den letzten zwei Jahren habe ich jeweils zwei bis dreimal zubereiteten Fisch innerhalb eines Jahres gegessen und auch mehrmals rohes Eigelb, nicht zuletzt, um meinen Cholesterinspiegel zu regulieren. Es war für mich ziemlich hart, dieses Verhalten als ein Stück meiner Entwicklung zu akzeptieren, da ich damals überzeugt war, nie wieder in meinem Leben irgendwelche tierischen Produkte zu mir zu nehmen. Ich hatte das Gefühl, einen niemals offiziell ausgesprochenen Schwur der Tierwelt gegenüber gebrochen zu haben. Heute bin ich in dieser Frage etwas gelöster, aber immer noch nicht ganz frei. Ich nehme mir nichts mehr vor. Ich experimentiere mit den Dingen, wie sie auf mich zukommen und sehe, wie sich das Ganze auswirkt. Ich teile meinen Lesern diese kleine Anekdote mit, denn ich habe das Bedürfnis, auf meiner Ernährungslinie Klarheit zu schaffen.

Das Kapitel Fleisch ist eine andere Sache. Abgesehen vom ethischen Standpunkt, würde ich rohes Fleisch nur essen, wenn es mir sehr schlecht ginge und ich das Gefühl hätte, ich könnte mich mit ein wenig konzentriertem Protein retten. Ich schätze, daß ich sehr krank sein müßte dafür. Dagegen schwört ein echter Vegetarier darauf, daß er lieber sterben würde, als Fleisch zu essen. Aber wer sind diese Menschen, die von etwas sprechen, was sie niemals reell erlebt haben, die niemals in der Situation standen, zwischen Leben und Tod wirklich wählen zu müssen? Wer unter ihnen war dem Tod schon so nah und hat erfahren, wie man sich fühlt, wenn man vor dieser besagten Wahl steht? Ein junger Mensch, der das Leben noch vor sich hat, hat sicherlich auch andere Überlebensimpulse, als ein achtzig-, neunzigjähriger Vegetarier. Und wie immer steht es niemandem zu, ein endgültiges Urteil abzugeben. Wenn wir verstehen, daß alles einen Sinn hat, dann werden Faux Pas, egal auf welchem Gebiet, auch ihre Berechtigung haben. Eins dürfen wir nicht vergessen. Die Menschen aßen früher direkt von ihren Feldern oder von denen ihrer Nachbarn. Es gab jedenfalls keine Versorgung, die mit Transporten und Lagerung zusammenhing. Die Produkte waren nicht so steril wie sie heute sind. Darüber hinaus enthielten sie eine Menge Mineralien. Vielleicht hafteten an diesen Produkten noch so viele Mikroorganismen, daß ein Minimum an tierischem Eiweiß dem Menschen zugeführt wurde. Es wird oft gesagt: Die Elefanten, Büffel, Giraffen und andere Tiere seien reine Vegetarier. Das stimmt so nicht. Sie wählen zwar Pflanzen aus, aber wieviele kleine Tierchen befinden sind auf diesen Pflanzen, die unwillkürlich mitgefressen werden. Entspricht diese minimale Menge von Aminosäuren vielleicht gerade der Menge und Auswahl, die uns bei unserer heutigen modernen Nahrung fehlt? Diese Mikroorganismen würden wir unbemerkt zu uns nehmen, würden sie nicht notieren. Wenn heute jedoch einmal ein winziges Tierchen in einem Bio-Salat liegt, springen die Menschen an die Decke vor Schreck oder Ekel. Es wird „gerettet" oder zerstört, auf alle Fälle nicht verzehrt. Und mir geht es natürlich nicht anders.

151

Wenn ich dieses letzte Kapitel lese, fünf Jahre nachdem ich es schrieb, dann sehe ich, daß es leichtsinnig von mir war, Gedanken so zu übergeben, als wären sie „Die Lehre". Es gab damals eine Zeit von eineinhalb Jahren, in der ich mich absolut nach der veganen Ernährung richtete. Ich konnte mir damals nicht vorstellen, daß mein Gefühl dazu sich jemals ändern würde. Aber das Leben hat mich anders belehrt. Selbstverständlich ist die Richtung Vegan/Vegetarismus nach wie vor erstrebenswert, aber diese Sache so absolut durchzuführen, wie ich es damals tat, halte ich heute, zumindest für mich, für unangebracht. Wenn ein paar Käsewürfel im Salat sind, dann pule ich sie nicht mehr heraus.

Helmut Wandmaker, Autor des Buches „Willst du gesund sein, vergiß den Kochtopf", hat sehr viel für die Entwicklung der Rohkost-Vegan-Richtung in Deutschland getan. Er meinte, „alle unsere Krankheiten kommen zu 99 Prozent von der Ernährung". Da er selbst sehr krank wurde, brachte diese Fatalität doch eine Wende in der Rohkostszene. Mir wäre das Gleiche wahrscheinlich auch passiert, wenn ich mich weiterhin so fanatisch verhalten hätte. Eines Tages fragte mich H. Wandmaker, ob ich der Meinung sei, ein wenig Fleisch sei doch bei der Rohkost vertretbar, aber etwas Angst vor der Reaktion meiner Anhänger hätte? Ich antwortete ihm: Wenn ich Du wäre, würde ich das tun, was ich für notwendig hielte, egal, was meine Anhänger darüber denken. Denn wenn Du im Grab bist, hast Du Deinen Anhängern auch nicht geholfen. Doch eines Tages sah ich mich vor ein ähnliches Problem gestellt. Ich litt nicht unter Eiweißmangel, sondern meine Eisen- und Hämoglobinwerte nahmen katastrophale Werte an. Und jetzt stand ich vor dem gleichen Problem. Dieses Mal von der intellektuellen Überlegung beeinflußt „ein wenig Fleisch könnte mir helfen meine Werte zu regulieren". Auch strengste vegetarische Therapeuten rieten mir, einmal in der Woche Fleisch zu essen, da die Eisen-Präparate nicht halfen. Plötzlich konnte ich die Ratlosigkeit von H. Wandmaker verstehen und fühle mich eher beschämt für diese leichtfertige Beurteilung meinerseits.

Da ich mich ohnehin von allen möglichen Dogmen befreien wollte, sah ich darin eine Chance, dieses Vorhaben durchzuziehen, indem ich auch da mein fanatisches Verhalten aufgab. Aber auch ich dachte: Was werden meine vielen lieben Vegetarier-Freunde sagen? Dieser Gedanke bescherte mir zwar Kopfzerbrechen und förderte keinesfalls den Entschluß, Fleisch zu essen. Ich holte zweimal Fleisch aus der Demeter-Bio-Abteilung, aber einmal bekam es der Hund, einmal die Katze. Die Überwindung tatsächlich Fleisch zu essen, kam absolut ungeplant, als ich in einem Restaurant nichts weiter als einen Salat essen wollte. In allerletzter Sekunde vor der Bestellung beschloß ich: Heute breche ich mit allem und werde ein Steak essen! Und so geschah es auch. Ich kann nicht sagen, daß es besonders gut geschmeckt hätte. Eigentlich war die Soße das Leckere. Ich habe mir nie etwas aus Fleisch gemacht, sondern eher verabscheut. Wahrscheinlich kann ich deswegen kein schlechtes Gewissen entwickeln, wie ich das vor einigen Jahren bei meinem ersten „Ausrutscher" mit einem Stück Kuchen erlebte. Diese Erfahrung wiederholte sich nur noch ein weiteres Mal. Für mich war wichtig, wieder einmal festzustellen, daß man eigentlich niemals nie sagen darf, weil immer wieder Dinge im Leben auf einen zukommen können und zwar in einer Form, die man nicht erwartet. Überraschenderweise vertrug mein Körper dieses Fleisch beide male sehr gut. Keine unangenehmen Folgen wie Bauchweh, übelriechende Darmausscheidung, nicht mal der Urin-pH-Wert änderte sich. Erstaunlich!

Ob ich jemals dieses Experiment weiterführe? So wie ich die Sache heute sehe, glaube ich es nicht, aber ich werde mich diesmal hüten, irgendeine Prognose über mein zukünftiges Verhalten schwarz auf weiß zu Papier bringen!

Zweimal Fleisch in 13 Jahren zu essen, ist zumindest mehr als gar keins. Ich weiß, daß einige sagen werden: „Die Frau Peiter ißt wieder Fleisch!" Das ist die Kehrseite meiner Offenheit, aber damit muß ich leben. Einige andere werden fragen: Aber warum nicht roh? Ganz einfach: Weil ich es nicht mag und nicht will. Eins konnte ich bei diesem Experiment feststellen. An den beiden Tagen, als ich Fleisch aß, meldeten sich am Nachmittag keine Hungergefühle, wie es nach reiner Rohkost häufig der Fall ist. Wohlgemerkt, neben dem Fleisch aß ich nur einen kleinen grünen Salat. Ich achtete darauf, daß ich mich nicht sonderbelastete. Seit diesem Fleischexperiment fragte ich mich, ob das vielleicht gemeint ist, wenn G. C. Burger feststellte: Fleisch vermittelt einen gewissen Ausgleich. An diesen beiden Tagen traf es bei mir zu, aber das kann auch zufallsbedingt sein oder sich im Wiederholungsfall abschwächen. Wenn Fleisch allerdings die Lösung für Harmonie, Ausgeglichenheit, sowohl psychisch als auch physisch wäre, dann würde diese Atmosphäre zumindest in einem Ort wie dem des Zentrums zur Instincto-Therapie in Frankreich herrschen. Aber genau das Gegenteil passiert dort. Es werden Unmengen gegessen, und man hat nicht unbedingt den Eindruck der Ausgeglichenheit. Das ist für mich nicht gerade der Beweis, daß diese Methode so funktioniert, wie sie das theoretisch verspricht. Damit möchte ich sagen, niemand hält den Stein der Weisen in der Hand, obwohl es manchmal so aussieht, als könnte es bei einigen der Fall sein. Für mich ist nach wie vor Fleisch nicht die Lösung. Aber für andere kann sie es sein, unter Umständen sogar für längere Zeit. Ich halte mich ganz zurück, mich hier mit einem Urteil festzulegen. Die letzte Wahrheit variiert hier möglicherweise von Mensch zu Mensch.

Warnsignale

Verlust des exzellenten Wohlbefindens, Frust- oder ständiges Hungergefühl können warnen. Der Rohköstler hat es schwer. Es wird ihm in der Regel Literatur angeboten, die den Obstverzehr als eine Notwendigkeit nahelegt. Kein richtiger Rohköstler warnt vor dem Verzehr. Ernst Günter und Dr. Schnitzer äußern sich zwar in diese Richtung, aber sie sind nicht Vertreter der reinen Rohkost nach dem Instinkt und werden vermutlich von Rohköstlern leider nicht ganz ernst genommen. Es mag Menschen geben, die mit dem Obst problemlos fertig werden. Mich konnte bis jetzt niemand, außer Anfängern, von ihrer einwandfreien Obstverträglichkeit überzeugen.

Wenn mir jemand sagt: Ich aber vertrage Obst bestens, dann schaue ich mir den Menschen genau an. Es sind keine zwei Minuten vergangen um festzustellen, daß sich dieser Obst-Mensch etwas vormacht. Gewisse, für mich leicht erkennbare Zeichen am Ohrläppchen, tiefe Ränder unter den Augen, entzündete Augenkanäle, zerplatzte Adern am Augapfel, gelbe Zähne, Mundgeruch, aufgeblähter Bauch, entzündeter Mundwinkel, starkes Untergewicht, hohe Intoleranz gegenüber geringsten Mengen an Kochkost, seine Aggressivität, Fanatismus, um seine Früchtekost zu verteidigen, das alles sind nur die äußeren Anzeichen der Unverträglichkeit. Die Antworten dieser Menschen auf gezielte Fragen verraten eine Menge mehr.

Literatur, die hohen Obstverzehr empfiehlt, beruht auf Experimenten, die nicht in unseren Breitengraden durchgeführt wurden. Sie haben mit dem tatsächlich empfehlenswerten Obstkonsum in Deutschland, speziell im Winter, nichts zu tun. Diese Literatur wird in Sprachen übersetzt, die auch in kalten Ländern gesprochen werden, ohne den spezifischen Breitengrad und die dazugehörenden Menschentypen zu berücksichtigen. So beruht zum Beispiel die Lehre der Diamonds auf der Lehre der Natural Hygiene. Sie kommt aus den Vereinigten Staaten von Amerika und ist ganzheitlich auf eine gesunde Lebensweise mit vorwiegend vegetarischer Rohkost ausgerichtet. Sie entstand bereits im vorigen Jahrhundert. Damals lebten die Menschen unter ganz anderen Voraussetzungen als heute. Der Widerspruch zum zeitgemäßen Eßgenuß war noch nicht so stark ausgeprägt wie heute, denn es gab viele Produkte, die heute üblich sind, damals einfach nicht. Wer die Kochkost aufgab, mußte nicht gleichzeitig auf Zucker, Marmelade, Kuchen, Schokolade, Eiskrem, Käsebrot und Salami verzichten, weil diese Produkte damals eine Seltenheit waren. Sie wurden höchstens an Feiertagen in der feinen Gesellschaft geschlemmt. Die umfangreichen Variationen des heutigen Früchteangebotes kann man einerseits als einen Segen und andererseits

154

als eine Belastung für die Gesundheit des Menschen und für die Umwelt betrachten. Was hat eine Ananas in dem Magen oder Darm eines Menschen zu suchen, der sich mitten in einer Schneelandschaft befindet? Klingt es nicht ein wenig pervers? Ich meine nicht so sehr die Ananas und den Schneemenschen, sondern die Theorie, die uns glaubhaft machen will, daß diese Art Rohkost für alle Menschen der Erde, der kalten und warmen Länder, das Richtige sei. Darüber hinaus sind Tropenfrüchte eine teuere Angelegenheit und belasten durch den aufwendigen Transport zusätzlich unsere Umwelt. Die Empfehlungen für eine gesündere Ernährung sollten auch für kleine Einkommen möglich sein. Ein Faktor, der mich von Anfang an sehr gestört hatte. Ansonsten finde ich die Literatur der Diamonds sehr empfehlenswert, weil die Umstellung langsam vor sich geht. Kein Zufall, daß diese Literatur so viele Anhänger fand. Die Diamonds wurden uns in den letzten acht Jahren immer wieder als reine Rohköstler präsentiert. Bei der letzten Gesundheitstagung offenbarte uns Harvey Diamond, er sei früher reiner Rohköstler gewesen, doch nachdem er seine kranke Frau kennenlernte, die eine Heilnahrung für ihre Genesung brauchte, schloß er sich ihrer Diät an und aß nur noch 75 Prozent seiner Nahrung roh. Diese Aussage fand ich sehr mutig, weil sie sehr ehrlich war. Sie eröffnet einen Widerspruch, denn auch die Diamonds verkaufen die Meinung, „reine Rohkost sei eben Heilkost". Da muß der suchende Mensch schon stark verankert sein, um sich nicht von all diesen Widersprüchen aus der Balance bringen zu lassen. Wer reine Rohkost im kalten Europa durchführen will, muß sich darüber im klaren sein, daß tropische Süd- und Zitrusfrüchte die Ausnahme bleiben sollten, speziell, wenn man krank ist oder es nicht werden will.

Richtig wäre im kalten Winter, nur gelagerte Äpfel und Birnen als Obst zu verzehren. „Langweilig" werden hier vor allem Früchteköstler sagen. Kannst Du verstehen, warum so viele Rohköstler keine andere Wahl haben als den Ausstieg aus der hundertprozentigen Rohkost?

Vorsicht „Übersiedler"!

Viele Rohköstler spüren sehr früh, daß ihr Verhältnis zum Obst nicht ganz stimmt. Aber auch sie haben dann oft schon eine neue Abhängigkeit geschaffen und kommen davon nicht mehr weg. Sie schmieden Pläne und mancher möchte verständlicherweise in ein warmes Land ziehen. Dort könnte er dann wieder die große Obstorgie von vorne beginnen oder fortsetzen und glauben, daß sie nun ihre Berechtigung hätte, denn dort sind diese Früchte ja zuhause. Großer, neuer Irrtum! Auch hier werden nur wenige von uns gute Erfahrungen machen, aber im allgemeinen stellt es sich heraus, daß ein degenerierter Darm, der jahrelang Zivilisationskost genoß, nicht ohne weiteres alles essen kann, was ihm das warme Land anbietet. Auch dann nicht, wenn er diese Produkte selbst biologisch anbaut und reif pflückt. Säurehaltige Früchte wie Zitrusfrüchte und auch Tomaten können dort die gleichen Symptome hervorrufen wie im kalten Deutschland. Eher sogar ein wenig mehr, da der Mensch annimmt, jetzt stünde er außer Gefahr und bräuchte in diesen Regionen keine Rücksicht mehr auf die Menge zu nehmen.

Rote Kirschen in Deutschland locken uns im Sommer genauso an, aber wer kann sich nicht erinnern, einmal in seiner Kindheit soviel Kirschen gegessen zu haben, bis er Bauchweh davon bekam? Fazit: Gesunder Obstverzehr in unkontrollierten Mengen und zu jeder Zeit sind Wunschträume und bleiben es auch!

Eigenes Experiment

Mein eigenes Experiment auf diesem Gebiet brachte mir folgende Erkenntnisse: Ein Aufenthalt in warmen Ländern war bei mir mit einem streßfreien Leben und Seligkeit verbunden, darüber hinaus mit Laufen, frischer, sauberer Luft und natürlich Sonnenbädern. Daneben machte ich aber die gleiche negative Erfahrung wie die meisten Rohköstler, die dort länger leben: Das viele Obst bekam mir nicht. Dies hängt sicherlich nicht zuletzt auch mit meiner Pilzerkrankung zusammen, die ich eines Experimentes wegen damals noch nicht therapieren ließ. Darauf gehe ich noch näher im Kapitel „Pilze" ein. Inzwischen sind Allergien gegen Zitrusfrüchte, Bananen, Avocados und Kokosnußfleisch nachgewiesen. Die spezielle Frucht, welche mein Unwohlsein auslöste, konnte ich nicht ermitteln. Dagegen blieben die typischen Reaktionen nach dem Genuß denaturierter Produkte aus oder kamen nur sehr schwach durch. Zum dritten Mal verfolgte ich dieses Phänomen, das möglicherweise gar keins ist. Meine dortigen Lebensbedingungen, obschon ich auch meine acht Stunden am Computer arbeitete, waren mit den sonstigen nicht im geringsten vergleichbar. Daraus möchte ich folgern: Ändern wir unseren Lebensstil, dann nähern wir uns automatisch auf natürliche Weise einer globalen Gesundheit, ohne Gesundheitsapostel auf einem speziellen Gebiet, wie zum Beispiel dem der Ernährung, zu sein.

Der neue Rohköstler entwickelt bald Sehnsucht nach einer Mahlzeit, die seinen Magen richtig füllt. Das Obst hat diese Eigenschaft leider nicht. Es sättigt erst, wenn man eine (zu große) Menge davon verzehrt hat, und das wiederum hält nicht lange an. Also wird bald wieder Obst verzehrt. Hier können wir sehen, was für einen Teufelskreis diese Obstkost für uns auslösen kann.

Ratschlag für Untergewichtige

Untergewichtige Menschen nehmen aus Erfahrung mit der Rohkost mehr ab als solche, die Übergewicht haben. Untergewichtige müssen also viel mehr Geduld aufbringen, wenn sie sich durch eine Rohkostkur reinigen wollen. Sie sollten ihr Gewicht täglich morgens nach dem Stuhlgang beobachten. Wenn das Gewicht zu stark nach unten sinkt, sollte der Untergewichtige so lange eine Pause einlegen, bis das verlorene Kilo wieder aufgeholt ist. Eine Woche reine Rohkost ist für die meisten Untergewichtigen das höchste, was sie praktizieren sollten.

Viele magere Menschen sind, nicht anders als die stark übergewichtigen, „freßsüchtig". Sie haben von Kindheit an gehört und lernen müssen „Iß, daß Du groß und stark wirst." Doch der Körper wird mit der Menge „Vielfraß" einfach nicht fertig. Das Stoffwechselsystem wird überfordert, und das Eßmaß wechselt von einem Extrem ins andere, ohne dem Körper die Chance zu geben, sich das zu holen, was er wirklich braucht. In vielen Fällen konnte beobachtet werden, daß eine disziplinierte, reduzierte Kost dem Körper viel leichter zu einer Gewichtszunahme hilft als ein unsinniges Vielessen.

Kartoffeln, Hirse, Buchweizen, eventuell auch Reis, sollten bei Untergewicht einmal am Tag gegessen werden, natürlich jeweils nur ein Produkt.

Allein der Verzicht auf Brot, Milchprodukte und Salz bringt dem neuen Rohköstler eine starke Gewichtsreduzierung. Das erhitzte Getreide (Brot) und natürlich auch Salz besitzen die Eigenschaft, Wasser an sich zu binden. Darüber hinaus sind denaturierte Kohlenhydrate eben doch Dickmacher, und die fallen nun weg. Trotzdem möchte ich betonen, wenn Du schon auf denaturierte Kohlenhydrate zurückgreifen mußt, damit meine ich erhitztes Getreide usw..., dann solltest Du möglichst einen großen Bogen um das Brot machen (auch Vollkornbrot!) und Dich an oben empfohlene Beilagen halten. Und wenn Du meinst, Du brauchst irgendwann doch einmal ein Stück Brot für Dein seelisches Wohlbefinden, dann iß dieses bewußt und mache nicht den klassischen Fehler, den wir alle in den letzten Jahren gemacht haben, ein schlechtes Gewissen dabei zu entwickeln. Brot schon allein bildet Säure. Das schlechte Gewissen leider eine Menge dazu.

Die Aussage: „Rohkost wirkt ganz spezifisch nach dem jeweiligen Bedarf, das heißt, Dicke werden dünner, Dünne werden dicker" ist ein Märchen. Wenn das einmal unter 100 000 Menschen beobachtet werden kann, dann gehört es eben zu den Ausnahmen. Ob auch Du zu den Ausnahmen gehören wirst, ist sehr unwahrscheinlich. Wer mit Untergewicht innerhalb einer Woche fünf Kilo auf einen Schlag verliert, wird vielleicht ein Jahr brauchen, um den Verlust wieder aufzuholen. Auch aus diesem Grund ist es vernünftiger, behutsam mit einer Rohkostumstellung umzugehen, somit vermeidest Du den plötzlichen und auch starken Gewichtsverlust.

Diäten machen fettsüchtige Menschen oft noch dicker

Ein dummer Widerspruch, nicht wahr? Und doch trifft er für viele zu. Ja, sogar Fastenkuren machen dick, allerdings indirekt. Jeder kennt Menschen um sich herum, die hin und wieder eine Abmagerungskur machen. Vielleicht bist Du selbst einer dieser Menschen. Wie lange sind diese Fastenden schlank? Solange sie die Kur durchführen. Und was passiert später? In den meisten Fällen bringen sie vor jeder neuen Kur ein bis zwei Kilo mehr auf die Waage, nicht selten sogar wesentlich mehr. Diese Schwankungen würden nicht passieren, wenn die Vorbereitung zum Abnehmen, inklusive Ab- und Aufbauen der Diät, mit Geduld angegangen worden wäre.

Unser Stoffwechselsystem ist seit Jahren an einen bestimmten Rhythmus und ein Arbeitspensum gewöhnt, so wie wir Menschen ebenfalls an ein bestimmtes Arbeitspensum gewöhnt sind. Wenn man Dir von heute auf morgen, und dies ohne geistige und körperliche Vorbereitung und Einstimmung, jede Beschäftigung abnehmen würde, wie würdest Du reagieren? Zuerst wäre das eine feine Sache, endlich kannst Du Dich ausruhen. Doch ein gewisses Phlegma würde sich mit der Zeit einschleichen und die geringste Arbeit würde allmählich zur Überforderung. Genau das erleben die Menschen, die nach einer Fastenkur oder nach einer längeren Rohkostkur plötzlich wieder normal essen wollen. Das Stoffwechselsystem arbeitet langsamer. Es fühlt sich überfordert, die Nahrung wird nicht optimal verwertet und die Pfunde sammeln sich schneller an als früher. Der Mensch, der zur Fettsucht neigt, wird von jetzt an mit einer geringeren Menge an Lebensmitteln genauso schnell dick wie früher mit mehr Nahrung. Wenn diese Rückkehr in die normale Kost ohne bedachten, bewußten Übergang geschieht, dann kann das passieren, wie es vermutlich bei fast jedem unter uns „alten Hasen" schon einmal eingetreten ist. Man überfrißt sich regelrecht mit unsinnigem Zeug. Die positiven Effekte der Reinigungskur sind vernichtet. Der Zustand ist nun schlimmer als vorher. Also bereitet sich der Mensch zu seiner nächsten Reinigungskur vor. Gelingt es ihm diesmal, langsam in die normale Kost zurückzukehren, dann ist das ein Erfolg, ansonsten kann diese Zeremonie zu einer Lebensgewohnheit werden. Das mag unser Körper nicht. Er möchte Stabilität erfahren. Stabilität aber ist eher gewährleistet, wenn wir uns nicht mit Askese überfordern, die uns und unseren Mitmenschen Erstaunen und Bewundern abverlangt, uns aber langfristig nicht weiterhilft. Seitdem ich diese Tatsache erkannt habe, lebe ich lieber mit meinen immer wieder auftauchenden vier, sechs Pfunden Übergewicht, als mich zu einer Kur zu zwingen, zu der ich innerlich nicht jederzeit bereit bin und auch nicht bereit sein kann. Soweit solltest Du das akzeptieren. Kleiner, aber wichtiger Hinweis: Gicht-Kranke sollen wegen der Rückvergiftung keine Null-Diäten machen.

Wie weit kann sich der Mensch heute noch auf seinen Ernährungsinstinkt verlassen?

Bevor ich etwas über den Ernährungsinstinkt äußere, möchte ich einiges klarstellen: Die Instinkt-Therapie, wie sie in Deutschland praktiziert wird, hat nichts mit der Therapie Guy-Claude Burgers zu tun. Bei Burger, wie ich es vorhin erwähnte, werden tierische Proteine verzehrt. Rohköstler in Deutschland sind oft frühere Vollwertköstler, die keine positiven Erfahrungen mehr mit der Vollwerternährung machten. Die Vollwertkost ist jedoch vorwiegend vegetarisch ausgerichtet. Die Instinctos Deutschlands sind im allgemeinen vegetarische Rohköstler. Diese Form der Ernährung hatte bis jetzt niemand im größeren Umfang in unseren kalten Ländern längere Zeit ausprobiert. Heute ist mir klar geworden, daß die vegetarische Rohkost ein Abenteuer für Pioniere war und für viele noch ist.

Der Ernährungsinstinkt ist zwar noch existent, doch von Mal zu Mal unterschiedlich wirksam. Zwei Hauptgründe stellen sich einem reibungslosen Funktionieren dem modern lebenden Menschen in den Weg:

1. Das Lustprinzip, das stärker ist als der Instinkt selbst, zumindest auf Dauer gesehen.
2. Die Lebensmittel, die nicht mehr ursprünglich sind.

Dies erwähnte ich bereits in meiner Einleitung.

Das Kapitel Instincto-Therapie habe ich deswegen aus diesem Buch herausgenommen. Verschiedene Indizien veranlassen mich zu glauben, daß der Instinkt bei uns vegetarischen Rohköstlern nicht genügend funktioniert, um uns auf ihn verlassen zu können. Theoretisch ist die Lehre der Instincto-Therapie kaum angreifbar. In der Praxis sieht sie anders aus. Unser Intellekt und unsere Genußlust sind so weit ausgeprägt, daß sie die Stimme des Ernährungsinstinktes leicht übertönen. Die Instinkt-Therapie verlangt vom Schüler eine möglichst umfangreiche jederzeit zur Verfügung stehende Palette an Lebensmitteln. Alleine diese Bedingung kann sich rein praktisch und finanziell kaum jemand erfüllen. Falls die Voraussetzungen erfüllt sind, soll der Schüler mit geschlossenen Augen die Frucht auswählen, die für seine Nase am besten riecht. Doch das Herausnehmen aus der Obstschale, soweit der Geruch der Frucht identifiziert wird, wird vom Verstand gesteuert. An diesen ist das Lustzentrum angeschlossen. Letztendlich läuft alles über das Lustprinzip. Der Mensch wählt auf Dauer gesehen das, was er im Kopf bereits als seine Lieblingsfrucht auserkoren hat. Und wenn er jetzt zwischen süßen Früchten und bitterem Gemüse wählen soll, dann wird er immer wieder und bei jeder Mahlzeit Früchte wählen. Rohes Fleisch und Fisch nach dem Geruch auszusuchen ist keine anziehende Perspektive und nicht jedermanns Sache. Die Disziplin, sich genauestens nach dem Instinkt zu ernähren, funktioniert anfangs noch ganz gut, weil man von neuen Energien erfüllt ist, die uns das Gefühl eines hoffnungsreichen, neuen Lebens vermitteln. Die Motivation zur eisernen Disziplin ist daher anfangs gewährleistet. Alle diese Erfahrungen habe ich hinter mir. Doch später sieht es anders aus. Irgendwann meldet sich das Lustprinzip wieder und gewinnt die Oberhand über unseren Instinkt. Das zeigt sich sowohl bei Schülern als auch bei Lehrern, zumal, wenn sich trotz hoher Disziplin nicht der erwartete gesundheitliche Erfolg einstellt.

Wenn so viele Menschen heute unter Pilzbefall leiden, dann nicht zuletzt, weil sie sich blind auf ihren sogenannten „Ernährungsinstinkt" verlassen haben. Dieser soll besagen: Je höher der Genuß an einem natürlichen Lebensmittel ist, desto mehr brauchst Du es. Ich betone: „an einem natürlichen Lebensmittel". Das heißt, Schokolade und Sahnetorte sind damit nicht gemeint, was aber immer wieder in die Nahrungsauswahl mit einbezogen wird. Nun, wer würde unter solchen Bedingungen auf das leckere, natürliche biologische Allerlei wie zum Beispiel Datteln, Feigen, Honig verzichten? Aber gerade der Überkonsum dieser Produkte ist die Hauptursache für eine krankmachende Pilzwucherung, die viele Rohköstler unstabil und hochempfindlich macht.

Die Theorie des Ernährungsinstinktes ist glasklar, aber ich möchte nicht weiter eine Theorie verbreiten, von der ich weiß, daß sie für die meisten nur auf dem Papier funktioniert. Heute möchte ich diese Theorie wie folgt kurzfassen: Wenn ein Lebensmittel aufgrund seines widerlichen Geruchs Dich abstößt, dann hat der Instinkt bereits gesprochen. Die Botschaft ist klar: Iß dieses Lebensmittel nicht, auch dann nicht, wenn alle Deine Mitmenschen es lecker finden sollten. Der Instinkt hat eine schützende Funktion, Dich vor Lebensmitteln, die Dir im rohen Zustand schaden könnten, zu bewahren. Das gilt darüber hinaus für Speisen, die bereits verdorben sind. Denke an den Geruch einer verdorbenen Speise! Niemand käme auf die Idee, eine solche Speise zu sich zu nehmen, auch nicht, wenn man sozusagen am Verhungern wäre. Der

Instinkt sagt Dir „Nichts essen ist in jedem Fall gesünder." Das Gleiche geschieht, wenn wir mitten im Wald nach Wildkräutern suchen. Wir brauchen keine besonderen Kenntnisse, wir schmecken nur ein winziges Stück der Pflanze. Wenn der Geschmack massiv streng ist, dann spucken wir es automatisch aus. Wir sind wieder geschützt. Ein wenig Gift ist jedoch in manchen Fällen genau das, was wir brauchen, um zu genesen. Das ist die Grundlage der Urmedizin nach Chrysostomos. Die Zeiten sind noch nicht ganz reif für diese Art Ernährung. Ich schätze, die Menschen müssen noch ein wenig kränker werden, um bereit zu sein, sich möglichst täglich mit frischen Wildkräutern zu versorgen.

Bei der instinktiven Auswahl gibt es noch ein paar ungeklärte Rätsel: Avocados und Trauben sind beliebte Lebensmittel der Rohköstler. Sie geben jedoch durch Geruch keinen Hinweis auf ihre Qualität. Manche verpilzte Menschen haben einen reduzierten Geruchsinn. Diese können nicht einmal eine Banane richtig riechen. Die tropische Frucht „Durian" kann manchmal wie der Inhalt eines Abflußrohres riechen und doch ist sie für viele eine feinschmeckende Frucht. Würde ein Europäer dieser ihm unbekannten Frucht in einem Urwald begegnen, dann würde er sie mit Sicherheit nicht als ein Überlebensmittel empfinden. Der abstoßende Geruch würde ihm den Verzehr verbieten.

Schließlich sollte erwähnt werden: Die heutigen Lebensmittel sind nicht die gleichen wie damals zu der Zeit, als der Mensch das Überleben übte und sich ausschließlich auf seinen Instinkt verlassen mußte, auch dann, wenn sie aus dem eigenen Garten kommen oder als biologisch-dynamische Ware angeboten werden. Für unsere frühen Vorfahren gab es keine klugen Theorien, die ihnen den Weg zeigen konnten. Vermutlich deswegen konnten sie so gut überleben. Der damalige Mensch konnte sich nicht ständig nach genüßlichem Essen sehnen, wie das bei uns heute möglich und normal geworden ist, denn die verführerische Reizkost unserer Zivilisation war noch nicht geboren.

Deswegen sage ich heute: Lieber eine Theorie, die weniger Funken sprüht, weniger sensationell klingt und auch agiert, dafür aber dauerhaft praktikabel ist. Ich stehe hinter der Instinkt-Therapie soweit wie hinter jeglicher Heilkost, solange sie nicht bitter ernst genommen werden und als ein temporäres Heilmittel oder interessantes Abenteuer angesehen werden. Solange sie dazu dienen, später einen neuen Weg zu finden für den Alltag. Mehr nicht.

Lebensmittelkombination

Hin und wieder hörte ich von meinen Lesern: Warum erwähnen Sie nichts über die Lebensmittelkombination? Ganz einfach, weil ich nicht ganz daran glaube. Ich spürte am eigenen Leib, daß es mir wesentlich besser bekam, wenn ich ein Lebensmittel getrennt aß, aber dies ist für mich kein endgültiger Beweis, daß alles andere krankmachend, ja sogar „tödlich" sein könnte.

Die Lebensmittelkombination besagt: Iß Deine Lebensmittel getrennt, das heißt, Kohlenhydrate nicht mit Eiweißen oder Fetten vermischt. Dieser Ratschlag gilt für die Lebensmittel, die einen hohen Prozentsatz an Eiweißen, Kohlenhydraten oder Fett haben. Als Beispiel: Brot ist in erster Linie ein Produkt, das viel Kohlenhydrate beinhaltet, Käse viel Eiweiß und auch Fett dazu. Mit anderen Worten ist ein Käsebrot oder ein Hamburger alles andere als gesund. Aber zwischen einem Produkt, das nicht gerade gesund ist und einem, das uns krank machen könnte, ist ein großer Unterschied. Ein gesunder Magen verträgt auch ein Käsebrot. Um so mehr, wenn es sich nicht um eine tägliche Gewohnheit handelt. Ein empfindlicher Magen sollte eine solche Kombination eher meiden. Doch Rohköstler haben mit einem Käsebrot, zumindest in der Regel, nichts zu tun. Mit rohen Lebensmitteln sieht die Sache anders aus. Ich habe selbst an mir erlebt, wie ich früher schlechte Reaktionen auf einen gemischten Salat ertragen mußte. Doch heute kann mein Magen gut damit umgehen. Die Vertreter der Naturalhygiene haben sich hier in widersprüchliche Aussagen verstrickt. Die Lebensmittelkombinations-Theorie wird aufgrund eines Laborexperimentes als bewiesen anerkannt. Gleichzeitig lehnt dieselbe Institution alle Theorien, die auf Ergebnisse von Laborexperimenten beruhen, ab. Folgendes Beispiel wird gerne erwähnt: Wenn man Säuren und Basen im Laborexperiment vermischt, dann neutralisieren sich beide Bestandteile. Daraus wird geschlossen, daß das Gleiche im Magen passieren würde. Ein ähnlicher Irrtum unterläuft der AIDS-Medizin heute, und aufgrund dieses nicht realitätsbezogenen Experimentes müssen Millionen Menschen sterben. Isolierte HIV-Viren vermehren sich im Labor, jedoch nicht im Menschen. Dort sind sie kaum aufspürbar. AIDS-Tests besagen aus diesem Grund nur, daß HIV-Antikörper anwesend sind, jedoch nicht das Virus selbst, weil es kaum auffindbar ist, obwohl es sich im Labor vermehrt. Was ich sagen will, ist: Resultate aus Laborexperimenten können eine Hilfe sein, dürfen jedoch zwangsläufig nicht als Beweis auf den Menschen übertragen werden. Wer roh ißt und trotz längerer Zeit reiner Rohkost immer noch keine Mischung aus Äpfeln und Sellerie verträgt, der sollte nicht die große Heilung seines Magens oder Darmes über die Rohkost erwarten. Dies beweist weniger, daß Äpfel mit Sellerie sich nicht vertragen, als daß der Mensch sehr krank ist. Ein solcher Patient sollte sich an die Naturheilkunde wenden. Diese hat sich unter anderem zur Aufgabe gemacht, die Organe zu stimulieren, ihre Funktion zu unterstützen. Die Suche nach dem geeigneten Homöopathen oder Therapeuten ist dabei die schwierigste Hürde, doch wer sucht und sich aufmerksam umschaut, wird zur richtigen Zeit das Passende finden. Geduld als ein Teil unserer Entwicklung ist allerdings angesagt.

Wenn die Theorie von der Neutralisation der Basen und Säuren auch auf den Menschen übertragbar wäre, dann müßten alle Ernährungsbücher verbrannt werden. Wenn die Säuren und Basen sich auch im Magen so neutralisieren würden, wie das im Reagenzglas geschieht, dann könnten wir nichts verdauen. Was nicht verdaut ist, kann auch nicht verwertet werden. Unsere Zellen würden bald aushungern und somit wir selbst. Mit großer Sicherheit geschieht die Verdauung auch dann, wenn sie nicht optimal ist, und sie ist aller Offensichtlichkeit nach auch effektiv genug. Die meisten Menschen essen gemischt, dazu gekocht und sind noch da. Trotzdem plädiere ich auf alle Fälle für eine sehr starke Vereinfachung unserer Speisen. Je weniger Mischung, desto leichter ist die Verdauungsarbeit für den Körper. Aber ich halte nichts von diesen angstmachenden Methoden, die den Menschen das Leben manchmal zur Hölle machen. Das geht dann soweit, daß bei jeder Einladung aus dem Salat aussortiert oder das Angebotene strikt abgelehnt wird. Das alles sorgt nicht gerade für eine entspannte Atmosphäre und Förderung der Gesundheit.

Das Kauen als Vorverdauung

Gründliches Kauen ist ein wichtiger Prozeß der Vorverdauung. Wenn wir die Tierwelt beobachten, können wir feststellen, daß in vielen Fällen die Nahrung nicht sorgfältig gekaut, sondern sehr oft verschlungen wird. Ein Mensch, der die Mahlzeit ebenfalls hinunterschlingt, weist in seinem Verhalten eine Ähnlichkeit zu diesen Tieren auf. Vielleicht war eine solche Eßweise für den Menschen in früheren Zeiten richtig, doch heute zeigt die Erfahrung, daß eine gut gekaute und eingespeichelte Mahlzeit wesentlich leichter verdaut wird, als eine in aller Eile verschlungene Speise. Zu hastiges und gieriges Essen über mehrere Jahre wirkt sich negativ auf den Verdauungstrakt und die anderen Organe des Körpers aus.

Daß es aber – trotz all seiner Bedeutung – nicht allein auf das sorgfältige Kauen ankommt, zeigt ein anderes Beispiel: Verzehre sehr bewußt eine Mahlzeit, die nur aus Sonnenblumenkernen besteht. Diese müssen fünfzig- bis einhundertmal gekaut werden, ehe sie in den Magen gelangen. Du wirst später feststellen, daß sich trotz des gewissenhaften Kauens immer ein paar ganze Kerne im Stuhlgang befinden. Dies ist also nicht auf den ungenügenden Kauvorgang zurückzuführen, sondern darauf, daß wir im Mund nicht alles unter Kontrolle haben. Wenn der Speichel sich in großen Mengen bildet, schlucken wir automatisch, ohne es zu merken, ein wenig dieser Flüssigkeit mitsamt Nahrung bereits während des Kauens hinunter. Mit diesem Beispiel möchte ich all diejenigen beruhigen, die bei eventuellen Stuhlproben von ihren Ärzten den Vorwurf zu hören bekommen, sie kauten nicht lange und sorgfältig genug, und dies könne die Ursache für ihre Magenschleimhautentzündung sein.

Hier sei nebenbei bemerkt, daß Sonnenblumenkerne zwar Bestandteil der Vital-Ernährung sind, ich aber nicht glaube, daß sie ursprünglich für den Menschen bestimmt waren. Schließlich sind sie für ihn selbst umständlich zu sammeln und zu schälen.

Die Lebensmittel mit einem besonders hohen Anteil an Kohlenhydraten (rohes Getreide, Bananen, Avocados, getrocknete Früchte etc.) müssen besonders gründlich gekaut und mit Speichel vermischt werden. Der Speichel enthält das Enzym Ptyalin, das die Kohlenhydrate vorverdaut, und dem Magen die Arbeit erleichtert.

Die Beachtung dieser Regel ist von großer Bedeutung, zumal wenn Lebensmittel in gekochtem Zustand gegessen werden. Aber auch ein Frischkornbrei wird von vielen Menschen nach dem Verzehr als ein Klumpen im Magen empfunden. Dies nicht nur, weil er eine unnatürliche Mischung ist, sondern auch, weil ein Brei (wie Suppe, Pudding, Quark etc.) oft zu bloßem Hinunterschlingen verführt. Die schwerwiegendsten Verdauungsstörungen auf diesem Gebiet werden jedoch durch Brot verursacht – leider insbesondere durch Vollkornbrot.

Der Amerikaner Fletcher ist seinerzeit durch das gründliche Kauen schmerzfrei geworden und hat damit vielen Menschen den Weg zu einer Genesung gewiesen. Seine Methode wurde unter dem Namen Fletschern weltberühmt.

Die Frage der Mundhygiene

Ein anderer wichtiger Aspekt der Vorverdauung ist die Mundhygiene. Sie hat sich in den zivilisierten Ländern zu einem wahren Mythos entwickelt. Die Mundpflege ist aber nur deshalb notwendig geworden, weil wir uns nicht mehr natürlich ernähren. Der Mensch hat seine Nahrungsmittel zerstört und damit unter anderem im Mundbereich unnatürliche Bedingungen geschaffen. Es wäre aber interessant zu klären, wodurch bei einigen Rohköstlern der Zahnschmelz angegriffen wird, gar die Zähne zerstört werden.

Ich selbst habe die ersten zwei Jahre nach meiner Nahrungsumstellung völlig auf das Zähneputzen verzichtet. Ausgerechnet während dieses Zeitraums sind an meinen Zähnen keinerlei Schäden entstanden. Früher hatte ich auf diesem Gebiet große Probleme. Seit meinem dreizehnten Lebensjahr wurden bei jeder Kontrolluntersuchung irgendwelche Zahnschäden festgestellt. Heute jedoch – nachdem ich mich vorwiegend natürlich ernähre – sieht das ganz anders aus.

Meine Kinder wurden zwar von gezuckerten Tees und einem Übermaß an Süßigkeiten als Babys und Kleinkinder weitestgehend verschont, doch haben sie dies später im Kindergarten alles nachgeholt. Trotzdem haben sie bis heute als einzige ihrer Klassen keine Anzeichen von Karies. Ich dränge sie nicht zum Zähneputzen – ganz im Gegenteil –, und sie tun es auch äußerst selten. Ist das positive Ergebnis ein Zufall oder doch eher auf den Verzicht des Zähneputzens und, nicht zu vergessen, der noch schädlicheren Einnahme von Fluor-Tabletten zurückzuführen?

Vermeide in jedem Fall Zahnpasten, die Fluor, antibakterielle, vor Entzündungen schützende und andere potentiell krank machende Substanzen enthalten. Die Natur sieht den Abbau solcher Stoffe in unserem Mund nicht vor, weil sie uns derartige Substanzen niemals angeboten hat.

Die genannten Stoffe begünstigen eine Säurebildung. Ich vermute, daß diese Säure unsere Zähne angreift und in verstärkter Form genau das verursacht, was eigentlich bekämpft werden sollte, nämlich Karies.

Von der betroffenen Industrie und den Zahnärzten wird das Entstehen von Karies vor allem mit der mangelnden Mundhygiene begründet. Wenn dieser Zusammenhang bestünde, dürften unsere Vorfahren, die weder Zahnbürsten noch Zahnpasten kannten und benutzten, schnell alle ihre Zähne verloren haben – dies war in der Regel nicht der Fall. Noch heute ist ein schönes, natürlich breites Gebiß ein Kapital der nicht zivilisierten Menschen.

Nach diesen Erläuterungen wird es uns überdies begreiflich, warum wir trotz bester biologischer und unter Umständen sogar roher Nahrung noch immer unter Verdauungsstörungen leiden können. Auch diese können nämlich von den genannten unnatürlichen Substanzen der Zahnpasta hervorgerufen werden. Wir verschlucken immer minimale Mengen mit dem Speichel.

Das Ritual des Zähneputzens ist nichts anderes als ein Alibi. Es ist zu einem nicht zu unterschätzenden Bestandteil unserer Kultur geworden und dient in erster Linie der Beruhigung der Menschen. Mit dem Zähneputzen werden die Ernährungssünden scheinbar wieder beseitigt, „alles ist wieder sauber und rein, die Welt scheint wieder in Ordnung zu sein, bis zur nächsten Sünde".

Mit derartigen Wiedergutmachungen greifen wir in wichtige Bereiche ein, ohne die Folgen unseres Handelns auch nur abschätzen zu können. Das ist mit dem Risiko verbunden, etwas Substantielles und Notwendiges zu beeinträchtigen oder zu verlieren. Wir schädigen auf subtile Weise zunächst die Gesundheit unserer Zähne – dann die des gesamten Verdauungsapparates. Das Zähneputzen wie auch andere moderne Lebensgewohnheiten, die wir ohne großes Nachdenken seit Jahrzehnten pflegen, hat uns bereits manipuliert und konditioniert. Nach drei Tagen reiner Rohkosternährung prüfe selbst, ob Du überhaupt noch an das Zähneputzen denkst und ein entsprechendes Bedürfnis verspürst. Noch nie in der Menschheitsgeschichte wurden die Zähne so intensiv und sorgfältig gepflegt – doch gleichzeitig ist die Anfälligkeit für Karies immer weiter gestiegen. Dürfen wir hier weiterhin einen krassen Bezug zwischen einer mangelnden Pflege und der Karies-Entstehung sehen und dies als Ausrede vorschieben?

Ein Vorschlag für einen Umstellungsplan ohne Zeitbegrenzung

Und so könnte Dein Plan aussehen, vorausgesetzt Du bist nicht untergewichtig:

Deine Grundnahrung heißt ab jetzt: frisches Obst, Gemüse, Nüsse, Keime, Samen (Sonnenblumenkerne und Sesam). Grundnahrung heißt nicht „ausschließliche" Nahrung. Alles andere wird nach und nach abgebaut.

Gehen wir davon aus, Deine Kur beginnt am 1. Juli.

Erste Voraussetzung: Laß den Zustand Deiner Milz und Deiner Bauchspeicheldrüse überprüfen. Wenn diese Organe schwach sind, dann sei vorsichtig. 3 Tage Rohkost genügen insgesamt. Bitte beende Deine Kur in diesem Falle nach Stufe 4.

Stufe 1: Vom 1.–3. Juli

eliminierst Du: sämtliche tierischen denaturierten Produkte wie Fleisch, Wurst, Eier und vor allem Milch und Milchprodukte. Falls Du übergewichtig bist, hast Du alle Gründe, Dich zu freuen.

Stufe 2: Ab 4.–6. Juli

eliminierst Du dazu noch sämtliche denaturierten Kohlenhydrate. An erster Stelle Brot, selbstverständlich auch das Vollkornbrot, Süßigkeiten jeder Art, Kekse, Kuchen (auch den selbstgemachten), Nudeln, Reis und auch den Frischkornbrei. (Kartoffeln und Hirse können noch genossen werden.) Zweifelsohne besteht ein Unterschied zwischen Vollkorn- und Weißbrot. Aber genauso besteht ein Unterschied zwischen Vollkornmehl in rohem Zustand und dem gleichen in gekochtem, gebackenem Zustand.

166

Stufe 3: Ab 7.–9. Juli

eliminierst Du noch die Hirse.

Stufe 4: Ab 10.–12. Juli

eliminierst Du nun die Kartoffeln. Du kannst weiterhin Dein Gemüse zum Teil kochen. Als Suppe oder als Gemüseeintopf. Vermeide jedoch sämtliche Kohlarten. Dazu gehören Blumenkohl, Weiß- und Rotkohl, Wirsingkohl, Rosenkohl, Chinakohl. (Diese sollten lieber roh gegessen werden, auch wenn sie keinen Saft haben.)

Stufe 5: Ab 13. Juli – Übernimmst Du nun die reine Rohkost.

Dazu gehören:

Alle Früchte, die uns die Erde bietet, wie: reifes Obst, frisches Gemüse, Nüsse in Schalen, Samen wie Sesam und Sonnenblumenkerne, Dinkel- und Mungbohnenkörner in gekeimter Form. Tue Dein Möglichstes, um Dich weitgehendst mit biologischen Landesprodukten zu versorgen. Mit Nüssen und Samen zumindest soll es kein Problem sein, aber wie erwähnt, sie sollten noch in den Schalen sein. Das ist die Garantie für eine Qualität mit hoher Vital-Energie. Kaum aus der Schale, fängt der Oxydationsprozeß an. Das heißt, es können sich freie Radikale entwickeln. Diese gelten bekannterweise als krebserregend. Eine Nuß, die schrecklich schmeckt, enthält als Beispiel bereits toxische Stoffe, welche an die freien Radikale gebunden sind. Diese mußt Du, unabhängig von guten Tischmanieren, sofort wieder ausspucken.

Falls Du nicht bereits einen eigenen Plan aufgestellt hast, kannst Du in den nächsten drei Tagen wie folgt verfahren:

Morgens: Falls Du Hunger hast, was nicht bei allen Menschen der Fall ist, iß etwas Obst, und zwar die Menge von höchstens zwei Äpfeln. An kalten Tagen ist Obst für manchen Typen nicht empfehlenswert (Milz und Pankreas-Schwäche). Schau, ob Du Dich mit einer Möhre oder selbstgedrehten und eingeweichten Haferflocken anfreunden kannst.

Mittag: Gemüse im Stück mit drei verschiedenen Gemüsesorten. Probiere ruhig auch Gemüsearten, die Du vorher nie gegessen hast. Vielleicht Pastinake, Schwarzwurzel, Kürbis usw. ...

Nichts spricht dagegen, wenn Du nur eine Gemüsesorte wählst, solange Du nicht wochenlang die gleiche ißt.

Abends: frische Salate. Ebenfalls drei Salate zusammenmischen oder einen einzelnen Salat alleine essen. Dazu einen Löffel reines Olivenöl. Wer will, kann eine viertel Zitrone darauf träufeln.

Diese zwei letzten Mahlzeiten können zwischen Mittag und Abend ausgetauscht werden. Schau, was für Dich praktischer und bekömmlicher ist.

Drei Tage später kommst Du zu der reinen Vital-Ernährung.
Morgens wie oben erwähnt.
Mittags jeden zweiten Tag abwechslungsweise einmal Gemüse, einmal Obst.
Danach etwas Nüsse aus der Schale oder Samen.
Abends: Salate, Gemüse im Stück ohne jegliche Soße. Keime.
Trockenfrüchte sollten wie tropische Früchte als eine Besonderheit angesehen und verzehrt werden. Nur ab und zu und in möglichst kleinen Mengen.

Nach drei Wochen reiner Rohkost baust Du umgekehrt Deine Nahrung ab. Das heißt, Du nimmst wieder zuerst ein wenig Öl im Salat, wenn es Dir danach ist, dann gedämpftes Gemüse, Kartoffeln, dann Hirse, usw. . . .

Wer merkt, daß er gerne mit der reinen Rohkost weiter machen möchte, sollte trotzdem abbauen und nun, wie anfangs beschrieben, wieder aufbauen, diesmal allerdings in einem viel längeren Zeitraum. Bis zur reinen Rohkost darf ruhig ein ganzes Jahr vergehen. Diese Maßnahme ist notwendig, um die typischen Rohkost-Probleme, für die bestimmte Konstitutionstypen leicht anfällig sind, zu vermeiden. Überforderte Milz und Bauchspeicheldrüse, oft auch die Leber und mangelnde Verdauungskraft, welche wiederum Mineralstoff- und Vitamin-Mangel nach sich ziehen, beeinträchtigen die Körperkräfte. Nicht zu vergessen: Seelischer Frust verstärkt diese Probleme noch weiter. Selbstverständlich muß reine Rohkost solche Probleme nicht hervorrufen. Die Erfahrung zeigt aber, daß es sehr oft vorkommt. Die letzte Verantwortung möchte ich für Deine Gesundheit nicht tragen, deswegen muß ich alle Eventualitäten zumindest erwähnen. Keine Lehre der Erde ist ganz richtig, aber auch nicht ganz falsch. Ob Du diese Kost rein vegetarisch hältst, so wie ich sie beschreibe, bleibt natürlich Deine Entscheidung.

Die Anpassung des Körpers

Der menschliche Organismus hat unter dem ständigen Einfluß denaturierter Nahrung seine Abwehrkräfte praktisch lahmgelegt und duldet leise leidend, was mit ihm geschieht, was ihm zugefügt wird – und das seit Jahren. Er ist nicht mehr in der Lage zu reagieren. Diese Unfähigkeit zu Gegenreaktionen kommt seinem Untergang gleich.

„Aber mein Großvater ist trotz des Zigarrenrauchens, trotz des Verzehrs von Schweinefleisch und Rotwein erst im Alter von 95 Jahren gestorben." Wer kennt nicht solche gern zitierten Aussagen, die dem Menschen, der nichts von einer Umstellung seiner Ernährung wissen will, dazu dienen, sich zumindest seiner Umwelt gegenüber freizusprechen?

Dabei ist aber eines zu bedenken: Wer am Ende des zwanzigsten Jahrhunderts mit 95 Jahren stirbt, hatte die meiste Zeit seines Lebens nicht die Möglichkeit, all die Gifte in seinem Körper aufzunehmen, die jüngere Menschen seit den fünfziger und sechziger Jahren von Geburt an in ihrem Organismus ansammeln. Am Ende des vorigen und zu Beginn des jetzigen Jahrhunderts gab es weder die Möglichkeit, Genußmittel in solcher Fülle zu verzehren, noch die finanziellen Mittel, sich das zu beschaffen, was heute den jungen Körper gleich in den ersten wichtigen Aufbaujahren schädigt.

Heute kann sich bereits jedes Kind für wenig Geld das reinste Gift in Form von Süßigkeiten, Pommes frites oder Hamburgern selbst besorgen – und dies zu jeder Tageszeit. Den Möglichkeiten der freiwilligen Vergiftung sind keine Grenzen gesetzt. Viele bewußt lebende Eltern fühlen sich diesem Problem gegenüber nahezu machtlos.

Was aus den Menschen wird, die sich in dieser Weise ernähren, wenn sie einmal ein hohes Alter erreichen sollten, wagen wir heute noch nicht zu sagen. Die Genußmittelindustrie besteht noch nicht lange genug, um Vergleiche zu ermöglichen.

Die heute zu registrierenden Krankheiten entwickelten sich – und werden es weiterhin – parallel zu dem sogenannten Fortschritt einer Lebensmittelindustrie, die unter dem Schutz entsprechender Gesetze steht. Dafür sind Menschen verantwortlich, die die wesentlichen Zusammenhänge nicht kennen oder aus Profitgier ignorieren. Sie verfahren nach dem Motto: Was ich nicht weiß, macht mich nicht heiß. Man glaubt beispielsweise, nach der Sterilisation der Lebensmittel eine Art von Unbedenklichkeitserklärung abgeben zu können, weil sie Krankheitserreger vernichtet. Auf diese Weise wird dem Menschen eine falsche Sicherheit vorgegaukelt. Daß die so behandelten Nahrungsmittel für den Organismus erst recht sehr gefährlich sind, wird nicht eingeräumt.

„Warum sieht meine Tante, die sich seit Jahren gesund ernährt und auch sonst ständig um ihr Wohlbefinden bemüht ist, nicht gesünder aus?" Das ist eine andere Frage, die den umgekehrten Fall beschreibt.

Abgesehen davon, daß solche Fragen oftmals nur gestellt werden, um Menschen, die sich falsch ernähren, ein (scheinbares) Alibi zu verschaffen, ist folgendes zu bedenken: Die betreffende Frau gehört, so nehme ich an, zu denjenigen, denen eine besonders schwache Konstitution vererbt wurde. Das heißt: Das Beste wäre für sie gerade gut genug. Und: Es ist weniger wichtig zu wissen, ob ein Mensch, der seine Ernährung umgestellt hat, vollkommen gesund ist, als vielmehr zu erkennen, wie es ihm heute im Vergleich zur Vergangenheit geht. Darauf kommt es letztendlich an.

Es ist für den Durchschnittsbürger kaum zu verstehen, warum manche Menschen sich trotz ungezügelten Essens und Trinkens ihres Lebens erfreuen, während er selbst – trotz vermeintlich disziplinierten Verhaltens – nicht den erwarteten und gewünschten Erfolg erzielt. Diese Menschen möchten das größte Wohlbefinden erleben, sind aber im Grunde nicht bereit, die entsprechende Gegenleistung zu erbringen. Nicht selten denken sie: „Ich lebe wesentlich gesünder als mein Nachbar, aber ihm geht es scheinbar besser als mir. Warum soll ich dann weiterhin auf so viele leckere Speisen verzichten?"

Eine solche Denkweise ist zwar logisch und verständlich, wiedergibt aber nur einen Teilaspekt. Wir müssen lernen, nicht sämtliche Schicksale unserer Mitmenschen mit unserem eigenen Lebensweg zu vergleichen. Es wird von jedem etwas anderes erwartet. Jeder muß mit seinem Leben, mit seiner speziellen Situation fertig werden, ohne neidisch über den Zaun zu den Nachbarn zu schauen.

Im Leben allgemein Erfolg zu haben, ist sicherlich ein guter Schutz gegen Krankheiten. Nur so ist es zu erklären, daß bestimmte Menschen (beispielsweise Beschäftigte der Mode- oder Filmbranche) trotz eines sehr ungesunden und oft chaotischen Lebenswandels über Jahre hinweg weiterhin glücklich und gut aussehen. Das gleiche Phänomen ist bei jungen Managern zu beobachten. Ihr beruflicher Erfolg und die Befriedigung ihres Egos durch die gehobene Machtposition, die sie einnehmen, sind ausschlaggebend für ihr strahlendes Äußeres.

Die grundsätzliche Frage lautet aber: Wie lange geht es solchen Leuten so gut, wie lange scheinen sie vor Glück und Gesundheit zu strotzen? Sie sind auch nur gewöhnliche Menschen und verfügen über einen gleichermaßen verletzlichen Organismus, wenn auch nicht über das gleiche Erbgut. Spätestens wenn sie ein Schicksalsschlag trifft, können sie ganz schnell körperlich und seelisch zusammenbrechen.

Der sich nicht so hervorhebende Bürger wird oftmals in einer früheren Phase mit belastenden Lebensumständen konfrontiert, die ihm – glücklicherweise – auch den Beginn einer Krankheit entsprechend früher ankündigen. In meinen Augen sind eben solche Menschen wirklich glücklich zu schätzen, weil sie durch die sich abzeichnende Krankheit die Chance haben, frühzeitig zu reagieren und ihr Leben zu verändern, während die gehetzten und erfolgreichen Menschen aus allen Berufssparten bis zum körperlichen Zusammenbruch, Herzinfarkt oder einer anderen schwerwiegenden Krankheit unbewußt leben.

Ich habe drei solcher Fälle eines totalen Verfalls von strahlenden, angeblich gesunden Menschen erlebt. Nach den Normen der Leistungsgesellschaft waren diese Menschen „perfekt", doch ihre Krankheitsentwicklung verlief bei ihnen ganz anders, als dies üblich ist – sie mußten zwar nicht jahrelang leiden, dafür starben sie jedoch relativ jung und unerwartet. Einmal begraben, werden diese medizinischen Fälle vergessen. Am Leben bleiben oft solche, die sich abmühen und nicht immer so gesund aussehen. Solche, von denen man sagt: Sie sehen ja, daß ihre Mühe wenig Früchte trägt.

Die Sucht nach denaturierten Produkten

Sämtliche denaturierten Lebensmittel, leider auch manche natürliche, machen deswegen süchtig, weil der heutige Mensch zu wenig Gottesbewußtsein in sich trägt. Er ist oft auf Reizüberflutung von außen abhängig. Er kann nicht mehr einschätzen und kontrollieren, wieviel er von diesen Nahrungsmitteln genießen darf, ohne Schaden zu erleiden, weil sich keine natürliche „Bremse" bemerkbar macht. Das beste Beispiel sind süße Früchte, die überzüchtet wurden und im Geschmack wesentlich attraktiver erscheinen, als es von der Natur jemals vorgesehen war. Konzentrierte Produkte wie Nüsse, Trockenfrüchte, Bananen, Ananas sind zwar natürlich, aber leiten oft Komplikationen der Bauchspeicheldrüse und des Dünndarms ein, da sie von Rohköstlern in viel zu großer Menge verzehrt werden. Sie dienen nicht selten dazu, Frustrationsgefühle zu kompensieren.

Die Begriffe „Unverträglichkeit" oder „allergische Reaktion" sind heute in Mode gekommen. Es handelt sich bei diesem Phänomen nicht um eine freiwillig eingegangene Zeiterscheinung, sondern um eine sich zwangsläufig ergebende Entwicklung. Die vermeintlich größten Experten stehen ihr hilflos gegenüber.

Schau Dir bewußt ein paar medizinische Sendungen im Fernsehen an. Menschen mit akademischen Titeln dürfen ihre Meinung zu einem Thema äußern, das sie nur einseitig, nämlich „wissenschaftlich", beleuchten. Personen, die aufgrund ihrer Erfahrungen zu völlig anderen Ergebnissen gekommen sind, als sie von den herkömmlichen Theorien nahegelegt werden, kommen selten zu Wort.

Solche Sendungen laufen in der Regel nach dem gleichen Schema ab. Oft wird am Thema vorbeigeredet, keiner sieht oder will einen Zusammenhang sehen zwischen der Ernährungsweise und den Reaktionen des Körpers. Das Resultat: Nach der Sendung ist der Zuschauer meist nicht schlauer als zuvor. Auf die Frage: „Welche Ursache hat diese Krankheit?" wird meist nur vorsichtig, fast entschuldigend geantwortet: „Das wissen wir leider nicht."

Wozu haben wir eine analysierende, forschende und überdies sehr kostspielige Wissenschaft? Um zu erfahren, welche Namen die Krankheiten tragen? Das genügt uns nicht – und nutzt uns vor allen Dingen nichts. Die hochmodernen Testapparate sind anscheinend nicht „intelligent" genug, um den Zusammenhang zwischen der Art der Ernährung und beispielsweise einer Allergie zu erkennen.

Immerhin erwähnte vor kurzem ein Professor in einer Fernsehsendung, daß eine Beziehung zwischen dem Verzehr von Kuhmilch und der Neurodermitis besteht. Es wird noch eine Zeit dauern, bis es dann heißt: Neurodermitiker sollten auf tierische Produkte und für eine bestimmte Zeit gegebenenfalls auch auf Nüsse und Nußprodukte, Sojaprodukte, Hülsenfrüchte und Getreide, also auf Lebensmittel mit relativ hoher Eiweißkonzentration, verzichten. Bis dahin aber werden die Patienten noch nicht mit der vollen Wahrheit konfrontiert, sie erhalten lediglich den kargen Hinweis, Milch doch bitte zu meiden. Besonders Kindern fällt es schwer, sich von der Milch und den Milchprodukten zu trennen, zumal sie schon auf Süßigkeiten verzichten mußten. Die meisten Menschen folgen zunächst den Empfehlungen, die von ihnen die geringsten „Opfer" verlangen. Wer derartigen Krankheiten aber wirklich und wirkungsvoll abhelfen will, muß sich über die Schädlichkeit der Milch und ihrer Erzeugnisse im klaren sein und in dieser Richtung zielstrebig und dauerhaft aufklären. Probieren geht über Studieren!

Die Moderatorin der angesprochenen Fernsehsendung staunte übrigens, als sie hörte, daß es bestimmte Lebensmittel gibt, die die Menschen nicht vertragen, deren allergieauslösende Stoffe aber durch Tests bisher noch nicht nachgewiesen werden konnten. Der auf Genuß ausgerichtete Mensch wird bei einer solch scheinbar unklaren Beweislage auf entsprechende Einwände lässig antworten: „Meine Allergie ist nicht ernährungsbedingt, das wurde ja in Tests bewiesen." Solche Menschen sind in der Regel erst dann zur Einsicht und Umkehr bereit, wenn die Überempfindlichkeit gegenüber bestimmten Stoffen schon verheerende Ausmaße angenommen hat.

Ein anderes Beispiel: Ein Kind, das zum ersten Mal raucht, reagiert mit Hustenanfällen, Kopfschmerzen, Übelkeit, Magenschmerzen, Erbrechen, Durchfall und ähnlichen Symptomen. Nach einiger Zeit des regelmäßigen Rauchens verschwinden all diese „Unpäßlichkeiten" nach und nach. Eines Tages kann das Mädchen oder der Junge stolz sagen: „Jetzt habe ich es geschafft, nun vertrage ich das Rauchen."

Diese Anpassung haben Millionen vor allem junger Menschen auf sich genommen, weil ihnen unter anderem die Werbung suggerierte, sie würden erst ernst genommen werden, wenn sie rauchten und dadurch „erwachsener" aussähen. Außerdem würden sie dann, wie das Fotomodell, geradezu vor Schönheit und Gesundheit strotzen.

Wie das erstmalige Rauchen eine Reihe von unangenehmen Reaktionen hervorruft, tun dies alle Mittel, die den Bedürfnissen und Möglichkeiten unseres Organismus nicht entsprechen. Wenn ein Vitalist nach Jahren der Umstellung ein vollständiges deutsches Sonntagsmahl essen sollte, würde er ähnliche Symptome zeigen wie der erwähnte Raucher.

Kaum ein Mensch registriert den Übergang von der bloßen Anpassung zur vollständigen Abhängigkeit von einem Produkt. Erst wenn er eine bestimmte Angewohnheit einschränken oder gar völlig aufgeben will, staunt er über die Schwierigkeiten, die er damit hat. In diesem Stadium ist es zwar zu spät dazu, ohne Probleme auf das Laster verzichten zu können – aber es besteht noch immer die Möglichkeit, sich darum erfolgreich zu bemühen. Ein Versuch lohnt sich auf alle Fälle.

Jeder ist Vorbild

Auch an die rohen, natürlichen Lebensmittel, zumindest an einen wesentlich erhöhten Anteil, sollte sich der Mensch wieder gewöhnen und anpassen, wenn er zuvor nur denaturierte Nahrungsmittel zu sich nahm.

Immer wieder werde ich gefragt, ob alle Menschen die Anpassung an eine rohe Ernährung schaffen können. Diese Frage bezieht sich häufig nicht auf die eigene Person, sondern auf Verwandte, Bekannte oder Nachbarn des Fragenden, die seit Jahren krank sind und denen er gerne helfen würde. Früher hätte ich ohne Zögern geantwortet: aber selbstverständlich! Die um mich herum gesammelten Erfahrungen zeigen jedoch, daß die Sache in der Praxis nicht so einfach ist, um sie theoretisch eindeutig zu lösen. Meine heutige Antwort lautet: Nein! Ganz einfach deswegen, weil eine Anpassung immer mit Seele, Körper und individueller Konstitution konfrontiert wird. Was ist, wenn der Körper ja, die Seele aber nein sagt? Oder umgekehrt?

Du willst erfahren, ob Du Deiner Mutter, Deiner Tochter oder sonst jemandem mit Rohkost-Therapie helfen könntest.

Wenn Du jemanden beraten willst, fungierst Du als Therapeutin oder Therapeut. Wer aber kann in etwas beraten, das er selbst nicht lange genug am eigenen Körper ausprobiert und erfahren hat?

Wie willst Du auf die skeptischen Einwände der Betroffenen reagieren, eine solche Umkehr wäre zu anstrengend und in ihren Auswirkungen nicht kalkulierbar? Welchen Anlaß hat der kranke Mensch, dem Du helfen willst, Deine Ratschläge zu befolgen? Warum soll er glauben, daß seine Krankheit ihre Ursache in der Ernährung haben könnte? Wie willst Du ihm verständlich machen, warum Du Dich selbst nicht oder nicht mehr mit rohen Nahrungsmitteln versorgst – wenn diese Ernährungsweise doch so empfehlenswert und gesundheitsfördernd sein soll?

Die besten und ausführlichsten Berichte über die gesundheitlichen Auswirkungen von Rohkosttherapien werden ihn nicht beeindrucken, wenn Du nicht selbst dahinter stehst und ihm durch Deine Taten ein positives Beispiel gibst. Er muß überdies innerlich zu diesem Schritt bereit sein, er muß diesen neuen Weg hin zu einem gesünderen und sinnvollen Leben gehen wollen. Wie Du beobachten wirst, trifft dies auf die allerwenigsten Menschen zu. Und warum ahmt er Dich nicht nach, obwohl er sieht, daß Du Erfolg mit der Rohkost hast? Offensichtlich, weil er Deine Ernährungsweise zur Zeit für sich nicht annehmen kann oder soll.

Wie weit paßt sich der Körper an die rohe Nahrung an?

Das nicht mehr einwandfrei funktionierende Stoffwechselsystem eines zivilisierten Menschen ist des öfteren nicht in der Lage, gleichzeitig alle neuen Aufgaben bei einer abrupten Umstellung auf rohe Lebensmittel zu lösen, speziell wenn die Milz und Bauchspeicheldrüse nicht einwandfrei funktionieren. Ich wiederhole: des öfteren. Es betrifft also nicht alle Menschen.

Zum Vergleich: Ein Mensch, der seit seiner Kindheit in einer Großstadt gelebt hat, kann in reiner Bergluft Schwierigkeiten bekommen, weil er diese Qualität nicht gewohnt ist. Natürlich kann die Luft im Prinzip niemals rein genug sein. Aber die Atmungsorgane des modernen Menschen haben sich auf die verpestete Stadtluft eingestellt, deshalb verursacht die saubere Luft möglicherweise Müdigkeit oder auch Kopfschmerzen.

Sollte man daraus aber schließen, daß beispielsweise reine Gebirgsluft für den Menschen schädlich ist?

Im umgekehrten Fall wird ein Mensch genauso reagieren. Auch bei ihm treten – mangels Anpassung an die veränderten Lebensumstände – Kopfschmerzen und andere Beschwerden auf.

Anpassung an Zivilisationskrankheiten

Viele Vertreter der herkömmlichen Medizin werden Dir sagen: „Ach was, das ist doch alles Unsinn, der menschliche Körper hat sich schon längst an die übliche Nahrung angepaßt." – Ausgerechnet sie sagen so etwas, obwohl sie den ganzen Tag mit dem Behandeln von Krankheiten beschäftigt sind, die oft auf Fehlernährung beruhen. Wenn unsere unzähligen Gesundheitsstörungen ihrer Meinung nach also keine Zeichen einer Nichtanpassung sind, sollen diese Mediziner erklären, wie eine solche aussehen sollte.

Der Arzt weiß, daß sein Patient sich nichts anderes wünscht, als von ihm die offizielle Erlaubnis dafür zu erhalten, seinen gewohnten Lebensstil – und damit auch seine falschen Ernährungs- und Trinkgewohnheiten – beibehalten zu dürfen. Er, der Mediziner, hat dafür sogar in vielen Fällen Verständnis, weil es ihm selbst oft nicht anders geht. So sind die meisten Patienten trotz eines latent schlechten Gewissens letzten Endes immer wieder mit der Einnahme von Medikamenten einverstanden, obwohl das ihre Probleme in keiner Weise löst, sondern allmählich verschärft.

Fasten dagegen hat schon sehr vielen Menschen geholfen oder sie sogar geheilt. Ist das nicht ein eindeutiger Beweis dafür, daß unser Körper die Chance der Selbstheilung noch hat und wahrnimmt, wenn wir aufhören, ihn mit toxischen Stoffen zu belasten? Medikamente, Drogen und Impfungen gehören übrigens zu den giftigen Produkten ersten Ranges.

Aufgrund seines genetischen Codes hat der Mensch über Jahrtausende hinweg die Urkost als arteigene Nahrung angenommen – bis zu dem Zeitpunkt, an dem der Homo sapiens seine Intelligenz mißbrauchte, und diese sich dann gegen ihn selbst richtete. Seitdem wurde der menschliche Körper in beträchtlichem Maße negativ beeinflußt, bis einzelne von uns endlich dahinterkamen, wo die eigentliche Wurzel des Übels liegt.

Allen Menschen, die bei der Umstellung auf Rohkost Schwierigkeiten haben, denen es auch beim besten Willen nicht immer gelingen will, sich an ihre Vorsätze zu halten, die möglicherweise durch widersprüchliche Informationen verunsichert werden oder etwas labil sind, rate ich folgendes: sehr langsam vorgehen, ein hohes Maß an Geduld aufbringen und nur für jeweils einen Tag zu planen – sich also nicht zuviel auf einmal vornehmen, um sich nicht zu überfordern. Irgendwann – und wenn es Jahre in Anspruch nimmt – werden auch sie, nach vielen kleinen Schritten und Erfolgen, an das Ziel gelangen, das andere Menschen in anscheinend kürzerer Zeit erreichen konnten, dann aber in den seltensten Fällen durchgehalten haben. Letztendlich ist immer das Ergebnis ausschlaggebend – unabhängig davon, wie lange das Experiment oder die Kur gedauert hat, diesen neuen Weg erfolgreich zu gehen. Nicht die Rohkost soll zuerst das Ziel sein, sondern Dein tägliches Be-

mühen, schädigende Produkte wegzulassen. Und wenn Du nach Jahren
großer Bemühungen immer noch kein Rohköstler bist, dann mach nicht
den Fehler, Schuldgefühle zu entwickeln, Dich von solchen Worten beeindrucken zu lassen wie „Mangel an Willenskraft". Denke daran, daß
die meisten Menschen, die das Ziel reine Rohkost erleben, es in abseh-
barer Zeit wieder aufgeben. Sie sind, wie ich es war, hingerissen, haben
aber unzählige Ausreden, warum sie doch nicht dabei bleiben. Ihr eiserner Wille hat nicht selten ihr Herz verhärtet, die Familie und Freund-
schaften zerrüttet. Sei stolz auf Dich, wenn Du täglich eine kleine
Übung des Verzichts schaffst, alles andere wächst nach und nach – und
zwar in einem gesunden Tempo.

Alles im Leben muß erlernt werden. Erinnerst Du Dich an die vielen
Fähigkeiten, die Du Dir seit Deiner Kindheit angeeignet hast, an das
Schreiben, das Lesen, das Musizieren oder ähnliches? War das immer
leicht? Du weißt, daß wir uns für alles, was wir uns aneignen wollen,
öffnen müssen, daß wir unser Bestes geben und auch vorübergehende
Nachteile in Kauf nehmen müssen. Was am Ende wirklich zählt, ist
nicht das erreichte Ziel, sondern der beschrittene Weg selbst.

Der Körper verrät uns oft, was ihm gut tut, aber nicht immer! Der
Körper ist nur ein Teil des Ganzen, ein Teil meines ICHs. Körper, Seele,
Geist bilden die Einheit Mensch, und wenn man nur einer dieser drei
Stimmen zuhört, so ist die Botschaft nicht ganzheitlich.

Um die Ganzheits-Sprache zu entziffern, muß der Mensch lernen loszulassen.

Verwandle ab und zu Deinen Kopf in ein Herz und laß es sprechen,
denn die Herzsprache ist doch die stärkste Sprache.

Jamila P.

Schwierigkeiten bei der Umstellung

Es gab eine Zeit, da der Mensch das Erlebnis eines erhöhten Gaumengenusses nicht benötigte, weil er das Paradies in sich trug. Doch je weiter er sich von seiner ursprünglichen Nahrung entfernte, desto stärker und eindringlicher forderte er eine Ernährung, die ihn auf eine andere Art befriedigte, das heißt Ersatz schuf für das, was er aufgab. Der heutige moderne Mensch ist sich dieser Tatsachen nicht mehr bewußt und sieht selten einen Grund dafür, den Versuch zu starten, sich natürlich zu ernähren.

Lebendige Nahrung zu essen, ist kein schwieriges Unterfangen. Die Kunst besteht vielmehr darin, gleichzeitig die alten Eßgewohnheiten aufzugeben. Die Erfahrung mit reiner Rohkost kann man nicht vergleichen mit einer Koch-Roh-Mischkost. Auch dann, wenn es mir heute bewußt ist, daß nicht jeder reine Rohkost auf Dauer verträgt, liegt es mir am Herzen, allen Suchenden zu empfehlen, mindestens ein einziges Mal in ihrem Leben sich nahezu wie die meisten Tiere zu ernähren. Reine Rohkost, ohne Mischung und sei es nur für die Dauer von drei Tagen. Nur dann versteht man, warum Rohköstler öfters so fanatisch und euphorisch sind, besonders anfangs.

Alle seit Deiner Geburt in Dir aufgestauten und angesammelten Krankheiten können, vereinfacht ausgedrückt, durch eine Fasten- oder Rohkostkur zum Vorschein gebracht werden. Sie treten aus einem ruhenden Zustand an die Oberfläche. Nicht die rohe Nahrung ist es, die Dich krank macht. Es dauert bei den üblichen Zivilisationskrankheiten lange, bis sich eine Krankheit in Schmerzen ausdrückt. Du wirst solche Schmerzen aber schon in den ersten Wochen Deiner Umstellung erleiden. Du durchläufst einen Heilungsprozeß, in gewisser Weise eine Krise. Dies kann unter Umständen schmerzhaft oder unbequem sein.

Wem ist von reiner Rohkost abzuraten?

Zuerst zu den Untergewichtigen. Die Gewichtsabnahme betrifft vor allem zwei Gruppen von Menschen, nämlich die schlanken Personen, die eher zu Untergewicht tendieren, und die Menschen, die seit Jahren an starkem Untergewicht leiden.

Wenn Du zu den stark untergewichtigen Personen zählst, rate ich Dir von der reinen Vital-Ernährung im wesentlichen ab. Rohkost-Theoretiker behaupten, man würde bald erneut an Gewicht zunehmen, wenn man nur ein wenig Bodybuilding (körperliches Training zur Ausbildung guter Körperformen) machte. Da diese Sorte von Sport mir selbst überhaupt nicht liegt, fühle ich mich nicht glaubwürdig, wenn ich diesen Rat weitergebe – besonders, wenn er sich an ältere Menschen richtet, die mit dem Begriff und der damit verbundenen Betätigung in der Regel nicht viel anfangen können. Bewegung oder Muskelarbeit allgemein ist aber auf alle Fälle für jeden wichtig und gut.

Ich selbst habe keinen einzigen Fall erlebt, in dem ein Mensch , der ausschließlich Rohkost zu sich nahm, sein früheres Gewicht wieder erreicht hätte. Dies ist selbstverständlich kein endgültiger Beweis dafür, daß ein solcher Gewichtsausgleich ausgeschlossen wäre.

Für manche Menschen mag es traurig sein, daß sie sich nicht so schnell wie sie es wünschen oder im Moment gar nicht auf die vollkommene Rohkost umstellen können. Aber Kompromisse sind bei gravierenden Gewichtsproblemen nun einmal nicht zu vermeiden.

Ich plädiere ohnehin für eine langsame Umstellung oder für eine Kur von ein bis drei Wochen Dauer.

Schlanke Menschen sind oft in gleichem Maße mit Giftstoffen belastet wie fettsüchtige. Bisher hatten sie den Vorteil, ohne Angst vor dem Dickwerden essen und schlemmen zu können. Jetzt aber werden die Rollen vertauscht, denn die fettsüchtigen Menschen haben es bei der Umstellung der Ernährung besser und leichter. Das ist kein Trost, sondern eine Tatsache.

Wenn mir schlanke Menschen sagen: „Vital-Ernährung? Um Himmels willen, ich möchte ja nicht abnehmen", merke ich, daß sie das Entscheidende nicht verstanden haben. Das Hauptziel sowohl des Fastens als auch der Vital-Ernährung besteht nicht darin, abzunehmen, sondern darin, den Organismus zu reinigen – auch wenn der Gewichtsverlust eine unumgängliche Begleiterscheinung darstellt.

Niemand hat Übergewicht, weil er „dick und kräftig" sein will. Entsprechendes gilt für Untergewichtige. Bei Unter- wie bei Übergewicht handelt es sich um eine grundsätzliche Störung des Stoffwechsels, die nicht selten von psychischen Faktoren ausgelöst wird – in ihnen aber nicht ihre Ursache hat oder haben muß.

Diejenigen, die die Veranlagung zum Dick- oder Dünnsein haben, wissen selbst am besten, daß eine derartige Disposition im allgemeinen kaum zu beeinflussen ist. Hier möchte ich besonders die untergewichtigen Personen in Schutz nehmen, die pauschal und oft ungerechterweise als magersüchtig bezeichnet werden.

Die Magersucht ist eine charakteristische Krankheit junger Mädchen im Pubertätsalter, die sich weigern, die von der Gesellschaft definierte weibliche Rolle mit allen ihren Nachteilen anzunehmen. Indem sie verhindern, daß sich die weiblichen Rundungen ausbilden, möchten sie den Verpflichtungen entgehen, denen Frauen üblicherweise unterworfen sind. Ist dieses Verhalten so verwunderlich?

Ein anderes Problem stellt sich den sogenannten „schlechten Futterverwertern". Sie können Nahrung in großen Mengen zu sich nehmen, ohne von den Stoffen zu profitieren, die sie ihrem Körper auf diese Weise zuführen. Dies beruht zum größten Teil auf einer mangelnden Funktion des Stoffwechselsystems.

Diese untergewichtigen Menschen sind nicht dünn, weil sie es wünschen, sondern weil das ihre spezifische Schwierigkeit darstellt. Sie leiden auch nicht immer – wie das gern hinter ihrem Rücken behauptet wird – unter besonderen seelischen Beschwerden. Ihre Sorgen und Nöte sind nicht größer oder kleiner als die jedes Durchschnittsbürgers.

Um dem Untergewicht wirksam zu begegnen, schafft in diesen Fällen nicht das übermäßige und vielleicht betont fetthaltige Essen Abhilfe, sondern manchmal sogar das genaue Gegenteil. Betroffene sollten mäßig essen und den Fettanteil an der Nahrung wesentlich reduzieren, weil ihre Leber seit Jahren durch ein Überangebot an Nahrung überbeansprucht wird und einer Erholungsphase bedarf. Fasten ist nur unter medizinischer Kontrolle ratsam.

Schlanke und untergewichtige Menschen verlieren bei der Rohkost mehr an Gewicht als Fettsüchtige und zwar nicht in Relation zu ihrem Gewicht, sondern absolut. Wenn Du also bisher ein normales Gewicht hattest, kann es sein, daß Du für eine Weile untergewichtig wirst.

Versuche, täglich ein wenig denaturiertes Getreide (kein Brot) zu Dir zu nehmen. Diesen Vorschlag bekam ich von Betroffenen, die sich in den meisten Fällen mit gekochtem Reis geholfen haben. Selbst rate ich eher Hirse. Der Reis sollte nur ein bis zwei Minuten kochen und dann in fest verschlossenem Topf noch zwanzig Minuten ziehen. Sehr gut geeignet ist der spezielle Stuplich-Gartopf [34]. Achte darauf, daß das Getreide bei möglichst geringer Temperatur gart. Soll ein Rohkostanteil von 70 bis 80 Prozent erhalten bleiben, findet das Gerät „Thermomix" immer mehr Beachtung. Besorge Dir am besten ein Thermometer und prüfe die Gar-Temperatur. Wenn sich Dein Gewicht wieder stabilisiert hat, dann verzichte nicht plötzlich und radikal auf das Getreide – vielmehr solltest Du es langsam und stufenweise absetzen.

Dieser Abschnitt hört sich vielleicht für viele sehr widersprüchlich an – auf der einen Seite warne ich vor zu starkem Gewichtsverlust, auf der anderen zähle ich die Vorteile auf, die selbst dann vorhanden sind, wenn man relativ viel abnimmt. Hier muß ich darauf hinweisen, daß es ein großer Unterschied ist, ob man sehr schlank wird, oder ob man an die Grenze des gefährlichen Untergewichtes kommt. Letzteres zwang mich dazu, einen alternativen Weg anzubieten.

Tagebuchnotizen zu einer Verbesserung des Gesundheitszustandes

„Liebe Jamila Peiter,
nachdem ich – sehr beeindruckt – von Ihrem Seminar in Bringhausen am Edersee zurückgekehrt war, beschloß ich, nunmehr streng nach Ihren Richtlinien ‚Rohkost – ohne Wenn und Aber' zu leben.
Meine Erfahrungen und Eindrücke möchte ich Ihnen gerne in den folgenden Tagebuchnotizen übermitteln.

7. September 1988

‚Beginn der strengen Vegan-Vitalkost nach Jamila Peiter' steht in meinem Tagebuch. Großes Ausrufezeichen! Und darunter, ganz groß und schwarz unterstrichen: ‚Bitte, vergiß nie, wenn Du wieder anderen Sinnes werden solltest und meinst, nicht auf die gewohnten Gaumengelüste verzichten zu können, wie schlimm es Dir bis zum heutigen Tage ergangen ist.'

So schlimm, daß ich absolut nicht mehr leben und kämpfen wollte. So müde der ewigen Plage mit dem ständig entzündeten Darm, dem revoltierenden Magen und allein gelassen mit der brennenden Frage: Was kann, was darf, was soll ich denn noch eigentlich essen, um ein einigermaßen gesunder, froher Mensch zu werden?

Ist so etwas überhaupt noch möglich nach den lebenslangen Beschwerden und Krankheiten? Was habe ich noch anderes zu erwarten als Siechtum?

Fast 73 Jahre bin ich nun alt, und die letzten zwanzig Jahre nimmt mein Bemühen um Gesundheit mehr und mehr die Form des nackten Überlebenskampfes an. Mein Gewicht ist durch die wiederholten Fastenkuren und durch die ständigen Durchfälle auf fast 100 Pfund gesunken, bei einer Körpergröße von 170 cm. Ich habe mir geschworen: Wenn Du dieses Minigewicht von 100 Pfund erreicht hast, dann gibst Du den Kampf auf!

Das soll heißen, daß ich entweder anfange, alles wahllos zu essen, worauf ich Lust habe, ungeachtet der Folgen, die ich leider nur allzu gut kenne – oder daß ich mich schön still in meine vier Wände zurückziehe und einfach alles geschehen lasse, bis mein Lebensfünkchen erloschen ist. Genauso wie es die Tiere machen, wenn man sie gewähren läßt.

Aber – da ist noch etwas in mir, das sich einfach nicht mit diesem Weg abfinden will. Ich spüre noch so viel ungebrochene Lebenskraft in mir. Gibt es nicht noch einen dritten, einen besseren Weg, den Weg der Vernunft, frage ich mich.

‚Vitalkost, Vegankost, Rohkost total', es ist alles so wunderbar einleuchtend, was uns da in Bringhausen nahegebracht wurde. Noch dazu für mich, da mir die ganze Richtung ja seit langem bekannt ist, vor allem durch Walter Sommer aus Ahrensburg, den großen Ernährungsforscher. In seinem Buch ‚Das Urgesetz der natürlichen Ernährung' [10)] habe ich wieder und wieder gelesen. Es ist auf diesem Gebiet so etwas wie die Bibel für den Christen.

Seit Jahren versuche ich danach zu leben – versuche, wohlgemerkt. Aber konsequent genug habe ich die totale Rohkost doch nie durchgeführt, die Verhältnisse waren immer stärker, und es kamen stets Hindernisse dazwischen. Oder habe ich mir dies nur eingeredet, obwohl ich gemerkt habe, daß ich da offensichtlich auf dem richtigen Weg wäre?

Nun aber: Keine Ausrede mehr! Es ist Sommer, und mein Biogarten hat alles in Hülle und Fülle anzubieten, was ich brauche, jetzt soll es richtig losgehen! Der Zeitpunkt kann nicht günstiger sein!

12. September 1988

Fünf Tage habe ich es nun schon ausgehalten mit den leckeren Erdbeeren, den Äpfeln und Birnen, den frischen Möhren und Radieschen und all den knackigen Sachen, die so gut munden. Mein Geschmacksempfinden ändert sich langsam, und ich freue mich auf meinen geraspelten Kohl schon fast genauso, wie ich es früher bei meinen Lieblingsgerichten – beispielsweise Kartoffelpuffer mit Apfelmus – getan habe.

Und – oh Wunder – erste Erfolge stellen sich ein!

Meine Zunge ist schön rosig geworden! Seit ich denken kann, war da immer der häßliche, graue, übelriechende Belag – er ist buchstäblich über Nacht verschwunden! Vor lauter Freude, und um mich wieder und wieder zu vergewissern, strecke ich – wo immer ich eines Spiegels ansichtig werde – meine Zunge heraus und lache mir zu.

Morgens, auf dem ‚stillen Örtchen', geht es zum Unterschied von früher plötzlich wirklich ‚still' zu. Nicht mehr mit Kanonendonner und Schlachtengetümmel, und der Anblick meines ‚Endergebnisses' ist durchaus erfreulich. Genauso wie es sein soll!

14. September 1988

Ich fange an, wieder Zukunftspläne zu schmieden, und gehe pfeifend und singend durch den Tag. Meine Nachbarin fragte mich, ob ich das große Los gewonnen hätte, und ich antwortete: Ja!

15. September 1988

Gestern hatte ich Besuch. Meine geliebte Enkelin war da, und wir hatten einen sehr schönen Tag miteinander. Aber heute habe ich Bauchschmerzen, Durchfall und andere wohlbekannte Zustände, die nicht sehr erfreulich sind.

Kein Wunder nach den ‚Orgien' des Vortages: Hier ein Schnippel-
chen Käse – ach, das bißchen wird wohl nicht gleich was ausmachen –,
dort ein Fitzelchen Kuchen – nur mal eine kleine Kostprobe –, hier ein
Schnäppchen, dort ein Häppchen – wer wird sich deswegen gleich so
haben? Es war ja wieder einmal alles so schön appetitlich und verfüh-
rerisch angerichtet, wer kann da widerstehen? Bin ich denn eine Heilige? Wenn ich schon nur knapp 100 Pfund auf die Waage bringe, die
wollen doch schließlich auch einmal ‚richtig' und vor allem ‚lecker' gefüttert sein.

16. September 1988
Nach diesem ‚Ausrutscher' heißt es nun also, wieder schön von vorn
anzufangen.

Aber ich merke bald: Jetzt ist es sehr viel schwerer geworden! Ich habe ‚Blut geleckt', bin sehr niedergeschlagen und hadere mit mir selbst.

Zum ersten Mal in meinem Leben weiß ich wirklich, was es bedeutet, süchtig zu sein. Und diesen Qualen sollte ich nun in Zukunft immer
ausgesetzt sein?

Ich weiß, daß es die verschiedensten Arten der Sucht gibt: Alkohol,
Nikotin, Rauschgift, auch von Liebessüchtigen hat man schon gehört,
Schlafsucht, Fett- und Magersucht, auch Streß kann zur Sucht führen –
und was nicht sonst noch alles! Ich habe oft versucht, mich in die Lage
solcher – wie ich glaubte – labiler Menschen hineinzuversetzen. Heute
weiß ich, wie wenig Ahnung ich von solchen Dingen hatte. Jetzt, wo ich
auch von einer Sucht – ja, wie ich meine, von der schlimmsten aller
Süchte, der ‚Sucht nach gekochten Kartoffeln' – befallen bin, werde ich
nie wieder ein Urteil über jemanden fällen, der seiner Gelüste nicht Herr
werden kann.

Da liegt sie in meiner Phantasie vor mir auf dem Teller: schön gold-
gelb, rissig die Schale, würzig-duftiger Geruch in diese Nase steigend,
zart butterschmelzend die Geschmacksknospen der Zunge verhei-
ßungsvoll umschmeichelnd, mit Salz abgerundet und so perfekt von der
Natur erdacht, wie sie kein Gourmet der Welt hätte besser erfinden
können: meine Kartoffel!

Zum Greifen nahe liegt sie – und doch steht der Engel mit dem Flam-
menschwert davor und gebietet: Halt! Stößt mich zurück in die gnaden-
lose, die kartoffellose, die erbarmungsloseste Not! Ich versuche Aus-
flüchte und Entschuldigungen dafür zu finden, wie ich möglichst bald
ohne schlechtes Gewissen an meine ‚Traumkartoffel' gelange.

Sicher hatte Dr. X recht, wenn er mir empfahl, mich ja nicht auf irgendwelche Ernährungsformen einzulassen, hießen sie nun Waerland-,
Walter Sommer-, Dr. Bruker-, Prof. Kollath-, Vegan-, Vital- oder Voll-

wertkost. Nein, meine ganz spezielle Magda-Helene-Schröder-Kost gelte es zu entwickeln. Na also! Die scheint doch nicht das geringste gegen Kartoffeln zu haben.

17. September 1988

Heute merke ich einmal mehr – wie so oft in der Vergangenheit –, wie schwer es für den heutigen Menschen ist, der sich vielleicht 70 oder 60 oder auch nur 20 Jahre lang in der üblichen Art ernährt hat, seine altgewohnten und ihm lieb gewordenen Eßgewohnheiten über den Haufen zu werfen. Es erscheint schier unmöglich. Zumindest, wenn nicht ganz massive Anzeichen in Form von allerhand Beschwerden bis hin zu den schlimmsten Krankheiten andeuten, daß da ja wohl ein arger Fehler in der Ernährungsweise stecken muß. Und selbst dann wehrt man sich mit Händen und Füßen und macht eher das ‚Schicksal' dafür verantwortlich, greift gierig nach Argumenten und trügerischen Hilfen, die es erlauben, so weiterzumachen wie bisher.

So war es, als ich vor vielen Jahren Vegetarierin wurde, später, als ich aufhörte, Milch, Milchprodukte und Eier zu verzehren – und nun wieder dasselbe Dilemma beim Übergang auf Rohkost. Dabei sollte ich doch allmählich wissen, daß alles nur eine Sache der Gewohnheit ist, die sich bald einspielt.

19. September 1988

Es geht mir schlecht, die Stimmung ist auf den Nullpunkt gesunken, ich liege im Bett und überlege, wie es weitergehen soll.

20. September 1988

Nun haben sie also doch wieder gesiegt, sie, die ‚Schulmediziner'. Nachdem die mühsam errungenen paar Gramm Lebendgewicht, die ich tatsächlich in den Wochen der strengen Obst-, Gemüse- und Nüsse-Rohkost angefuttert hatte, dem morgendlichen beschleunigten Stuhlgang zum Opfer gefallen sind, und ich anstelle des angedeuteten Bäuchleins nur noch ein schmerzendes, grummelndes, beleidigtes Etwas spüre, ist der Gang zu Dr. X schon vorprogrammiert.

Er bedient mich auch prompt, außer mit einem tröstlichen Schulterklopfen, das ich dankbar anzunehmen geneigt bin, mit den neuesten Untersuchungsergebnissen. Und – wie könnte es anders sein, so hat man es ihn gelehrt – mit den dazu passenden Antibiotika.

Wahrscheinlich werde ich sie sogar nehmen! Und wieder einmal, zum x-ten Mal auszuprobieren, ob es nicht doch etwas gibt, was dieses beständige Rumoren und Zwacken in meinen Eingeweiden zum Stoppen bringt. Und selbstverständlich in der Hoffnung, daß mir das erlaubt, in aller Ruhe meine alten Eßgewohnheiten wieder aufzunehmen.

187

Obwohl ich ganz genau weiß, daß ich eines Tages – früher oder später – die Quittung für dieses Verhalten bekommen werde.

Wie soll ich dann Frau Peiter beim nächsten Seminar in München, für das ich mich angemeldet habe, erklären, warum ich so wankelmütig geworden bin?

Nun ganz einfach: Ich werde die Wahrheit sagen, so wie es sich zugetragen hat und wie ich es oben schon versucht habe, darzulegen: wie vielen Anfechtungen und Versuchungen man ausgesetzt ist, wie oft man sich überwinden und seine Gelüste in Zaum halten muß. Das ist die schlichte, einfache Wahrheit.

Dieses wunderbare Vorrecht meines Alters möchte ich jetzt auskosten. Weil ich im Leben immer meinte, auf dieses und jenes Rücksicht nehmen zu müssen, habe ich beschönigt, verdreht, verharmlost, vertuscht. Mich gefragt: Was werden die Nachbarn, die Eltern, all die Verwandten sagen? Jeder tut es so. Wir merken es kaum mehr, sind uns nicht mehr bewußt, wie sehr wir uns und anderen etwas einreden, was gar nicht den Tatsachen entspricht.

Manche werden verstehen, was ich tue und warum – und mich deswegen vielleicht sogar schätzen. Viele werden schockiert sein, mich insgeheim auslachen oder sogar für verrückt halten! Was macht es?

Wenn ich morgen vor dem Herrn der Schöpfung stehen sollte – was mich nicht im geringsten schreckt –, möchte ich sagen können: Wenigstens jetzt, wo ich an der letzten Etappe meines irdischen Daseins angelangt bin, habe ich versucht, ehrlich zu sein und das zu sagen, was ich als Wahrheit empfinde!

14. Oktober 1988

Wie sieht es heute, drei Wochen nach der letzten Tagebucheintragung aus?

Noch nicht einmal diesen intimen Zeilen mochte ich meinen verzweifelten Kampf mit einem – schlechteren – Ich anvertrauen.

Die schön rosarot gefärbten Pillen liegen unangetastet, mein Kartoffelbestand fast ebenso, bis auf einige wenige, die ich roh als Saft zur Magenberuhigung und Heilung eingenommen habe. Deren herb-erdiger Geschmack ist so wenig zungenschmeichelnd, daß er wohl schwer irgendwelche Süchte erzeugen dürfte.

Meine Küche bleibt kalt und wird es auch in Zukunft – so hoffe ich – bleiben. Gelegentliche Rückfälle sind natürlich niemals ausgeschlossen, das ist menschlich. Ein Tag der Bettruhe und des Saftfastens bringt die Sache schnell wieder ins Lot.

Immer noch fühle ich den unwiderstehlichen Drang, mir selbst meine Zunge hinauszustrecken, um mich zu vergewissern, daß sie mir immer noch und wieder – nach dem Rückfall am 15. September und der dadurch hervorgerufenen Unterbrechung – rosig und gesund entgegenlacht.

Und jeden Morgen steige ich frohlockend auf die Waage. Tendenz: zwar langsam, aber doch stetig steigend! Der runzelige, leere Kartoffelsack, als der ich so lange herumgelaufen bin, füllt sich allmählich wieder. Ich fange an, mich wieder als Frau zu fühlen, wieder wie eine solche auszusehen, sogar an den richtigen Stellen!

Seitdem ich diese umwerfenden Erfolge sehe und viel mehr noch spüre, seit diesem Moment weiß ich, daß ich nun gefeit bin gegen alle Anfechtungen. Die herrlichsten Düfte lassen mich zur Zeit kalt, das Wasser, das mir im Mund zusammenläuft beim Anblick der verlockendsten Delikatessen, schlucke ich mit Leichtigkeit herunter – und wenn mich irgendwo gekochte Kartoffeln anlachen, lache ich einfach zurück.

,Daß die totale Rohkost der Weisheit letzter Schluß für jeden sei, vor allem, wenn sie von heute auf morgen eingeführt wird, möchte ich natürlich nicht behaupten. Die Entwicklung und Forschung geht immer weiter. Wir sind alle Lernende!' sagte Frau Peiter in aller Bescheidenheit auf ihrem Seminar.

Um nichts auf der Welt möchte ich dieses unvergleichliche Gefühl mehr missen, das mich – sozusagen als Nebenprodukt meiner Gesundung – immer befällt bei dem Gedanken: Du bist Herr geworden über Dich selbst! Du hast Deine Gaumengelüste, die Knechtschaft Deiner Zwänge, die Fremdeinflüsse überwunden, endgültig besiegt.

Du gehorchst nur Deiner inneren Überzeugung. Dein Instinkt hat Dich wieder gelehrt, das für Dich Richtige auszuwählen, das ganz spezielle für Dich Richtige.

Magda-Helene Schröder"

Ich danke meiner lieben Freundin Magda-Helene Schröder, übrigens erfolgreiche Autorin des Buches „Mein Mulch-Garten" (Pala Verlag) für ihre mutige Erzählung. Ich habe ihre weiteren Bemühungen noch verfolgt. Sie gehört zu den ersten Menschen, die mich eines Tages zwangen, mein Ziel „reine Rohkost über alles" ein wenig zu überdenken, um es schließlich aufzugeben. Sie hat es nicht geschafft, bei der reinen Rohkost zu bleiben. Nicht eigentlich sie, denn sie war mehr als willig, aber ihr Körper. Sie schrieb mir immer wieder, ich fühle mich am wohlsten, wenn ich reine Rohkost esse, aber ich sehe aus wie ein Gespenst. Das kann nicht der richtige Weg für mich sein, denn ich bin stets verhungert. Doch je mehr ich esse, desto dünner werde ich. Auch sie ließ sich bei verschiedenen Darmspezialisten behandeln. Heute ist sie mit einer mittelmäßigen Gesundheit zufrieden.

Ich bin überzeugt, daß sich viele unter uns anhand dieser Erzählung erkannt haben! Fünf Jahre nach dieser Erzählung, lebt Frau Schröder auf La Palma. Sie hat sich dort, mit Ihrem Lebensgefährten, im Alter von 77 (er ist 82) einen neuen Mulch-Garten angelegt. Beide leben in großer Bescheidenheit und ernähren sich hauptsächlich von ihren eigenen Produkten und beide essen wieder einmal täglich eine gekochte, einfache Speise.

Hautkrankheiten, Allergien und andere Erkrankungen

Sehr viele Krankheiten betrachte ich als allergisch bedingt – das heißt, der Körper verträgt nicht, was ihm zugemutet wird. Er wehrt sich dagegen auf seine Weise – mit allergischen Reaktionen. Dies kann sogar bei natürlichen Lebensmitteln geschehen, beispielsweise bei Äpfeln, Nüssen, Erdbeeren oder Paprikaschoten.

Die Hautkrankheiten und das Asthma haben in diesem Zusammenhang insofern einen „Vorteil", als sie vom Patienten selbst wie auch von seiner Umwelt wahrgenommen und damit rechtzeitig erkannt werden können. Gleichermaßen beobachtet werden kann dann die Rückbildung beziehungsweise das Verschwinden derartiger Symptome im Zuge einer Nahrungsumstellung, die den Verzicht auf denaturierte Lebensmittel und Getränke beinhaltet.

Anders verhält es sich dagegen bei Erkrankungen wie Krebs oder einem sich anbahnenden Herzinfarkt: Sie werden in ihrem Anfangsstadium kaum oder überhaupt nicht wahrgenommen.

Unser Körper ist ständig bemüht, die aufgezwungenen Gifte wieder auszuscheiden. Je nach Konstitution des Menschen wählt der Körper für diese Funktion das entsprechende Organ aus. Bei Dermatosen (Hautkrankheiten) ist dies die Haut. Der Patient muß lernen, die betreffende allergische Reaktion als eine willkommene und für ihn aufschlußreiche Erscheinung anzusehen.

Das heißt jedoch nicht, daß er seine Krankheit „lieben", also passiv dulden soll, wie es ihm von manch ratlosem Therapeuten eingeredet werden mag. Es bedeutet vielmehr, die Zufuhr schädlicher und körperfremder Stoffe stark zu reduzieren oder sogar zeitweise ganz zu eliminieren – und dann zu beobachten, was anschließend passiert.

Die Nahrung eines an einer Hautkrankheit leidenden Menschen sollte demnach aus einem Höchstmaß an rohen Lebensmitteln bestehen. Eine ausschließlich natürliche Nahrung würde ihm – auch bei einer vorwiegend psychisch bedingten Krankheit – eine wesentliche Besserung bringen, vorausgesetzt, sein Körper kann diese Art der Kost annehmen. Bezüglich dieser Frage sind meistens eine individuelle Beratung und Umstellung notwendig.

Aber warum so viele Worte um etwas machen, das jeder Betroffene selbst ausprobieren kann? Es funktioniert, sofern man sich nicht selbst betrügt. Wenn Du schon nach ein paar Tagen der Ernährung mit Früchten und Gemüse aufgibst, weil es noch keine greifbaren Ergebnisse gebracht hat, betrügst Du Dich selbst. Etwas mehr Geduld und Durchhaltevermögen sind schon vonnöten.

Die Nahrungsumstellung kann wie beim Fasten zunächst zu stärkeren Hautreaktionen führen. Dies ist meist auf die vermehrte Ausscheidung von Substanzen aus zuvor eingenommenen Medikamenten zurückzuführen, speziell Cortison. Zwei bis drei Wochen reine Rohkost-Ernährung bringen aber oft schon eine wesentliche Linderung und Besserung. Bei schwerwiegenden Fällen sind unter Umständen ein paar Monate notwendig.

Eine Erfahrung, die ich vor kurzem in Israel machte, möchte ich dem Leser nicht vorenthalten. Das Tote Meer ist für seine Heilkraft bei Hautkrankheiten bekannt. Alle Hotels in dieser Gegend wirken deshalb wie Kliniken. Menschen mit Ekzemen, mit Psoriasis (Schuppenflechte), Akne, Milchschorf und den extremsten Fällen von Neurodermitis kommen hierher, um ihre Krankheiten behandeln „zu lassen".

In meinem Hotel waren zweihundert Urlauber beziehungsweise Patienten untergebracht, darunter nur eine einzige Vegetarierin. 199 Hautkranke, die mit vier bis fünf verschiedenen Milchprodukten den Tag beginnen, die kaum eine der fünfzehn bis zwanzig angebotenen Frühstücksspeisen missen möchten. 199 nicht wissende Menschen, die sich bedauern, sich bedauern lassen, andere bedauern, um den „Genuß" des Wiederbedauertwerdens auszukosten. Kinder, die fröhlich enorme Portionen an Quark und Eierspeisen auf ihre Teller häufen und deren Eltern sagen: „Das arme Kind, es soll sich wenigstens mit dem Essen trösten." Eine schlimme Situation von kaum zu ertragender Sinnlosigkeit.

Ich habe einige der Patienten wegen ihrer Krankheiten befragt und bekam immer wieder zur Antwort: „Ich habe viele Ärzte konsultiert, aber im allgemeinen reagierten sie sehr aggressiv, wenn ich an ihrer medikamentösen Behandlungsweise zweifelte. Sie wollten mich alle mit Cortison behandeln, aber ich habe inzwischen festgestellt, daß mir das nicht hilft."

Viele dieser Ärzte sind der Meinung, die Krankheit stehe nicht in Zusammenhang mit der Ernährung. Folgerichtig werden von den betroffenen Menschen täglich Fleisch, Omeletts, Süßspeisen, Käse, Alkohol und Kaffee verzehrt. Außerdem sind die meisten dieser Patienten Raucher. Ein Zufall? Am Pool unterhielten sie sich. Worüber? Über ihre Krankheiten natürlich. Die einen mit der Zigarette in der rechten und der Cola-Flasche in der linken Hand, die anderen mit Kaffee und Kuchen. Die Ursache dieses gesundheitsschädigenden Verhaltens liegt zum größten Teil in einem Mangel an Information, aber auch an ungenügender Offenheit.

In der Tat sind am Toten Meer bei Hautkrankheiten trotz des Schlemmens erstaunlich positive Resultate erzielt worden. Zunächst sieht die Haut – ebenso wie bei einer Rohkost-Therapie durch die eingeleitete Heilungskrise von Tag zu Tag schlimmer aus, dann aber bessert sich ihr Zustand. In den meisten Fällen reist der Patient nach sechs bis acht Wochen scheinbar gesund wieder ab. Mit der Rohkost hätte er dafür zuhause nicht länger benötigt und hätte außerdem nicht nur eine

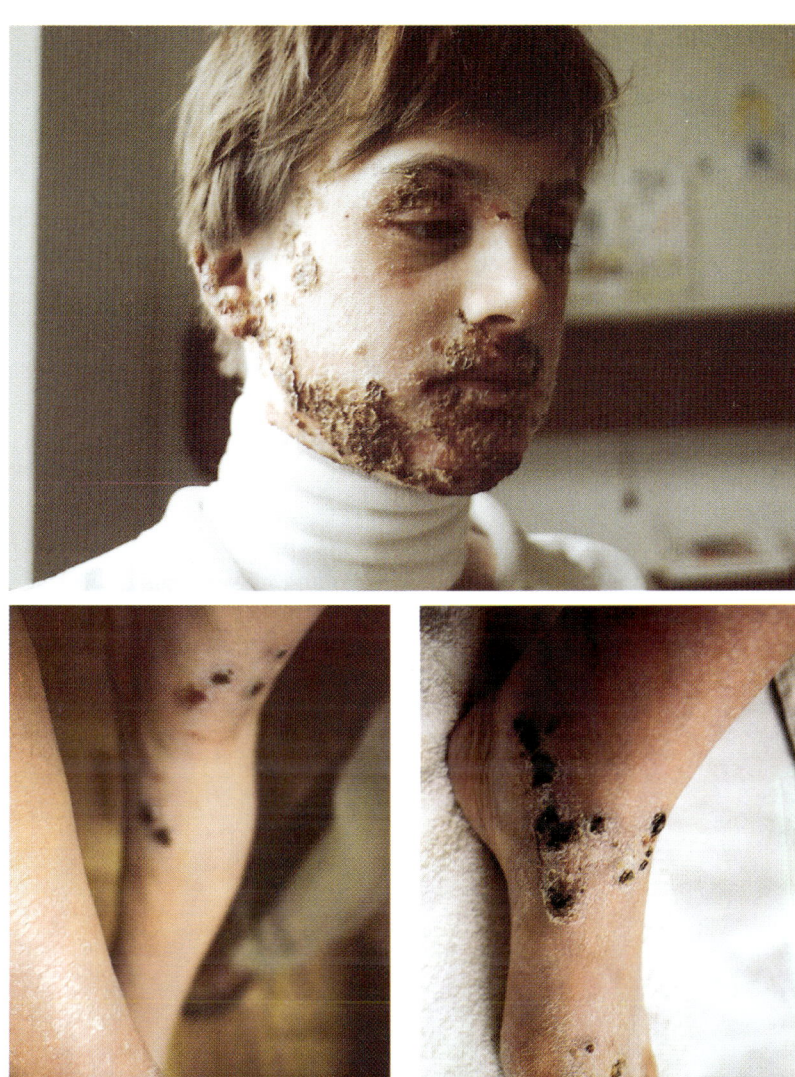

Neurodermitis: Höhepunkt der Giftausscheidung, speziell des Cortisons, nach Beginn der Therapie mit tierisch-eiweißfreier Kost unter Unterstützung von homöopathischen Medikamenten

V

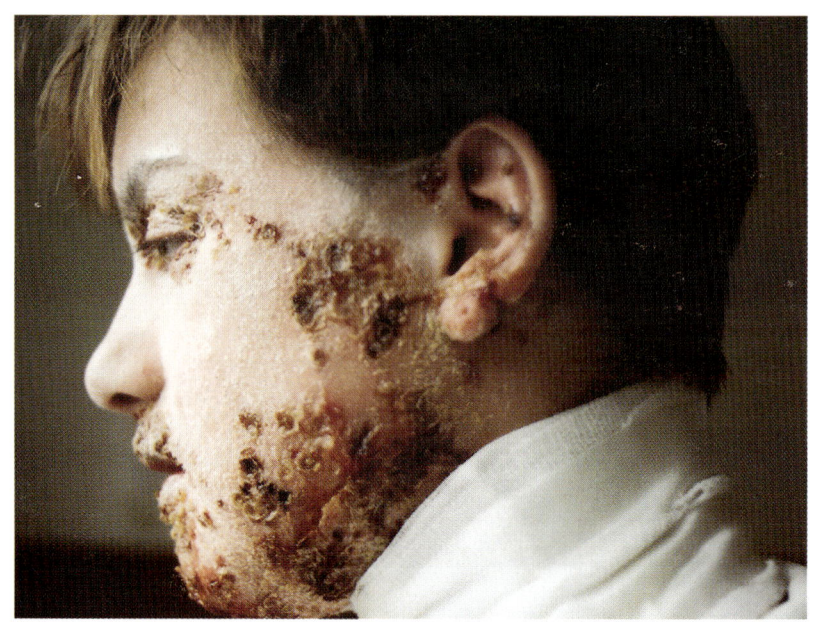

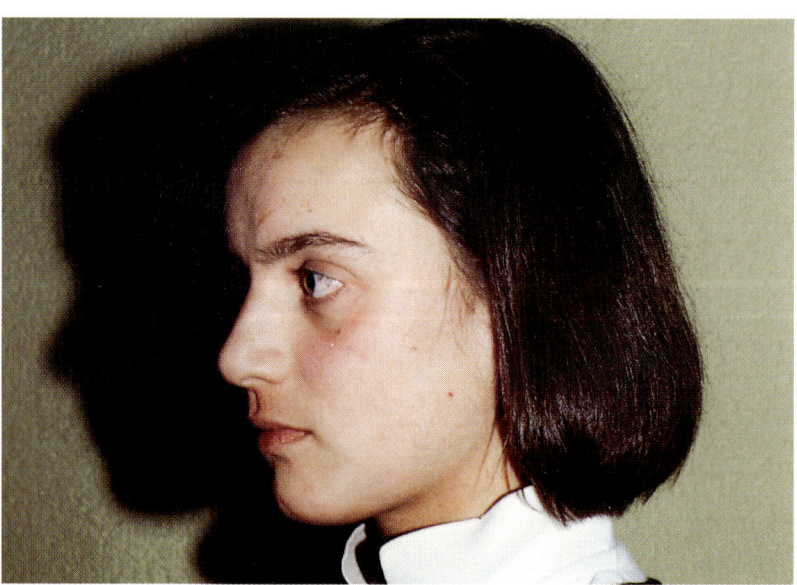

Dieselbe Patientin: oben in der Ausscheidungsphase, unten mit abgeheilter Gesichtshaut

VI

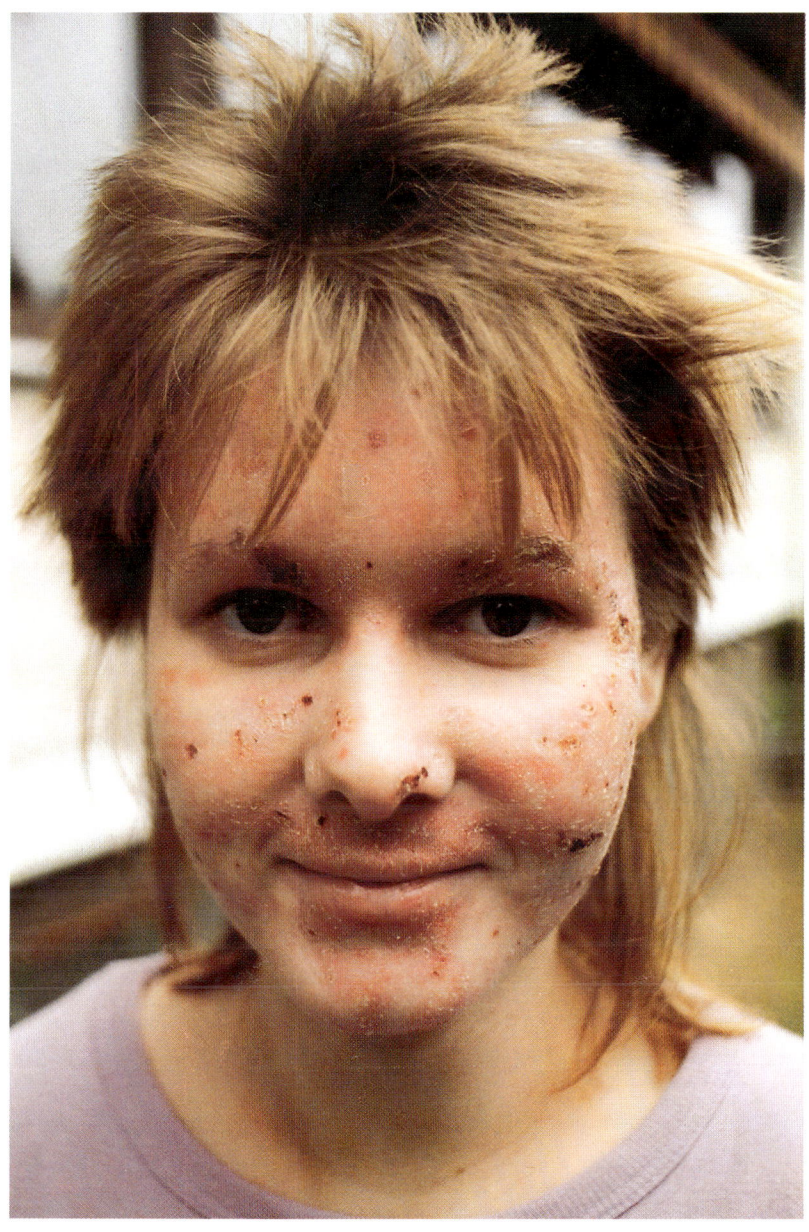

Eine andere junge Frau: Die Ausscheidung ist beendet, die Haut beginnt zu heilen.

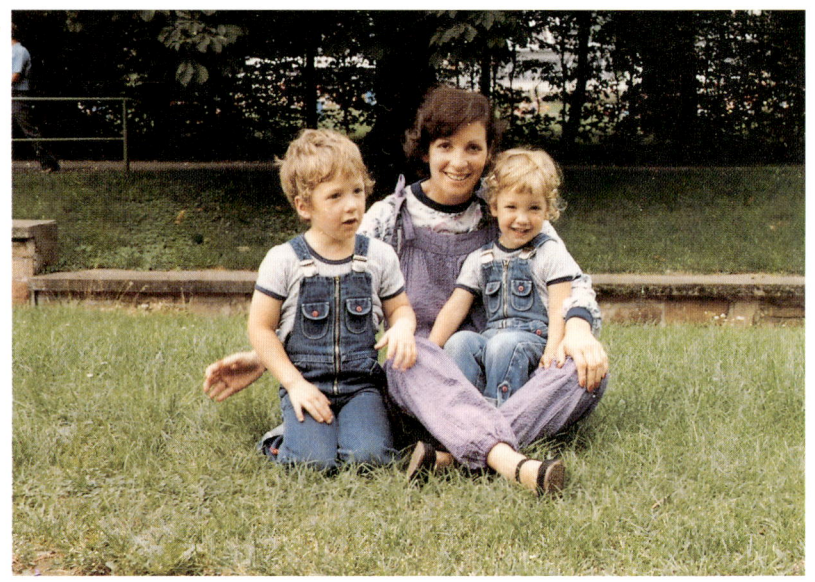

Die Autorin mit ihren beiden Söhnen

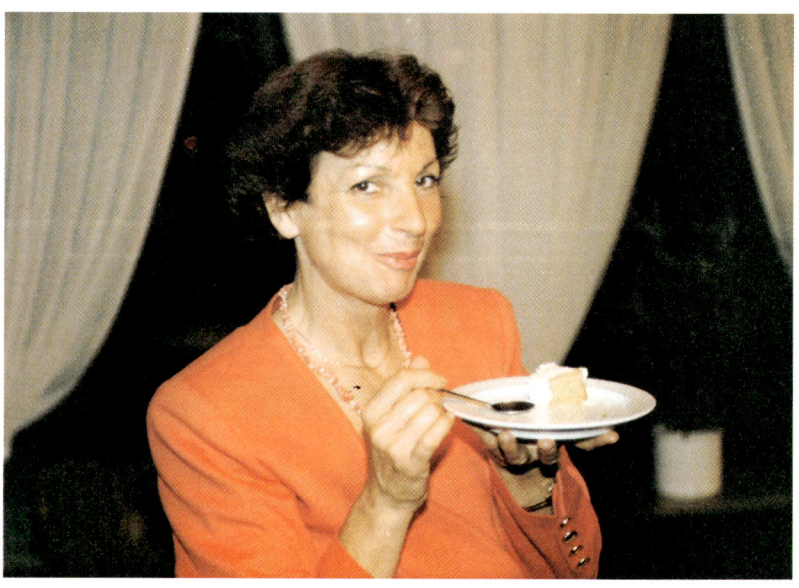

Jamila Peiter 1993

VIII

oberflächliche, sondern eine tiefgehende Heilung erreicht. So aber ist es nicht verwunderlich, daß die Patienten jedes Jahr wieder ans Tote Meer kommen, weil sich ihre vermeintlich kurierte Krankheit wieder verschlimmert hat. Das Kassen-System macht alles möglich!

Die Heilung wird hauptsächlich durch die speziell in dieser Gegend vorkommenden Elemente eingeleitet (beispielsweise Brom). Die positiven Auswirkungen der Sonneneinstrahlung töten die Bakterien ab, die sich an der Oberfläche der Haut angesammelt haben und den Prozeß des Eiterns begünstigen. Nicht zu vergessen ist auch der Faktor Erholung im Urlaub weit weg vom hektischen Alltag.

Die Oberfläche der Haut wird in diesem Fall geheilt – mehr aber auch nicht. Die eigentliche Ursache befindet sich nach wie vor im Organismus, nicht zuletzt in der Leber und im Darm.

Angesichts dieser Situation entschloß ich mich, einen Ernährungsvortrag zu organisieren. Ich rechnete schon damit, daß kein Mensch kommen würde, aber siehe da, es erschienen mehr als sechzig Personen. Viele hatten ein Interesse an weitergehenden Informationen, was aber noch lange nicht heißen soll, daß sie tatsächlich zu einer Nahrungsumstellung bereit gewesen wären. Zumindest wollten sie etwas über die Auswirkungen der Ernährung auf die Gesundheit erfahren. An ihrem Urlaubs- beziehungsweise Kurort war jedoch niemand in der Lage, ihnen das nötige Wissen zu vermitteln.

Die meisten Patienten verschließen ihre Ohren vor dem Vorschlag einer Ernährungsumstellung, weil sie sich ihr Leben ohne Käsebrot und Fleisch nicht vorstellen können. „Das Leben wäre dann nicht mehr lebenswert, es würde sich einfach nicht mehr lohnen zu leben", habe ich in diesem Zusammenhang oft gehört.

Während dieses Aufenthalts habe ich den Alltag eines sechsjährigen Jungen verfolgt. Die Mutter meinte, das Kind sei derart von Ekzemen geplagt, daß es zumindest als Trost das Essen bekommen sollte, was es sich wünscht. Es braucht mehr Trost als alle anderen Kinder, hätten ihr die Ärzte gesagt.

Der Junge nahm das wörtlich und stand schon während des Frühstücks mehrmals auf, um sich weitere Allergie auslösende Speisen auf den Teller zu häufen. Es tat mir weh, das mitanzusehen. Das Kind hatte schon die „perfekte" Haltung eines Opfers. Es lief gebückt, war in sich gekehrt, schaute nur auf seinen Teller und kratzte sich unentwegt. Sein Gesicht war fast nur ein roter, wunder Fleck. Daß dieser Zustand von der als Trost gedachten denaturierten Nahrung immer weiter verstärkt wurde – auf diese Idee kam niemand.

Am letzten Tag konnte ich mich nicht mehr zurückhalten. Ich fragte die Mutter, ob sie mein Plakat am Aushang gesehen hätte. Sie ließ mich gar nicht aussprechen, sondern sagte sofort: „Alles Unsinn. Ich bin der Meinung, die Ernährung ist eine Religion." Wenn sie gewußt hätte, wie recht ich ihr in diesem Punkt gebe. Daß sie im übrigen eine Anhängerin der Religion „Konsum" war, schien ihr nicht bewußt zu sein.

Allergieauslöser

Prinzipiell sind alle denaturierten oder teilweise manipulierten Produkte Allergie- und damit zumindest potentielle Krankheitsauslöser.

Der Mensch reagiert – wie auch das Tier – auf Stoffe allergisch, die in der Natur nicht vorkommen, zumindest nicht in der Form, wie wir sie zu uns nehmen. Wenn die Allergie wahrgenommen wird, ist sie der beste Selbstschutz, der darauf hinweist, daß man auf diese Substanzen verzichten sollte.

Die Menschen sind aber „leider" viel robuster als die Tiere. Ihr Organismus kann die verschiedenen denaturierten Produkte in stärkerem Maße tolerieren. Darüber hinaus setzen sie immer wieder Hilfsmittel ein, die die Toleranzgrenze erhöhen. Ihr Körper rebelliert dann nicht deutlich genug gegen die unnatürliche Lebensweise oder erst zu einem späteren Zeitpunkt.

Mit dem Thema Allergie befassen sich gegenwärtig sehr viele Menschen, zum Beispiel um herauszufinden, wie wir Schokolade oder Butter problemlos vertragen könnten – statt sich die Frage zu stellen, ob diese Produkte überhaupt vertragen werden sollen, ob eine Anpassung wirklich notwendig ist oder ob solche Nahrungsmittel eher als gelegentliche Genußmittel angesehen werden sollten.

Es gibt keine biologisch angebauten Nahrungsmittel, die ein gesunder Mensch nicht vertragen könnte. Dagegen gibt es viele durch die Ernährung vergiftete Menschen, die sogar nach dem Verzehr biologisch angebauter Lebensmittel an allergischen Erscheinungen leiden können. Auch natürliche Produkte können Auslöser allergischer Reaktionen sein, sind aber nicht die Ursache.

Wer erfahren möchte, ob er zu der Personengruppe gehört, die aus diesem Grund auf Äpfel, Apfelsinen, Erdbeeren, Paprika, Nüsse oder Kokosnußfleisch überempfindlich reagiert, sollte sich eine Weile konsequent nach seinem Instinkt ernähren, mindestens drei Wochen. Er sollte Naturprodukte essen, die nicht im mindesten verfälscht wurden, oder auch teilweise fasten. Wenn nach einigen Wochen reiner Vital-Ernährung die zuvor angeblich allergieauslösenden Lebensmittel wieder verzehrt werden, wird sich in den meisten Fällen herausstellen, daß nicht diese natürlichen Nahrungsmittel für die Überempfindlichkeit und die damit verbundenen negativen Auswirkungen verantwortlich waren.

Die durch das Fasten und die Rohkostkur vollzogene Reinigung des Organismus erlaubt es dem betreffenden Menschen, endlich wieder die Naturprodukte zu essen, von denen er unter Umständen seit Jahren träumte.

Wir machen oft die Natur für bestimmte Mißlichkeiten, Unregelmäßigkeiten und „Pannen" verantwortlich und meinen, sie würde „versagen". In der Tat, oft leistet die Natur nicht, das was wir von ihr erwarten. Doch zeigt die Erfahrung, daß das Versagen nicht bei ihr, sondern beim Menschen selbst liegt, der den Sinn einer Versorgung mit natürlichen Lebensmitteln schlichtweg ignoriert.

Manche von einer schwerwiegenden Allergie betroffenen Menschen fühlen sich nicht in der Lage, eine für sie relativ strenge Ernährungsmethode, wie die des Verzichts auf denaturierte Lebensmittel, zu praktizieren. Wer dennoch wissen möchte, worauf er schwerpunktmäßig allergisch reagiert, kann beispielsweise den Pulstest von Dr. Coca [4] machen, der bereits an früherer Stelle angesprochen und beschrieben wurde. Damit läßt sich in der Regel die Verträglichkeit oder Unverträglichkeit sämtlicher Lebensmittel überprüfen – auch solcher, die in unserem Magen nichts zu suchen haben.

Diese Methode stellt eine alternative Lösung dar, die allerdings – ebenso wie andere herkömmliche Verfahren – nicht völlig problemlos ist. Manche Menschen zeigen an bestimmten Tagen keine oder kaum eine Reaktion auf denaturierte Nahrungsmittel. Ihr Körper toleriert das betreffende Produkt zu diesem Zeitpunkt vielleicht besonders gut.

In solchen Fällen passiert bei herkömmlichen Methoden dann oft etwas Irreführendes und sogar Gefährliches: Der Patient hört aus dem Mund des vorgeblichen Experten, er könne bestimmte Lebensmittel weiter unbedenklich verzehren, sie seien nicht die Ursache seiner Allergie. Dies zeigten die durchgeführten Tests eindeutig. Welch ein Irrsinn! Wissen diese vermeintlichen Spezialisten nicht, wie unverantwortlich sie handeln, wenn sie sich auf derartig fragwürdige und zudem unzureichende Testergebnisse verlassen? Ist ihnen bewußt, daß sie damit die betroffenen Personen weiterhin leiden lassen?

Wie ich bereits an einer früheren Stelle erwähnte, sind die zum jetzigen Zeitpunkt entworfenen und konstruierten Testgeräte nicht „intelligent" genug, alle feinstofflichen Vorgänge aufzuspüren und zu registrieren, die sich zwischen Körper, Seele und Geist, aber auch in Zusammenhang mit der Nahrungszufuhr abspielen.

Ein bewußt lebender Mensch kann wesentlich mehr erreichen, wenn er seine Sensibilität entwickelt hat und die Signale seines Organismus aufnimmt und beobachtet.

Pilzkrankheiten

Die moderne, heutige „Pest" heißt nicht AIDS, sondern „Mykose" (Verpilzung).

Pilze sind Symbionten. Sie gehören zu uns, nur ihre Anzahl entscheidet, ob sie uns krank machen oder nicht. Ein Pilzbefall, je nach Art des Erregers auch Mykose genannt, greift langsam unser Immunsystem an, wenn dieses bereits geschwächt ist, macht uns hochempfindlich. Das bedingt häufig, daß verpilzte Rohköstler nichts Gekochtes mehr vertragen. Der Kreis schließt sich. Weil wir nichts Gekochtes mehr vertragen, bleiben wir erst recht bei der reinen Rohkost. Diesmal ist es aber keine freie Entscheidung mehr. Der Rohköstler wird praktisch gezwungen, wenn er nicht leiden will, reine Rohkost zu essen. Konkreter dargestellt: Er wird gezwungen, Verzicht zu üben, für den er innerlich oft nicht reif oder willig ist. Das schmerzlose Aussteigen aus der reinen Rohkost ist praktisch unmöglich geworden. Doch ein anderes Leiden, das wir gerne mit Mangel an Disziplin verwechseln, schleicht sich langsam ein: Der seelische Druck, die Frustration. Diese wird aber gerne mit konzentrierten Produkten kompensiert. An erster Stelle natürlich Trockenfrüchte, Bananen, Avocados, Lebensmittelstoffe, die ebenfalls Pilze nähren. Doch auch das frische Obst ist meiner Meinung nach nicht ganz harmlos, wenn es in Mengen verzehrt wird. Zitrusfrüchte gehören dazu. Oder der Hilfesuchende rutscht regelrecht aus und fängt an, wieder Brot zu essen. Allerdings in Übermenge. Er entwickelt eine regelrechte Brot- und Zuckersucht. Aber auch diese nähren, wie alle Produkte, die viel Kohlenhydrate beinhalten, wiederum die Pilze. Der Rohköstler kommt nicht mehr allein aus diesem Teufelskreis heraus.

Er braucht Hilfe von außen. Die Ernährung allein kann, wie er sich eingestehen muß, sein Problem nicht lösen. Dies habe ich bei Hunderten von Menschen festgestellt, die sich rohkostvegetarisch ernähren.

Wundere Dich bitte nicht, wenn ich einiges zum dritten Mal wiederhole. Es sind Aussagen, die ausschlaggebend sind, aber gerne übersehen werden, da sie Dir vielleicht einen Strich durch die Rechnung machen. Niemand soll mir später vorwerfen, ich hätte diesen und jenen wichtigen Punkt nicht genügend betont.

Wichtig bei einer Pilzerkrankung ist nicht, ob die Nahrung roh ist, sondern ob sie arm an Zucker/Kohlenhydraten ist. Brot, Nudeln, Kuchen, Kekse, Süßigkeiten sollten während der Kur, die Monate dauern kann, mindestens aber 6 Wochen durchzuhalten ist, gemieden werden. Bei Hefepilz-Erkrankungen ebenfalls alles, was mit Hefen angereichert ist wie Hefegebäck, Käse und einige fertige Produkte, wie zum Beispiel die typische vegetarische Pastete oder Suppenwürfel aus dem Ernährungsplan streichen! Bezüglich der Schimmelpilze sollten Sie grundsätzlch alles meiden, was etwas angeschimmelt ist und ebenso alle Produkte mit hohem Eiweiß-Anteil.

Es sind nur wenige Therapeuten, die sich in der natürlichen Behandlung von Pilzerkrankungen auskennen. Eine Pilzerkrankung kann auch mit Homöopathie behandelt werden. Häufig sind Antibiotika die eigentliche Ursache des Pilzwachstums. Durch wiederholten oder über längere Zeit erfolgten Einsatz von Antibiotika wird das Gleichgewicht zwischen Pilzen und Bakterien gestört. Es kommt zu einem überschießenden Pilzwachstum. Verpilzungen gehören zu den zukünftigen Krankheiten. Sie sind auch bei den sogenannten AIDS-Krankheiten reichlich vertreten. Selbst stelle ich die Hypothese auf, daß die Bildung der HIV-Antikörper mit der Pilzbesiedlung zu tun hat. Werden die Pilze auf natürliche Art behandelt, so kommt man sicher auch den sogenannten AIDS-Krankheiten weit entgegen. Das AIDS-Mittel AZT (Azidothymiolin) ist genau das Mittel, das auf der einen Seite die Helferzellen tötet, andererseits aber auch das Pilzwachstum fördert. So ist bei den meisten tödlich verlaufenden AIDS-Erkrankungen eine starke Verpilzung festzustellen, die aber nicht ernst genommen wird, nicht korrekt behandelt, ja sogar eher durch eine gegensätzliche Therapie geschürt wird. (Siehe Literatur: Hansueli Albonico, „Ein Beitrag zur erweiterten Sicht von AIDS". PAD-Verlag, Dortmund 1 und den Bericht von Gerhard Orth, „raum & zeit", „96 AIDS-Kranke geheilt"). Leider sind Testergebnisse oft falsch. Der Mensch hat zwar unzählige Symptome, die auf eine Verpilzung hindeuten, doch die Untersuchungen weisen negative Resultate auf. Sobald jedoch Nosoden eingesetzt werden (Ausleitungsmittel), tauchen Pilze, z. B. im Stuhl, in vermehrter Dosis auf. Der Patient sollte sich in diesem Falle weitgehendst an die Ernährungsvorschriften halten, zumindest in den ersten zwei Monaten der Behandlung. Die Genesung hängt aber genau so stark von der Regelmäßigkeit und Ernsthaftigkeit ab, mit der diese angegangen wird. Das ist meistens langwierig und verlangt viel Geduld vom Patienten. Selbst würde ich prinzipiell nicht zu Antibiotika raten. Doch bei manchen ganz hartnäckigen Fällen von Scheiden-Mykose sind Antibiotika die einzige Hilfe. Ich kann nur das weitergeben, was mir von manchen Patientinnen gesagt wurde.

Vital-Ernährung auch für Kinder?

Alle Erwachsenen sollten sich an dieser Stelle einmal an ihre eigene Kindheit zurückerinnern und sich folgende Fragen stellen:

Wie entstanden unsere heutigen Lebensgewohnheiten? Entsprechen unsere Verhaltensweisen dem, wovon wir als Kinder träumten? Hofften wir nicht auf eine uneingeschränkte Freiheit? Erschienen uns die Ansichten, Einstellungen und Anschauungen der Erwachsenen nicht als weltfremd? War uns die von ihnen aufgezwungene Lebensweise nicht in vielem lästig?

Wenn dies zutrifft – warum mutest Du dann heute Deinen eigenen Kindern das Gleiche zu?

Du hast als Kind die Verlogenheit der Erwachsenen gespürt, inzwischen lebst Du womöglich selbst in einer vergleichbar unwahrhaftigen Situation. Kaum ist der junge Mensch älter geworden, arrangiert er sich in der Regel mit eben den Lebensverhältnissen, die er zuvor so hart kritisierte. Er wiederholt all das, was ihm ein paar Jahre zuvor noch völlig unhaltbar erschien.

Kinder haben eine ausgeprägte Beobachtungsgabe und ahmen die Gewohnheiten ihrer Umwelt nach. Dies gehört zu den elementarsten Lernprozessen des Menschen, vor allem in der Kindheit und der Jugend. So sind die Handlungen und Aussagen der Erwachsenen für ihre Kinder wichtige Orientierungslinien. Deshalb müßte uns alles, was sich in Gegenwart der Kinder abspielt, heilig sein. Für alle Erwachsenen Anlaß genug, ihre schlechten Gewohnheiten aufzugeben und statt dessen mit gutem Beispiel voranzugehen! Welche Eltern sind aber klug und einsichtig genug, ihre Kinder als eine Herausforderung an sich selbst zu betrachten?

Diese einführenden Bemerkungen sollen Dir eines deutlich machen: Zureden bewirkt nicht viel oder gar nichts, wenn Du nicht das vorlebst, was Du selbst von Deinen Kindern erwartest. Gehe Deinen Weg – wenn Du ihn überzeugend vertrittst und Glück hast, wird er von ihnen nachgeahmt. Das gilt für alle Ebenen des Lebens, nicht zuletzt aber für die Eßgewohnheiten. Es liegt in Deiner Verantwortung, wie Du sie durch Dein eigenes Handeln weitergibst.

Prinzipiell gilt für Kinder das gleiche wie für die Erwachsenen, die sich mit lebendigen Lebensmitteln ernähren: Sie sollen essen, was ihnen schmeckt. Rezepte und Anleitungen sind überflüssig. Allerdings ist die Vital-Ernährung bei Kindern auf die Dauer nicht leicht zu praktizieren, da diese sehr vielfältigen Einflüssen von seiten ihrer Umwelt ausgesetzt sind.

Einige meiner Mitmenschen wundern sich immer wieder, warum es mir nicht gelungen ist, meine Kinder in der Ernährung auf „meinen" Weg zu bringen: Sie meinen, es läge an meiner mangelnden Überzeugungskraft, und ich sollte spätestens an diesem Punkt einsehen, daß die Rohkost wohl nicht die richtige Ernährung für Kinder sei.

Wenn schon Erwachsene sich trotz einiger Leiden nicht von ihrer gewohnten denaturierten Nahrung trennen können oder wollen, was können wir dann von jungen Menschen erwarten, die keinerlei Motivation zur Ernährungsumstellung empfinden? Sie brauchen nur einmal im Kindergarten mit den verführerischen denaturierten Nahrungsmitteln in Berührung zu kommen, schon ist die Sucht nach Süßem geweckt. Der erste Schritt zu einer derartigen Abhängigkeit wird bereits in dieser frühen Phase getan – wenn die liebe Oma, Tante oder Nachbarin dies nicht schon zuvor eingeleitet hat. Viele weitere Stufen folgen zwangsläufig, bis das heranwachsende Kind beginnt, sich zu besinnen, oder vielleicht durch eine Krankheit eine andere Richtung einschlägt.

Kinder bleiben demnach nur von denaturierter Nahrung verschont, solange ausschließlich wir sie in unserer Obhut haben. Und auch dann ist es schwierig, gegen die es ja nur gut meinenden Verwandten und Freunde anzukommen, wenn sie dem Kind ein wenig Süßes geben wollen.

Wie schütze ich mein Kind vor gesundheitsschädigender Nahrung?

Sei Du das beste Beispiel, damit hast Du im Prinzip das Dir Mögliche getan. Vor 14 Jahren begann ich, als Vollwertköstlerin (ohne Fleisch, raffinierten Zucker und Mehl) zu leben – und meine beiden Kinder selbstverständlich auch. Doch wie oft wurde ihnen beim Einkaufen ein Stück Wurst oder Gebäck in die Hand gedrückt. Ich versuchte mein Bestes, es zu verhindern.

In den Augen meiner Mitmenschen mag das falsch gewesen sein, aber ich habe getan, was mir in diesem Moment richtig und vernünftig erschien – und das ist meines Erachtens das Wichtigste. Das heißt: Lieber „falsch" als gegen seine Überzeugung handeln, nur um sich den gesellschaftlichen Gepflogenheiten anzupassen und die freundliche Fassade beizubehalten.

Ich hätte es sicher leichter gehabt, wenn ich mich heuchlerisch für die meinen Kindern angebotenen ungesunden Nahrungsmittel bedankt hätte, die ich beim besten Willen nicht akzeptieren konnte. Bei Ablehnungen erlebte ich immer wieder, daß die Menschen verletzt waren. Doch ich lernte in diesen Situationen eines: Ich kann nicht alle zufriedenstellen, wenn meine eigenen Wünsche und die meiner Mitmenschen einander entgegengesetzt sind.

Wenn Du nach diesem Prinzip lebst, wirst Du erfahren, was es heißt, glücklich und frei zu sein. Nach einiger Zeit hatte ich mich an die neue

Situation gewöhnt und rettete mich mit der Wahrheit: „Es tut mir leid, wir essen grundsätzlich kein Fleisch und keine Wurst, auch keine Bonbons, weil sie Karies hervorrufen." Wer hätte mir bei letzterem widersprechen können?

Oft erkaufen sich Erwachsene die Liebe der Kinder mit Süßigkeiten. Dies scheint die einfachste und bequemste Art zu sein, Gefühle der Zuneigung zu wecken und zu erfahren. Sie können dabei, so glauben sie zumindest, nichts falsch machen. Die Erwachsenen sind sich ihres „Erfolges" bereits im voraus sicher, denn welches Kind würde ein Geschenk, beispielsweise Schokolade, abweisen?

Die Liebe der Kinder ist wertvoller, als uns bewußt ist. Sie ist zunächst völlig unbedarft und unvoreingenommen und würde es auch bleiben, wenn wir Erwachsene sie nicht als eine Art Tauschware benutzen würden – durch konditionierende Regeln, die wir dem Kind praktisch aufzwingen.

Die Zuneigung und Sympathie, die uns Kinder entgegenbringen, übertragen eine bestimmte Energie, die Kraft eines noch unverdorbenen Wesens. Sie macht uns glücklich und zufrieden, ohne daß wir wissen, wie diese Empfindungen entstehen.

Die Liebe der Kinder schmeichelt dem, der schenkt – er begibt sich auf diese Weise in eine Art Abhängigkeitsverhältnis, in das er allerdings auch das Kind mit einbindet. Die Beziehung funktioniert nach folgendem Schema: Ich gebe Dir Schokolade, und Du bleibst dafür eine Weile ganz lieb neben mir. Ich koste Deine Liebe aus, dafür wirst Du beim nächsten Besuch wieder belohnt. Auf diese Art und Weise sichern sich Menschen, die nicht mehr echt lieben können oder selbst nicht geliebt werden, ein gewisses Maß an Zuneigung und Geborgenheit.

Doch mit der Zeit werden die Kinder größer und damit eigenständiger und unabhängiger. Die Situation kann sich nun gegen den früheren „Unterdrücker" richten. Solche Kinder, die sich gegen das bestehende Abhängigkeitsverhältnis auflehnen, werden prompt als ungezogen und frech bezeichnet. Der Erwachsene will sich nicht eingestehen, daß er sich ihre frühere „Liebe" zum großen Teil nur erkauft hat.

Wenn Menschen bei verschiedenen Kindern auf Ablehnung und Verweigerung stoßen, sollten sie die „Schuld" zuerst bei sich suchen und nicht leichthin auf andere abwälzen. Es ist an ihnen, die Ursachen dieser Mißstimmung zu erforschen.

Meine beiden Kinder, Jérôme und Christoph, haben bis heute mit 15 und 17 Jahren noch keine Anzeichen von Karies, was in unserer Zeit eine Seltenheit darstellt. Dieser erfreuliche Zustand, den man fast als eine „Anomalie" bezeichnen könnte, ist nicht darauf zurückzuführen, daß sie nichts Süßes essen – das tun sie in der Tat zur Genüge. Ich sehe den wahren Grund hierfür vielmehr darin, daß ich sie ohne süße Getränke und Süßigkeiten aus dem Supermarkt aufwachsen ließ. Darüber hinaus haben sie für das unnatürliche Ritual des Zähneputzens nichts übrig. Auf die Schädlichkeit dieser Angewohnheit habe ich bereits in einem früheren Kapitel hingewiesen.

Ein Punkt ist in diesem Zusammenhang dennoch zu bedenken: Wer sich falsch ernährt, wie dies auch die meisten Kinder tun, beginnt leicht abzuwägen, ob das Zähneputzen womöglich das kleinere Übel ist. In einer derartigen Situation gibt es meiner Ansicht nach keine eindeutig unwiderlegbare Antwort. Man sollte aber auf jeden Fall auf Zahnpasten verzichten, die den körperfremden Stoff Fluor enthalten.

Schon 1976 lehnte ich instinktiv eine Fluor-Behandlung mittels Tabletten ab. Damals war die Gefährlichkeit dieser Substanz noch nicht so bekannt wie heute. Auch Fluor ist an der Entstehung der Karies beteiligt. Wer sich hierüber besser informieren will, sollte unbedingt das Buch „Vorsicht Fluor" [37] von Dr. med. M. O. Bruker lesen.

Nun aber zu einem Punkt, der mir sehr wichtig ist: Wie verhält man sich als verantwortungsbewußter Erwachsener bei Ausflügen, in Situationen also, in denen die Kinder bestimmte unnatürliche Eß- und Trinkgewohnheiten geradezu erwarten?

Bei solchen Gelegenheiten nehme ich stets nur Wasser zum Durstlöschen mit. Wer das nicht mag oder wem das nicht schmeckt, hat nach meiner Einschätzung entweder gar keinen richtigen Durst oder will mit einem denaturierten Getränk nur sein Verlangen nach etwas Süßem befriedigen. Zur Erinnerung: Ein Liter Cola enthält nicht weniger als 44 Stück Würfelzucker, was einer Menge von 110 Gramm Zucker entspricht.

Dies erkläre ich auch den Freunden meiner Kinder, die an einem Ausflug teilnehmen – worauf ich manchmal zu hören bekomme, bei mir sei es aber langweilig. In solchen Fällen bleibt mir nichts anderes übrig als abzuwarten, bis diese Kinder groß geworden sind und die Zusammenhänge verstehen. Vielleicht begreifen sie dann, warum ich damals so „langweilig" war.

In diesem Zusammenhang erinnere ich mich an einen Ausflug in Südfrankreich, den ich vor einiger Zeit mit meinen zwei Jungen machte. Wir nahmen den kleinen Seealpen-Zug gegen 11 Uhr morgens. Ich hatte den Kindern absichtlich kein Frühstück gegeben, damit sich der echte Appetit entwickeln konnte.

Nun saßen wir im Zug, und sie meldeten sich prompt: „Maman, wir haben Hunger." Schön, dachte ich, und nahm aus meiner Tasche einen frischen biologischen Romana-Salat, der mir zuvor von einer Nachbarin geschenkt worden war. Kaum hatte ich ihn ausgepackt, wurde er von den Kindern auch schon entschieden abgelehnt. Ich sagte daraufhin: „Na, ihr scheint wohl noch nicht ganz so hungrig zu sein." Mein jüngerer Sohn gestand ein: „Ja, ich habe keinen richtigen Hunger." Also gut, der Salat wurde wieder eingepackt. Dann sagte ich: „Hört mal, ich sehe gerade, daß ich auch eine Packung Kekse dabei habe. Wie wäre es damit?" Das Echo war überwältigend. „Oh, toll!" riefen sie. „Können wir ein paar davon haben?" Auf meinen Einwand: „Ich dachte, ihr hättet noch keinen Hunger ..." antworteten sie: „Na ja, ein wenig doch."

Wie wir an diesem Beispiel sehen können, geht es den Kindern wie den Erwachsenen. Die verfälschte und denaturierte Nahrung setzt die Speichelsekretion in Gang und vermag den Appetit doch noch zu wecken, der zuvor eigentlich kaum oder gar nicht vorhanden war.

Als wir am Ende dieses Ausflugs abends im Zug zurückfuhren, hatte ich noch meinen Salat in der Tasche. Nun stürzten sich die Kinder darauf, sie nahmen die großen Blätter in die Hand und begannen regelrecht zu „futtern". Die Augen der Mitreisenden wurden immer größer. Mit einem Mal stand eine Frau auf und sagte mit ernster Miene: „Ist das die Art, in der Sie Ihre Kinder versorgen?" Darauf antwortete ich ruhig: „Ja, so versorge ich sie, schauen Sie nur, wie prächtig sie aussehen." Die Frau schüttelte den Kopf, war aber doch durch meinen sicheren Tonfall etwas irritiert. Sie murmelte leise noch etwas wie: „Arme Kinder, eine Rabenmutter habt ihr!"

Meine beiden Jungen essen genauso viel denaturierte Nahrungsmittel wie ihre Altersgenossen, auch selbst als ich noch ganz konsequent war. Sie können folglich morgen genauso krank werden wie diese – aber sie haben das Leben noch vor sich und somit auch die Möglichkeit, den geeigneten Zeitpunkt zu wählen, an dem sie ihre Ernährung umstellen. Diese Entscheidung sollen sie alleine treffen.

Heute bin ich gegen jede Ausübung von Druck oder Zwang – erst recht, wenn es sich um Kinder handelt. Vorschriften bezüglich des Essens sind nur bis zum dritten oder vierten Lebensjahr möglich, danach entpuppen sich entsprechende Anweisungen oder Maßregelungen als eine Form der Unterdrückung. Wir müssen als Eltern abzuwägen lernen. Mit dem Kopf durch die Wand zu wollen, ist der absolut falsche Weg.

Als meine Kinder noch allein von mir versorgt wurden, gab ich ihnen kaum Milch und Milchprodukte. Jérôme, damals ein Jahr alt, und Christoph waren schon mit Lymphatismus (Defekt des Lymphatischen Systems), Hautausschlägen und Heuschnupfen belastet. Im Alter von vier Jahren verbrachte Christoph nach dem Verzicht auf Milcherzeugnisse (und selbstverständlich auf raffinierten Zucker) das erste Frühjahr ohne Heuschnupfen.

Es war erfreulich zu sehen, wie der Ratschlag von Dr. med. Bruker, in diesem Fall sämtliche Milchprodukte abzusetzen, Früchte trug. Ich handelte nach dem Motto: Wenn Du eine Heilung erreichen willst, mußt Du die Regeln strikt einhalten. Jede Einschränkung, jedes „so weit wie möglich" schien mir als ein irreführender Kompromiß, wenn man ihn nur mit Blick auf die Gesellschaft eingeht. (Dieser Ratschlag ist – wie wir bereits in früheren Passagen gesehen haben – bei Erwachsenen nicht immer zutreffend.)

Doch man erzieht seine Kinder eben nicht allein. Sie werden von der Umwelt und der Werbung beeinflußt, sie werden zu Geburtstagen, anderen Festen und zur Kirmes eingeladen, wo sie genügend Gelegenheit haben, mit denaturierter Nahrung und verfälschten Getränken in Berührung zu kommen. Ich habe zahlreiche Kämpfe ausgefochten, um den Konsum dieser unnatürlichen Nahrungsmittel wenigstens halbwegs einzudämmen. Und ich habe mein Ziel nicht aus den Augen verloren, die Kinder – so lange es geht – vor derartigen Produkten zu bewahren.

Wird der Bedarf an Nährstoffen gedeckt?

Nachdem wir eine Weile vegetarisch gelebt hatten, ließ ich bei meinen beiden Jungen eine Blutanalyse vornehmen, um feststellen zu lassen, ob alles in Ordnung sei. Die Ärztin meinte: „Sehen Sie, ganz ohne Milchprodukte geht es eben doch nicht. Die Kinder leiden unter einem geringfügigen Calcium-Mangel. Sie sollten ihnen ruhig etwas Milch geben." Ich war zwar ganz und gar nicht ihrer Meinung – aber was hätte ich ihr antworten sollen? Damals besaß ich noch lange nicht mein heutiges Wissen. Ich wußte deshalb zunächst nicht, wie ich diesen angeblichen Mangel beheben sollte. Mir war aber klar, daß der Verzehr von Milch nicht die Lösung darstellen konnte. Sicher, es hätte sein können, daß die Blutanalyse nach dem Genuß dieses Produkts bessere Werte geliefert hätte.

Was aber, wenn Jérôme trotz guter Blutwerte wieder unter geschwollenen Mandeln gelitten hätte, wenn er sich, wie früher, bei jedem Bissen Brot verschluckt hätte? Was, wenn Christoph wieder unter Heuschnupfen gelitten hätte?

Im gleichen Jahr verbrachte ich mit Jérôme sechs Monate in Frankreich. Er war ständig unter meiner Obhut und nahm keinerlei Milchprodukte zu sich. Der Junge ernährte sich auf instinktiver Basis mit rohen, lebendigen Nahrungsmitteln. Danach ließ ich erneut eine Analyse durchführen. Das Ergebnis: Sein Calcium-Wert war stabilisiert. Worauf war diese Entwicklung zurückzuführen? Eines stand jedenfalls fest: Tie-

208

rischen Produkten, zu denen auch die Milcherzeugnisse zählen, hatten wir es nicht zu verdanken, da er seit einem halben Jahr kein Gramm derartiger Lebensmittel verzehrt hatte.

Ich möchte den Leser an dieser Stelle nochmals darauf aufmerksam machen, welchen beträchtlichen Schaden wir uns zufügen, wenn wir Milch in denaturierter Form zu uns nehmen, also in Gestalt von Milchprodukten oder von gekochter Kost. Das tun wir zwangsläufig, wenn wir uns nicht gerade Rohmilch besorgen können und sie nicht in ihrem ursprünglichen Zustand trinken. Ich meine nicht, daß der Mensch rohe Milch verzehren soll. Vielmehr will ich darauf hinweisen, daß er – wenn er schon bestimmte Stoffe aus einem Nahrungsmittel erhalten will – diese in hochwertiger und ursprünglicher Form zu sich nehmen soll. Das ist bei der käuflichen Milch, die von der Industrie manipuliert und verfälscht wurde, nun einmal überhaupt nicht der Fall.

Verschiedene Kostformen innerhalb der Familie

Nachdem ich mich selbst auf rohe Nahrung umgestellt hatte, mußte ich noch eine Zeitlang für die Familie kochen. Deshalb kann ich verstehen und nachvollziehen, wie schwer es manche Eltern haben, die einerseits ihre eigene Ernährungsweise verändern und auf der anderen Seite die Familie weiter im üblichen und gewohnten Rahmen versorgen müssen. Und doch ist diese Zweiteilung – trotz aller Schwierigkeiten und Widersprüche – im Zweifelsfall das Klügste. Autoren und Theoretiker der Rohkost sind ausschließlich Männer, die nicht in die Verlegenheit kommen, für ihre Familie das warme Mittagessen vorzubereiten. Männer, die sich und ihre Anhänger mit Theorien konfrontieren, selbst aber nicht wissen, wie der Alltag eines Schulkindes abläuft. Deswegen fühlen sich Rohköstlerinnen oft nicht verstanden und entwickeln Schuldgefühle.

Ich wurde früher von den verschiedensten Gedanken und Überlegungen geplagt. Sollte ich meine Kinder mit denaturierter Nahrung versorgen oder sie manipulieren und zu einer Ernährungsumstellung mehr oder weniger zwingen?

Heute habe ich mich zum Glück von solchen Gedanken und Zweifeln befreit und kann relativ emotionslos zusehen, wie andere Menschen um mich herum das verzehren, was ich selbst jahrelang gegessen habe – was mich aber krank werden ließ. Ich kann es sogar bei meinen Kindern, da ich sie als eigenständige, freie Wesen betrachten muß.

Nach langem Überlegen einigten mein Partner und ich uns darauf, daß er sich künftig um das Kochen kümmern würde. Derartige Probleme und Arbeitsteilungen bezüglich des „Küchendienstes" entfallen nur, wenn sich beide Partner mit rohen Nahrungsmitteln versorgen wollen. Dann kann man sich auch auf eine relativ einfache Küche für die Kinder verständigen.

Eine solche günstige und begrüßenswerte Situation, in der sich beide Elternteile für den gleichen Weg entscheiden, stellt allerdings eine Seltenheit dar. Und auch dann kann es gelegentlich zu Rückfällen kommen – möglicherweise zu regelrechten Eßorgien. Solche vorübergehenden Erscheinungen sind ein Teil der Erfahrungen, die man während dieser Umkehr und Weiterentwicklung macht.

Wenn sich beide Partner darin einig sind, diese Art der Ernährung zu bejahen und konsequent zu praktizieren, ist die Chance groß, daß die Kinder ihrem Verhalten folgen und sich, ohne es bewußt zu registrieren, auf eine rohe Ernährung umstellen – wenn nicht heute, dann morgen. Sollten sich die Eltern damit aber selbst noch schwer tun, dürfen sie ihren Kindern kein Theater vorspielen und sie täuschen, sondern müssen ihnen klipp und klar sagen: „Ja, es ist schwierig und mühevoll, wir versuchen uns umzustellen, aber das heißt nicht, daß wir alles perfekt machen." Ein Kind nimmt nämlich sehr deutlich unehrliche Verhaltensweisen, wie beispielsweise Heuchelei oder Unwahrhaftigkeit, wahr. Anders verhält es sich dagegen bei der Entscheidung über den Verzehr eines bestimmten Genußmittels. Hier nimmt das Kind, wie ein Erwachsener, keine innere Stimme mehr wahr und gibt sich dem „Vergnügen" voll und ganz hin.

Es wird sich im Zweifelsfall dem Elternteil zuwenden, der ihm denaturierte Nahrungsmittel, wie Schokolade oder Pommes frites, anbietet. Meine Kinder machen da keine Ausnahme, sie sagen mir zum Beispiel deutlich: „Maman, bei Dir gibt es keine Schokolade und kein Käsebrot, wir essen lieber bei Papa."

Als ich in meinen Anfänger-Zeiten einmal ein Eis kaufte und sogar – entgegen meiner Gewohnheit – eines mit ihnen aß, waren sie glücklich, eine „normale" Mutter zu haben. Nachdem ich dann aber, noch ehe wir die Straßenbahn zur Heimfahrt erreicht hatten, unter den Auswirkungen dieser denaturierten Nahrung litt, fühlten sie sich mitschuldig. „Du darfst das nicht essen, das weißt Du doch", ermahnten sie mich jetzt.

Für derartige Situationen des inneren Zwiespalts gibt es keine pauschalen und allgemeinen Regeln. Jede augenblickliche Lage ergibt sich aus einer anderen Stimmung und der betreffenden Umgebung.

Ich lebe in der Hoffnung, daß die Kinder eines Tages ihre „verrückte" Mutter verstehen werden, und registriere bereits eine tendenzielle Entwicklung zu meiner Lebensanschauung. Sie beginnen zu reifen und merken, daß ihre Mutter doch nicht ganz auf den Kopf gefallen ist. Sie kommen dann von sich aus zu mir. „Mama, heute möchten wir bei Dir essen." Das bedeutet, vorwiegend roh, etwas für das Wohlbefinden zu tun und sich von dem schlechten Gewissen zu befreien, das sie haben, wenn sie beispielsweise trotz Ausschlag oder Schnupfen eine Pizza essen.

Meine Kinder haben schon zu oft gesehen, wie es mir oder meinen Freunden erging, wenn wir uns kleine Sünden erlaubten. Sie hören überdies oft Gespräche bei meinen Vorträgen mit, gerade auch die Berichte der Teilnehmer. Das alles geht nicht spurlos an ihnen vorüber.

Einmal kam mein Jüngster zu mir und erklärte, er wolle seine häßliche Warze am Knie loswerden und deshalb wie ich roh essen. Ich schmunzelte leise. Aber nun begann er seinen ersten freiwilligen Rohkosttag – es fiel ihm ganz schön schwer. Gegen 17 Uhr (die kritische Zeit) litt er unter einem starken Verlangen nach Brot. Die Abhängigkeit von denaturierten Kohlenhydraten bleibt auch den Kindern nicht erspart. Dafür konnte er so viele Bananen essen, wie er wollte.

Abends vor dem Einschlafen fragte er mich nach einer kleinen Überraschung. Ich brachte ihm etwas verschämt einen kleinen Apfel, obwohl mir klar war, daß er nach anderem verlangte, nach einer Praline, einem Keks oder etwas Ähnlichem. (Derartige Produkte habe ich nicht im Hause, und das wissen die Kinder auch.) Er biß also einmal in den Apfel und schlief kurz danach ein.

Beim Aufwachen am nächsten Morgen rief er: „Hurra, ich habe meinen ersten Rohkosttag geschafft!" Er war mächtig stolz auf sich – und hatte auch allen Grund dazu.

Wir können heute kaum einen Schritt aus dem Hause tun, ohne mit irgendeiner suggestiven Werbung konfrontiert zu werden – von den entsprechenden Fernsehspots einmal ganz abgesehen. Sie erinnert uns daran, was wir essen sollen und vor allem, worauf wir auf keinen Fall verzichten dürfen, wenn wir zu den glücklichen, gut aussehenden und gesunden Menschen gehören wollen. Diese Art der Werbung nistet sich auch im Gedächtnis und in der Gedankenwelt unserer Kinder ein und manipuliert ihre Verhaltensweisen, wenn wir sie nicht aufklären. Auf den Plakaten werden junge, strahlende Menschen gezeigt, die angeblich nur deshalb voller Schwung und Tatkraft sind, weil sie Cola oder Milch trinken und Camembert oder Schokolade essen.

Das Unterbewußtsein registriert das Gesehene und speichert es. Das ist einer der Gründe dafür, daß Kinder (und Erwachsene natürlich auch) später im Supermarkt zu einem bestimmten Produkt greifen. Es ist daher die Aufgabe der Erzieher – sowohl der Eltern als auch der Lehrerinnen und Lehrer – die Kinder so früh wie möglich auf die Tricks und Mechanismen der Werbung aufmerksam zu machen, damit sie (rechtzeitig) zu kritischen Konsumenten werden können.

Die instinktiven Reaktionen
bei Kindern

Grundsätzlich stehen viele Kinder – und gerade solche, die von Anfang an auf „andere" Art und Weise als die große Mehrheit der Bevölkerung ernährt wurden – der Vitalkost unvoreingenommen und keineswegs skeptisch oder gar ablehnend gegenüber. Dies heißt aber nicht, daß sie ein Stück Kuchen instinktiv ablehnen würden.

Wenn es dennoch zu Schwierigkeiten und Mißverständnissen kommt, hat dies meist einen anderen Grund: Wir Eltern versuchen oft, unseren Kindern Verhaltensweisen und Handlungen anzugewöhnen, die uns angenehm sind – die in Wirklichkeit aber nicht den Bedürfnissen der Kinder entsprechen, sondern ihnen in vielen Fällen sogar entgegengesetzt sind. Beispielsweise überfüttern die meisten Eltern ihre Kinder, oder sie versüßen Getränke wie Tees mit Zucker, weil sie Schwierigkeiten haben, sich vorzustellen, daß ungesüßter Tee gut schmecken kann.

Wir dürfen nie vergessen, daß die Welt der Kinder eine ganz andere ist, als wir sie uns vorstellen. Sie ist noch wesentlich stärker vom Instinkt geleitet als die unsere. Ein Beispiel: Wir bemühen uns oft darum, alles Gemüse und sogar die Früchte klein zu schneiden oder verschiedene Lebensmittel zu vermischen – das aber wollen viele Kinder überhaupt nicht. Sie essen lieber die Frucht oder das Gemüse „am Stück", das macht ihnen viel mehr Spaß.

Ein anderes Beispiel: Wenn es am Tisch einen Streit gibt zwischen Kindern und Eltern, reagieren die Kinder meist wesentlich gesünder als die Erwachsenen. Sie verweigern instinktiv das Essen, wofür sie dann oft noch ermahnt werden. Nimm Dir dies als Vorbild. Laßt alles liegen, sprecht Euch aus und eßt erst weiter, wenn sich die Gemüter beruhigt haben und alle wieder froh und entspannt sind. Zum Essen zu zwingen ist zwar die klassische, aber falsche Handlung.

Um Deine Kinder ein wenig mit rohen Nahrungsmitteln vertraut zu machen, kannst Du so vorgehen: Sprich Dich mit einer anderen Familie ab und bereite eine schöne, abwechslungsreiche und bunte Gemüseplatte vor (die Farben Rot und Gelb sollten unbedingt vertreten sein). Arrangiere alles in ganzen oder größeren Stücken – also beispielsweise Spinatblätter, Kohlrabi- und Paprikaviertel oder ganze Maiskolben.

Beobachte genau, was welches Kind auswählt, und ob es bei jeder rohen Mahlzeit zu dem gleichen Produkt greift. Rege es in diesem Fall ein wenig an, auch einmal etwas anderes zu probieren. Aber: Die Ausübung von Druck oder Zwang ist völlig zwecklos, allenfalls hat sie einen negativen Einfluß.

Laß alles so geschehen und ablaufen, wie es sich ergibt – ohne festen Plan, wie sich alles abspielen und auf welche Resultate es hinauslaufen sollte. Wenn die Kinder gar nichts oder sehr wenig von der Gemüseplatte verzehren wollen, mußt Du auch dies akzeptieren.

Vergewissere Dich vor der nächsten rohen Mahlzeit, daß sich die Kinder nicht bereits zuvor mit Süßigkeiten, Milch oder anderen ungesunden Nahrungsmitteln sättigen, was die natürliche Sperre gegen rohe Gemüse erklären würde. Für Große und Kleine gilt also, daß sie alles essen (manchmal ist dies mit dem Wort „leider" zu versehen), wenn sie ausreichend Hunger haben. Unter diesen Bedingungen wird dann auch optimal verdaut. Wenn man eine Mahlzeit ausläßt, stürzen sich die Kinder in der Regel auch auf das Gemüse.

Biete zwanzig bis dreißig Minuten später in gleicher Weise eine reichhaltige und anregende Früchteauswahl an. Das, was die Kinder bei Gemüse und Obst immer oder regelmäßig auswählen, solltest Du ihnen künftig häufig anbieten. Von Zeit zu Zeit darf die Zusammensetzung aber durch ein neues Produkt ergänzt werden, damit sie die Möglichkeit haben, durch andere Auswahl ihre Bedürfnisse zu decken.

Das Einbeziehen der Kinder

Es gibt prinzipiell keinerlei Unterschiede in der Ernährung von Kindern, Heranwachsenden, Erwachsenen oder älteren Menschen. Mit einer Ausnahme: Der Säugling hat Anspruch auf (Mutter-)Milch. Die Faustregel heißt für alle Altersgruppen folglich, das zu essen, was einem in rohem Zustand schmeckt, dann ist man gut und ausreichend versorgt. Für den Fall, daß nicht alles roh gegessen wird, möchte ich wiederholen: Die Speisen sollten so einfach wie möglich zubereitet sein. Die schädliche und ungesunde Vielseitigkeit der denaturierten Speisen dient allein der Befriedigung der Geschmacksnerven und des Intellekts. Im Grunde gilt diese Regel für Große und Kleine.

Es ist vernünftiger, eine komplette Mahlzeit aus rohen Früchten oder Gemüse zu bereiten und die nächste dann aus gekochten Nahrungsmitteln, als beide Formen der Ernährung miteinander zu vermischen. Gerade für Menschen, die sich auf rohe Nahrung umstellen, weil sie bereits unter Verdauungsproblemen leiden, ist es günstiger. Wenn Du dennoch nicht auf einen Salat oder Früchte zu gekochter Nahrung verzichten willst, gilt die Regel: die rohen Lebensmittel mindestens eine halbe Stunde (eine längere Zeitspanne ist besser) vor der denaturierten Speise verzehren. Falls sich Dein Kind wirklich fast ausschließlich von Rohkost ernährt, dann sollte es keine einseitige Früchteernährung sein. Diese hat sich vielfach als negativ erwiesen.

Ich gehe bei den folgenden Darstellungen und Hinweisen davon aus, daß Deine Kinder nicht an einer Krankheit leiden. Wenn dies aber der Fall sein sollte, ist es unmöglich und unverantwortlich, pauschale und allgemeingültige Ratschläge erteilen zu wollen.

216

Der Faktor der Gaumenfreuden und der Emotionen sollte bei Kindern stärker berücksichtigt werden als bei uns Erwachsenen, weil sie noch nicht über unsere Erfahrungen verfügen und – wenn keine entsprechenden Symptome und Krankheiten auftreten und zum Ausbruch kommen – keine Motivation für eine Ernährungsumstellung empfinden. Überlege ehrlich, ob Du selbst bereit gewesen wärest, auf Dein Käsebrot zu verzichten, wenn Du nicht an Rheuma oder anderen Gesundheitsstörungen gelitten hättest.

Wenn sich Deine Nicht-Rohkost-Kinder einmal freiwillig für eine Obstmahlzeit entscheiden, hast Du schon viel gewonnen. Von dem Tag an kannst Du einmal pro Woche für die ganze Familie ein Essen zusammenstellen, das nur aus reifen Früchten besteht. Wenn dies mit der Zeit zur Gewohnheit geworden ist, kannst Du das Angebot an rohen Nahrungsmitteln auch auf Gemüse und Salate ausdehnen.

Anfangs darf nicht gespart werden. Das Kind soll das erhalten, was ihm am besten schmeckt. Denke daran, daß es sich um eine Regenerationstherapie handelt – und rufe Dir ins Gedächtnis, wieviel Geld Du schon für Medikamente ausgegeben hast. Statt dessen investierst Du heute präventiv in Heilstoffe, die sich in den lebendigen, biologischen Nahrungsmitteln befinden. Sei also großzügig, auch wenn Du Dich dadurch möglicherweise auf anderen Gebieten etwas einschränken mußt. Wenn die Kinder schon um die Schädlichkeit der denaturierten Nahrung wissen, ist es wichtig, mit ihnen zu besprechen, was sie für den jeweiligen Monat von ihren bisherigen Eßgewohnheiten aufzugeben bereit sind. Wenn sie sich auf solche Einschränkungen noch nicht einlassen wollen, solltest Du darauf auf keinen Fall bestehen. Die Kinder haben dann in ihrer Entwicklung noch nicht den Punkt erreicht, an dem eine Umkehr sinnvoll ist. Habe Geduld und warte ab, bis der richtige Augenblick gekommen ist.

Sofern das Kind mittlerweile dazu bereit ist, mittags roh zu essen, bleibt ihm noch immer die abendliche Mahlzeit, um das an verfälschter Nahrung zu sich zu nehmen, auf das es großen Appetit hat. Versuche in dieser Phase, die tierischen Produkte nach und nach vom Tisch zu verbannen. Beginne mit der Milch und den Milcherzeugnissen, später solltest Du auch den Anteil an Getreide (Brot, Nudeln, Reis) reduzieren. Im Grunde unterscheidet sich das Vorgehen nicht von dem bei der Nahrungsumstellung eines Erwachsenen.

Wenn sich die Kinder aber beispielsweise am Abend für Spaghetti entscheiden, sollten wir das akzeptieren, auch wenn wir um die negativen Auswirkungen der verfälschten Kohlenhydrate wissen. Bei dieser zweiten Mahlzeit des Tages besteht neben der Sättigung das hauptsächliche Ziel darin, das Gemüt des Kindes zufriedenzustellen und ihm wirklich das zu geben, was es für sich als Gaumenfreude ausgewählt hat. Das bedeutet selbstverständlich nicht, daß Du dem Kind einmal am Tag denaturierte Nahrung geben mußt – es soll nur, wenn es dies wünscht, eine Art von „Belohnung" dafür sein, daß es zu Mittag seine rohe Speise zu sich genommen hat. Gewöhne Dich auch an den Gedanken, daß Produkte aus dem vollen Korn nicht mehr den Vorrang haben. Vollkornkost und Rohkost gären in einem nicht völlig gesunden Darm, Blähungen und Leibschmerzen sind die Folge. Also lieber im Wechsel Vollkorn und raffinierte Produkte. Am besten, Du siehst selbst, wie Du darauf reagierst.

Sollte das Kind des öfteren nach rohen Lebensmitteln verlangen, bremse es nicht, sondern freue Dich über diese Entwicklung. Die Ernährungsumstellung wird sich direkt auf seine geistige Entfaltung – und auf die Deine natürlich auch – auswirken.

Außerdem: Zwinge Dein Kind nie, etwas zu essen, was es instinktiv ablehnt, ob es sich nun um gekochte oder rohe Nahrungsmittel handelt. Es gibt zum Beispiel heute genügend Babys und Kleinkinder, die instinktiv gefrorenes Gemüse (sogar das aus dem eigenen Garten stammende) nicht verzehren wollen.

Wie könnte eine Nahrung, die das Kind – also eine Seele – ablehnt, seine Gesundheit positiv beeinflussen? Und das ist es doch, was Du letztendlich erreichen willst. Seine ablehnende Haltung wird Dir oft nicht gelegen kommen, doch vergiß Deinen verletzten Stolz, Deine Bequemlichkeit, zwinge es nicht zu dem von Dir vorgesehenen Ernährungsplan.

Auch das beste biologisch angepflanzte Gemüse, dessen Beschaffung Dir viel Mühe bereitet hat, wird dem Kind nichts bringen, wenn es das Produkt instinktiv verweigert. Die betreffenden Nahrungsmittel müssen nicht unbedingt – nur weil sie biologisch sind – den tatsächlichen Bedürfnissen des kindlichen Organismus entsprechen, erst recht nicht in gekochtem Zustand.

Ich höre immer wieder Eltern sagen: „Als ich klein war, wollte ich das Gemüse, das meine Mutter gerade putzte, am liebsten roh essen, aber das durfte ich nicht. Gekocht schmeckte es mir dann nicht mehr." Es ist ein Jammer, daß solche instinktiven, natürlichen Bedürfnisse und Verhaltensweisen aus Unwissenheit ignoriert wurden. Diese Kinder hätten die Chance gehabt, sich von denaturierter Nahrung fernzuhalten, denn sie verfügten über die besten Dispositionen. Jetzt geht es darum, selbst als Eltern nicht den gleichen Fehler zu machen.

Ein Kind fühlt sich automatisch von Süßem angezogen. Wahrscheinlich braucht sein Körper zu Beginn Fruchtzucker für den Aufbau des Gehirns. Dieser ist im Obst in ausreichendem Maße vorhanden. Und trotzdem betone ich: Es ist nicht sinnvoll, ein Kind ausschließlich mit Früchten zu versorgen. Die negativen Folgen einer zu hohen Zufuhr habe ich schon besprochen. Ein gewisser Anteil an Gemüse sollte – seine Zustimmung und seine Bereitschaft vorausgesetzt – das Nahrungsangebot ergänzen.

Wenn Deine Kinder keine Milch mögen, kannst Du dankbar sein und mit ruhigem Gewissen darauf verzichten. Gib ihnen dafür in der Winterperiode ab und zu ein paar Nüsse, zum Beispiel nachmittags zwischen den Mahlzeiten – und mische sie möglichst nicht mit anderen Lebensmitteln. Du wirst stehen, daß der Verzicht auf Milch, Milchprodukte, Brot und Süßigkeiten schon bald dazu beiträgt, das Kind vor der nächsten Erkältung zu schützen (zumindest vor einer starken Grippe), außerdem vor Asthma und Allergieschüben. Überdies hemmt der Verzehr von Milch sehr oft seinen natürlichen Appetit.

Es ist schließlich empfehlenswert, einmal in der Woche einen sogenannten „Entziehungstag" zu praktizieren. Die ganze Familie verzichtet dann auf tierische Produkte einschließlich Butter und Sahne. Oder auf denaturierte Kohlenhydrate, die in Brot, Nudeln und Reis enthalten sind. Derartige Versuche sind spielerische Tests, bei denen Du Deine eigene Abhängigkeit wie auch die Deiner Kinder überprüfen kannst.

Die Angewohnheit, eine Mahlzeit mit einem Nachtisch zu beenden, ist für die Gesundheit gleichsam ein bedauerlicher Fehlgriff. Ein solches Dessert – ob es sich nun um eine Süßspeise oder um Käse handelt – bringt erhebliche Verdauungsprobleme mit sich, auch wenn wir sie nicht wahrnehmen. Es kann somit den ganzen Wert der zuvor genossenen gesunden Mahlzeit entscheidend mindern. Statt dessen solltest Du zum „Nachtisch" beispielsweise folgendes anbieten: ein paar Rosinen, Sonnenblumenkerne, Sesamsamen, ein halbes Löffelchen Honig oder ein paar Feigen. Ideal ist es, jeweils nur eines der genannten Nahrungsmittel vorzusehen.

Auf keinen Fall sollte nach einer denaturierten Mahlzeit Obst gegessen werden. Die gekochte Nahrung muß den Magen bereits verlassen haben, bevor Früchte und auch das vorhin erwähnte Dessert verzehrt werden, andernfalls ist die optimale Verdauung im Magen nicht gewährleistet. Zudem sollten sich Kinder wie Erwachsene während des Essens das Trinken ganz abgewöhnen, dafür im Bedarfsfall spätestens eine halbe Stunde vor der Mahlzeit trinken.

Kinder und Kinderkrankheiten

Was sich heute in vielen Praxen von Kinderärzten bei der Behandlung von Krankheiten abspielt, ist unverantwortlich und in höchstem

Maße gefährlich. Die Verzweiflung und Unsicherheit der Eltern wird in vielen Fällen schamlos ausgenutzt. Entschieden zu häufig greifen Ärzte schon bei sehr kleinen Kindern zu Antibiotika und tun so, als hätte es zur Heilung der Kinderkrankheiten nie etwas anderes gegeben. Antibiotika wirken jedoch heute oft völlig anders, da bereits junge Menschen vielfach mit umweltschädigenden Faktoren in Berührung kommen, die das Immunsystem angreifen. Außerdem sind gerade die Antibiotika mitverantwortlich für die dramatische Zunahme der allgemeinen Verpilzung.

Wenn Eltern sich gegen diese Medikation zur Wehr setzen oder auch nur den geringsten Widerstand zeigen, werden sie mit dem Hinweis auf das angeblich unkalkulierbare Risiko beim Verzicht auf Antibiotika eingeschüchtert.

Ich habe sämtliche Krankheiten meiner Kinder ohne derartige Hilfsmittel kuriert und an die drohenden Gefahren, von denen der Kinderarzt sprach, nicht recht glauben mögen. Zu solchen Zeiten habe ich ausnahmsweise alles stehen und liegen lassen, um nur für die erkrankten Kinder da zu sein. Sie brauchen in solchen schwierigen Phasen besonders viel Liebe, Zuwendung und Geborgenheit. Zu kritischen Zeiten habe ich die Temperatur überwacht und fast stündlich gemessen, um zu verhindern, daß sie 40 Grad Celsius übersteigt.

Die herkömmliche Medizin bekämpft heute bereits das geringste Fieber mit Medikamenten – während auf der anderen Seite die Naturheilkunde in bestimmten Fällen künstliches Fieber als Therapeutikum einsetzt.

Wie ist dieses praktisch entgegengesetzte Verhalten zu erklären? Fieberanfälle haben insofern ihren Sinn, als dadurch die zerstörerisch wirkenden Bakterien auf natürliche Art und Weise vernichtet werden. Das Verbrennen bestimmter Bakterien durch das Fieber bewirkt eine innere Reinigung des Körpers und auch des Geistes. Nicht umsonst wird derzeit die Fieber-Therapie wieder praktiziert.

Die Natur verfügt in aller Regel über entsprechende Selbstheilungskräfte. Ich habe meinen Kindern deshalb „nur" Wadenwickel angelegt und/oder Heilerde eingesetzt, die speziell auf Leber, Darm, Lendenbereich und gegebenenfalls den Hals wirken soll. Da viele nicht genau wissen, wie man damit umgeht, ist ein genauer Heilerde-Führer notwendig.

Die Kinderkrankheiten sind wichtige Reinigungsprozesse, die die Abwehrkräfte des heranwachsenden Menschen stärken. Die Intensität dieser Erkrankungen – so Guy Claude Burger – entspricht dem Vergiftungsgrad des Körpers. Wenn die Giftausscheidungen mit Hilfe von Medikamenten verhindert werden, sammelt sich das Gift weiter im

Körper an und bildet das Grundpotential für später schwerwiegende Erkrankungen.

Wird der Ausbruch der Kinderkrankheiten auf diese unnatürliche Weise unterbunden, stellt das in gewisser Hinsicht eine Vorbereitung für die verschiedensten Zivilisationskrankheiten (wie beispielsweise Allergien) dar, mit denen unsere Kinder in immer stärkerem Maße zu kämpfen haben. Erlittene Kinderkrankheiten garantieren andererseits natürlich nicht eine zukünftig glänzende Gesundheit, aber sie schaffen eine Basis dafür, daß spätere Erkrankungen nur in abgeschwächter Form auftreten oder sogar vermieden werden können.

Wenn ein Kind an Grippe erkrankt ist, ist es zunächst wesentlich, für eine Entleerung des Darms zu sorgen – entweder oral mit Bittersalz, das etwas unangenehm schmeckt, oder durch Einläufe mit lauwarmem Wasser, das etwas frische Kamille enthält (filtriert) [38]. Danach soll das Kind Wasser trinken. Wir sollten das Wort „Essen" einem kranken Menschen gegenüber (gleichgültig welchen Alters) überhaupt nicht in den Mund nehmen. Kinder verfügen meist noch über den ausgeprägten Instinkt, nur dann etwas zu essen, wenn sie wirklich Hunger haben. Bei Fieber tritt kein natürlicher Appetit auf.

Der Körper braucht zur Genesung viel Energie – er sollte deshalb in der schwierigen Krankheitsphase nicht unnötig Kraft für die Verdauung aufwenden müssen. Also empfiehlt es sich, ihm nur Wasser oder Kräutertee anzubieten. Wenn sich dennoch Hungergefühle einstellen, genügt am ersten Tag der Saft frisch gepreßter Früchte oder noch besser Gemüsesaft. Auf keinen Fall darf der Kranke Milch trinken, sie würde die Infektion nur noch intensivieren.

In der Zeit des hohen Fiebers ist Ruhe das beste Mittel, das wir dem kranken Kind bieten können. Störende Ablenkungen durch andere Familienmitglieder, Radio, Cassetten oder Fernseher sind daher zu vermeiden. Es ist außerdem gut, den Raum abzudunkeln und stündlich für ein paar Minuten zu öffnen, die frische Luft tut dem Patienten gut.

Wenn das Kind zwei bis drei Tage lang gefastet und vollkommene Ruhe genossen hat, kannst Du ihm einen guten biologischen Apfel neben sein Bett stellen. Du brauchst nichts zu sagen, sein Instinkt wird es nach der Frucht greifen lassen oder nicht. Dann beginnt es langsam wieder zu essen. Du solltest Dir wegen des (vorübergehenden) Fastens keine Sorgen machen, wir alle, auch die Kinder, verfügen über ausreichende Reserven.

Um Dich in diesem Punkt noch mehr zu beruhigen, zitiere ich hier aus dem Buch „Geburt und Kindheit" von Dr. W. zur Linde [39]. Ich bin zwar nicht mit allem einverstanden, was er darin zum Ausdruck bringt,

221

dennoch enthält seine Schrift genug Wissenswertes, um sie für Dich interessant zu machen.

Er stellt beispielsweise fest: „Wenn die Kinderkrankheit vorbei ist, die übrigens nicht länger dauert, als wenn Dein Kind medikamentös behandelt wird, dann hast Du ein Kind vor Dir, das ein Stückchen größer geworden ist, weniger am Körper als in seiner geistigen Reife." Du hast als Erzieher Dein Bestes getan und kannst auch stolz auf Dich sein. Der Magen des Kleinen ist jetzt etwas zusammengeschrumpft, nütze die Gelegenheit, um ihm künftig nicht so viel auf den Teller zu laden. Am besten sollte er lernen, sich selbst zu begrenzen, denn wie immer, ich werde es zu wiederholen nicht müde, ist die Menge der Nahrung unter Umständen wichtiger als ihre Qualität.

Der negative Einfluß des Rauchens

Einen nachhaltig negativen Einfluß auf die Kinder hat der Nikotingenuß der Erwachsenen. Wenn auch nur ein Elternteil raucht, ist zu erwarten, daß die Kinder später diese gesundheitsschädliche Angewohnheit nachahmen und ebenfalls rauchen werden. Der Nikotingeruch prägt sich fest ein, auch wenn Kinder nur während der ersten Lebensjahre mit ihm konfrontiert werden. Deshalb wird sie der Zigarettendunst im späteren Leben in die wohlige und angenehme Babyphase zurückversetzen. Die Anfälligkeit für das Rauchen ist also in solchen Fällen viel eher gegeben als bei nichtrauchenden Eltern.

Ich appelliere ernsthaft im Namen unserer Kinder und Enkelkinder an die Erwachsenen, die gedanken- und rücksichtslos bei verschiedenen Anlässen ungeniert in Anwesenheit von Kindern rauchen. Ich denke dabei insbesondere an Kindergeburtstage und vergleichbare Feste. Würden wir die Kinder fragen, ob sie lieber mit oder ohne Zigarettenrauch ihr Fest feiern möchten – wie sähe ihre Antwort wohl aus? Aber die Erwachsenen nehmen auf die Belange der Kinder, auf deren Wohlbefinden und Gesundheit, keinerlei Rücksicht und sind nur bestrebt, ihre Nikotinsucht zu befriedigen. Sie zwingen ihnen damit ihre schädlichen Angewohnheiten auf, ohne einen Widerspruch zu dulden, beziehungsweise zu akzeptieren, und diese bleiben nicht ohne Folgen.

Die Rolle der Wissenschaft

Es gibt eigentlich keine Theorien, die nicht auch Fehler oder Widersprüche bei ihrer (langfristigen) Anwendung erkennen lassen, einfach deshalb, weil alle Theorien von (fehlbaren) Menschen entwickelt werden. Erst recht gilt das für Lehren, die einer spezialisierten und determinierten Wissenschaft entstammen.

Für mich hat Erlebtes und Erfahrenes immer Vorrang vor abstrakten und nicht durch Anwendung am Menschen erprobten Hypothesen. Letztere können nicht ganz ernst genommen werden, wenn man am eigenen Leib ihnen widersprechende Ergebnisse und Erscheinungen registriert und das über Jahre. Wissenschaftliche Theorien sind häufig das Resultat eingeschränkter und begrenzter fachlicher Untersuchungen, die die Ganzheit des Menschen nicht in Betracht ziehen. Sie bleiben Hypothesen.

In meinen Augen verhalten sich die einseitig orientierten Wissenschaftler in vielen Fällen wie spielende Kinder. Wir wollen ihnen das Spiel nicht verderben, aber wir sollten sie eben auch nicht alleine weiterspielen lassen, denn das könnte eines Tages böse, besser gesagt, fatale Folgen haben. Besonders kritisch wird es, wenn sie ihre Erkenntnisse als absolute „Wahrheiten" ausgeben.

In der Medizin unterscheiden wir heute im wesentlichen zwei Richtungen: die herkömmliche Schulmedizin, die cartesianisch – also der rationalen Erkenntnistheorie von Descartes folgend – orientiert ist, und darüber hinaus verschiedene Schulen, die unter dem Sammelbegriff „Naturheilkunde" zusammengefaßt werden. Sie bieten vielfältige Therapien an, die sich in der Regel auf die Gesundheit des Menschen günstiger auswirken als die von der Schulmedizin verordneten Medikamente und vor allem keine unerwünschten Nebeneffekte aufweisen. Im ungünstigsten Fall hilft ein naturheilkundliches Mittel einem bestimmten Patienten nicht, es macht ihn aber auch nicht kränker. Bei den pharmazeutischen Mitteln ist es umgekehrt.

Viel zu viele Menschen glauben immer noch, daß allopathische Medikamente (schulmedizinische Mittel, die eine der Krankheitsursache entgegengesetzte Wirkung haben) sie heilen könnten – obwohl die langfristigen Resultate dem weitgehend widersprechen. Andererseits können aber auch die in kleinsten Dosen verabreichten homöopathischen Mittel (solche, die beim Gesunden die gleichen Krankheitserscheinungen hervorrufen würden, nach dem Grundsatz: Ähnliches durch Ähnliches heilen) allgemein nur zur Unterstützung der Genesung dienen.

Denn solange der betreffende Mensch seine unnatürliche, gesundheitsschädliche Ernährungs- und allgemeine Lebensweise beibehält, erhält er auch seine Krankheit aufrecht. Die pharmazeutischen Mittel stellen in dieser Situation „lediglich" eine zusätzliche Belastung für den

225

kranken Organismus dar, der ohnehin kaum dazu in der Lage ist, mit dem täglichen konventionellen Essen fertig zu werden. Wie soll dieser geschwächte und anfällige Körper die in Form von Medikamenten noch hinzukommenden neuen Giftstoffe verkraften?

Die Gegenwehr der Patienten

Glücklicherweise reagieren einige Menschen angesichts dieser unbefriedigenden Umstände skeptisch auf die Schulmedizin und ihre Methoden. Sie wollen sich nicht weiter mit der geheimnisvollen Fachsprache des spezialisierten Arztes abfinden. Sie wollen verstehen, was ihnen der Mediziner mitteilt. Im übrigen ist es ein Armutszeugnis, wenn ein Mediziner seine Diagnose nicht in einer für jedermann nachvollziehbaren und verständlichen Form darlegen kann oder mag.

Ein Beispiel: In den letzten Jahren ist häufig von einer „vegetativen Dystonie" die Rede (Fehlregulation des vegetativen Nervensystems). Diese Krankheit stellt für die Ärzte – und erst recht für die betroffenen Patienten – ein höchst kompliziertes Phänomen dar. Welche Ursachen ein derartiges Leiden hat und was dagegen getan werden kann, bleibt allerdings trotz aller Fachausdrücke zumeist unklar und macht den kranken Menschen deshalb hilflos und unsicher.

Eine vergleichbare Ohnmacht gegenüber solchen Erscheinungen hat wohl jeder von uns schon erlebt, deshalb sollten wir die Geheimsprache der Ärzte nicht weiter dulden.

Grundsätzlich müssen die Patienten kritischer werden. Es darf ihnen nicht peinlich sein nachzufragen, wenn sie die ärztliche Fachsprache nicht verstehen. Warum sollten sie es auch? Es ist schließlich nicht ihr Metier und der Arzt ist verpflichtet, sich allgemeinverständlich auszudrücken, wie dies auch von anderen Berufssparten verlangt wird. Der Mediziner benennt zwar womöglich die verschiedenen Symptome, doch kennt er selten die Ursache. So erfährt der kranke Mensch meist nicht viel, was ihm konkret weiterhelfen könnte.

Eine vordringliche Aufgabe des Arztes ist es aber, nicht nur die Symptome auftretender Krankheiten zu bekämpfen, sondern vor allem den darunter leidenden Menschen auch zu informieren, wie er derartige Gesundheitsstörungen künftig vermeiden kann.

Sowohl die Medizin als auch vergleichbare Wissenschaften haben genug Gründe, sich einer Art von Geheimsprache zu bedienen. Sie ist ein wichtiges Mittel, die Machtposition zu bestätigen beziehungsweise zu festigen und ihre eigentlich nicht haltbaren Theorien zu sichern.

Deine Aufgabe ist von jetzt an, den Arzt deutlich und selbstsicher zu fragen: „Welchen Ursprung hat meine Krankheit? Bitte erklären Sie mir genau, was mit mir los ist." Wenn er Dir ein zusätzliches Symptom nennt, frage unermüdlich in gleicher Weise weiter: „Und welche Ursache hat dieses?"

Irgendwann werdet ihr auf diese Art beide gemeinsam feststellen, was Du in Deinem Leben falsch machst – ob Du nicht genügend Bewegung oder frische Luft hast, ob Du zuviel arbeitest oder zu starkem Streß ausgesetzt bist, ob Du auf Genußmittel wie Kaffee, Alkohol oder Nikotin verzichten mußt oder Dich falsch ernährst. Erst nach hartnäckigem Nachfragen und intensiver Ursachenforschung wirst Du eine brauchbare und angemessene Antwort erhalten. Es liegt dann in Deiner Hand, selbst auf natürliche Art und Weise zu Deiner Genesung beizutragen, statt Deine Zeit in Arztpraxen abzusitzen und weiterhin schädliche und gefährliche Medikamente einzunehmen. Mache nicht den klassischen Fehler zu glauben: „Ich lebe nicht ungesünder als alle, also kann meine Krankheit nicht von meiner Lebens- oder Ernährungsweise kommen." Vergiß nicht, daß Du ein einmaliges Wesen auf Erden bist, das individuell auf Einflüsse reagiert.

Die Frage, ob die Schulmedizin überhaupt eine Chance hat, auf ihre bisherige Art weiterzukommen und tatsächlich zu helfen, würde ich mit einem klaren Nein beantworten. Selbst wenn sie diese Möglichkeit hätte, wäre – überspitzt ausgedrückt – dem Patienten keine Gelegenheit zur Heilung seiner Krankheit gegeben.

Da die meisten Ärzte nicht zum Umdenken bereit sind, müssen die erkrankten Menschen selbst eine Umkehr und Neuorientierung einleiten. Sie sollten lernen, die Naturgesetze zu verstehen und – sobald ein grundsätzliches Vertrauen gewachsen ist – die eigene Heilung selbst in die Hand zu nehmen, gleichgültig, wie groß der Aufwand an Zeit und Geld auch sein mag. Mediziner, die bereit sind, den neuen Weg einzuschlagen, werden niemals über einen Mangel an Arbeit zu klagen haben. In der Millionen Jahre alten Geschichte wurden schon andere Krisen überwunden als die eben beschriebene. Auch diese ist zu meistern, wenn die Betroffenen demütig und bescheiden genug sind, wieder von vorn zu beginnen.

Unter den Ärzten gibt es zum Glück einige, die es tatsächlich gut meinen. Von diesen ist in diesem Buch nicht die Rede.

Neuerdings beabsichtigen einige Ärzte etwas ganz anderes: Sie absolvieren ein paar Wochenendseminare, um dann plötzlich als Sachkundige für Naturheilverfahren, für Homöopathie oder Akupunktur auftreten zu können. Dies stellt – auch wenn es seriöse Helfer darunter gibt – eine neuerliche Irreführung dar, denn es geht ihnen weniger um die Gesundheit als um finanzielle Vorteile. Bei solchen in der Regel zwielichtigen und fragwürdigen Angeboten ist der Patient bereit, eine hohe

Summe zu bezahlen, wobei er als Gegenleistung erwartet, seine Gesundheit wiederzuerlangen. Diese Ärzte können gefährlich werden, da der Patient irregeführt wird. Er verläßt sich darauf, daß alles, was ihm dieser vermeintliche Naturarzt rät, auch im Sinne der Naturmedizin ist. Aber das ist leider recht oft nicht der Fall. Dennoch sollten wir ihnen nicht von vornherein mit Mißtrauen begegnen! Die Menschen sind so weit degeneriert, daß es Jahrzehnte und Generationen dauern wird, bis auf dem Gebiet der Gesundheit wieder Ordnung geschaffen ist. Vor allem müssen die Ärzte selbst damit beginnen, gesünder zu leben, damit sie am eigenen Leib erfahren, was es bedeutet, wirklich gesund zu sein. Sie bedürfen, wie die meisten anderen Menschen auch, einer Entgiftungskur, die ihnen eine größere Klarheit des Geistes sowie ein besseres Denk- und Unterscheidungsvermögen vermittelt.

Als Gegenargument höre ich zuweilen, daß wir doch dank der Medizin heute länger leben. Die entsprechenden französischen Statistiken zeigen aber: Die Lebensdauer der Menschen hat sich im Vergleich der Jahre 1960 und 1980 nur um sieben Monate erhöht – also nicht um mehrere Jahre, wie es gern behauptet wird. Dafür erkranken sie heute in der Regel zehn Jahre früher als in der Vergangenheit. Sie leben also letztlich, quantitativ gesehen, ein wenig länger – fristen aber, was die Lebensqualität angeht, ein kümmerliches Dasein.

Es stimmt – auch dies ist ein weiteres, häufig zitiertes Gegenargument –, daß die zivilisierten Menschen nicht mehr aufgrund eines eher harmlosen Leidens wie beispielsweise einer Blinddarmentzündung sterben müssen, weil die moderne Medizin sie rechtzeitig rettet. Es handelt sich bei derartigen Krankheiten aber um solche, die durch unsere gegenwärtige Lebensweise hervorgerufen werden. Sogenannte primitive Völker kennen diese Symptome nicht, es sei denn, sie sind bereits mit der Zivilisation in der einen oder anderen Weise in Berührung gekommen. Ein Blinddarm entzündet sich nur, wenn entsprechende Voraussetzungen (beispielsweise eine falsche Ernährung) und eine damit verbundene Schwächung des Immunsystems gegeben sind.

Eigentlich darf sich kein Arzt rühmen, einen Patienten geheilt zu haben. Die Genesung erfolgt immer aus dem Inneren des betroffenen Menschen selbst. Sie ist verbunden mit seiner Disziplin. Der Patient muß geduldig die Entzugserscheinungen, etwa beim Verzicht auf Milch und Milchprodukte, am eigenen Leib erfahren und ertragen lernen. Diese Anstrengung ist allein sein Verdienst. Die Therapeuten haben nur die bescheidene Funktion des Anstoßes und eines Katalysators. Mehr nicht. Sie können demnach nur eine moralische Stütze sein.

Die meisten alternativ orientierten Ärzte und Therapeuten und sogar manche Ernährungsberater, die bis dahin zu uns gehörten, sind nicht couragiert genug, diese Alternativen überzeugend in der Öffentlichkeit zu vertreten. Das tun sie allenfalls beim persönlichen Gespräch mit ihrem jeweiligen Patienten. Doch sobald sie in der Öffentlichkeit auftreten – noch dazu, wenn sie auf ihre zukünftige Karriere bedacht sind –, schlüpfen sie in ein anderes Gewand und meinen: „Die Medizin? Die Wissenschaft? Selbstverständlich brauchen wir sie." Dazu möchte ich sagen: möglichst selten!

Von einem Teil der Chirurgie, besonders der Unfallchirurgie, einmal abgesehen (dieser macht nicht mehr als fünf Prozent des gesamten medizinischen Aufwands aus): Welche anderen Sparten der Schulmedizin braucht der Mensch heute wirklich noch? Sie sind doch dafür verantwortlich, daß die Bevölkerung zunehmend kränker wird beziehungsweise im kranken Zustand verharrt.

Subjektiv betrachtet gibt es sowohl bei der Schul- als auch bei der alternativen Medizin eine Vielzahl von Heilungen. Wenn ein Mensch durch eine Rohkostkur genesen ist, hört man viele Ärzte sagen: „Der Glaube versetzt eben Berge." Einverstanden. Aber der Glaube hat im Gegensatz zu Medikamenten, zu manchen chirurgischen Eingriffen oder zur Chemotherapie keine schädlichen Nebenwirkungen. Er kostet nichts, er ist die „Medizin" für alle, gleichgültig, ob der Betroffene nun arm ist oder reich. Aber wie verhält es sich mit der Einnahme von Medikamenten? Würden die Menschen solche Präparate benutzen, wenn sie nicht an ihre helfende und heilende Wirkung glauben würden? Nur weil sie diese unterstellen, sind sie bereit, Arzneimittel einzunehmen – also ist hier ebenfalls eine Heilung aufgrund des sogenannten Placebo-Effekts, also des Glaubens, möglich. Dies ist überhaupt das Erfolgsprinzip von Ritualen jeder Art, sei es Tanz, religiöse Riten oder ähnliches. Sie verschonen aber den Körper von der zusätzlichen Auseinandersetzung mit den Giften der Arzneimittel und regen statt dessen seine Selbstheilungskräfte an. Das ist der positive Effekt der sogenannten Geistheilung – und auch des Fastens.

Eine Bemerkung am Rande: In China wurden die Ärzte fruher nur für ihre Dienste bezahlt, wenn der Patient aufgrund der Behandlung auch tatsächlich gesund wurde. Blieb er dagegen krank, erhielt der Arzt keinen Pfennig. Dieses Verfahren leuchtet mir ein. Allerdings wäre eine solche Maßnahme in unseren zivilisierten Ländern (mittlerweile auch in China) nicht mehr durchführbar, weil der Mensch ständig dem Einfluß schädigender Stoffe verschiedenster Art ausgesetzt ist. Das war vor mehr als zweitausend Jahren nicht in dem heutigen Umfang der Fall.

Die Schulmedizin tappt in vielerlei Hinsicht im Dunkeln. Unaufhörlich werden neue Methoden, Entdeckungen, Therapien, Instrumente, Medikamente und Ratschläge von „klugen" Professoren und Wissenschaftlern ausprobiert. Hat ein Arzt überhaupt noch die Möglichkeit und die Zeit, sich mit den vielen sogenannten Fortentwicklungen kritisch auseinanderzusetzen? Auch angesichts der Patientenzahl, die er täglich behandelt, erscheint das fast unmöglich.

Von einem Mediziner aus meinem Bekanntenkreis will ich folgende Geschichte berichten. Er gestand mir einmal: „Heute bekam ich es mal wieder mit der Angst zu tun. Ein Patient kam mit einem undefinierbaren Schmerz. Ich hatte keine Ahnung, was es sein könnte." Daraufhin fragte ich ihn: „Was hast Du gemacht?" – „Erst einmal eine Beruhigungsspritze." (Beinahe hätte ich ihn gefragt: „Wem hast Du sie gegeben? Dir oder dem Patienten?") Er fuhr in seiner Schilderung fort: „In der Zwischenzeit konnte ich mir Gedanken darüber machen, was zu tun war. Ich wühlte in meinen Büchern im Nebenzimmer herum." Ein solches Geständnis überraschte mich nicht, es entsprach und entspricht den Ängsten und der Unsicherheit derer, die alles wissen wollen oder sollen – aber falsch ausgebildet worden sind.

Die Bevölkerung erwartet viel von den Medizinern. In Wirklichkeit beherrschen diese weit weniger an umsetzbarem Wissen, als wir Ahnungslosen glauben. Bei einem aufrichtigen und ehrlichen Verhältnis zwischen Arzt und Patienten könnten die Mediziner viel leichter zugeben: dies oder jenes weiß ich nicht. Dabei würden alle nur gewinnen. Statt dessen verrät ihr unnatürliches, übertrieben selbstsicheres und dominantes Auftreten alles andere als Demut, die dem Patienten ein höheres Maß an Vertrauen vermitteln würde. Dies ist aber die entscheidende Basis einer jeden Therapie.

Die Mediziner haben einen Prestigeberuf gewählt, die wenigsten von ihnen sehen darin allerdings auch ein „Geben". So belegt beispielsweise die Tatsache, daß kaum ein Arzt mehr aufs Land ziehen will, sehr deutlich die Art des vorherrschenden „Engagements".

Der junge Student, von seinem starken Ego geleitet, läßt sich von einem Beruf blenden, der ihm Sicherheit und Ansehen garantiert. Er sieht sich bereits in der Machtposition, die er selbst als Patient aus der anderen Perspektive kennengelernt hat. Dabei geht er davon aus, daß ihm, wenn er erst einmal in seinem Beruf tätig ist, die gleiche Ehrfurcht entgegengebracht wird, die er seinem Arzt gegenüber jahrelang gezeigt hat. So motiviert, nimmt er das Studium mit großem Engagement auf.

Besonders grotesk ist die Zulassung zum Medizinstudium aufgrund guter Noten. Was haben Fleiß und intellektuelle Begabung mit den für einen Arzt so wichtigen Eigenschaften wie Einfühlungsvermögen, Geduld und Zuneigung zu tun? Was mit der Bereitschaft zu bedingungslosem Geben, also zu uneigennütziger Liebe?

Im Verlauf wird der Medizinstudent wohl ab und zu erkennen, daß manche Theorien, die ihm im Rahmen seiner Ausbildung nahegebracht werden, nicht ganz stimmen können. Solche Bedenken schiebt er aber beiseite, denn er muß die Prüfungen im Sinne der Professoren ablegen. Später im Beruf wird er dann so stark von der alltäglichen Arbeit beansprucht, daß er nicht die Zeit findet, sich nachträglich über die manchmal fragwürdigen Inhalte seines Studiums Gedanken zu machen.

Bei den Folgen der „Errungenschaften" der modernen Medizin ist ein weiterer Punkt zu bedenken: Was nützt uns ein verlängertes Leben ohne Freude und Tatkraft? Die Mediziner und ihre Gesetze haben entschieden, das Dasein eines Menschen so lange zu erhalten, wie es eben nur geht. Die Qualität dieser Existenz scheint keine Rolle zu spielen. Hauptsache, ihre kostspieligen Apparaturen sind in Betrieb. Kein Wunder, daß jemand, der den Mut hat, menschlich zu handeln (wie beispielsweise Professor Hackethal), von der Öffentlichkeit verurteilt wird.

Hier stoßen wir auf das unvermeidliche Thema Tod, dessen Sinn in unserer modernen und leistungsorientierten Zivilisation verfälscht und entstellt wird. Ein kranker Mensch, gleichgültig, wie lange und wie stark er leiden mag, ist in den Augen dieser Gesellschaft meist besser dran als jemand, der auf natürliche Weise die Erde verläßt. Ich kann mich dieser Einstellung nicht anschließen.

Niemand kennt das vorgesehene Schicksal des jeweiligen Menschen – und niemand darf sich deshalb in solche Fügungen einmischen. Dies soll nicht heißen, daß man nicht sein Möglichstes tun sollte, um ein Menschenleben zu retten. Wieviele aber vegetieren in Krankenhäusern oder Pflegeheimen vor sich hin und werden mit Drogen, entwerteter Nahrung und Medikamenten am Leben erhalten? Das Vordringlichste scheint in diesen Fällen zu sein, daß das Krankenbett belegt ist, daß die Kassen klingeln und unser Bruttosozialprodukt wachsen kann.

In der Tat wird gewissenhaft geforscht, jedoch einseitig. Es gilt das Motto: Ich glaube nur, was ich sehe – und jeder sieht meist, was er sehen will oder muß. Interessant aber wird es erst, wenn es darum geht, an etwas zu glauben, das man nicht sieht, aber intuitiv spürt. Das, lieber Leser, ist die Basis meiner allgemeinen Theorie. Wie sagte schon Goethe: „Erkläre das Erklärbare und verehre das Unerklärbare."

Noch einmal zurück zu den Behauptungen und Verhaltensweisen der Schulmedizin. Ist etwa die Chemotherapie eine nach wissenschaftlichen Gesichtspunkten zu empfehlende Behandlung? Handelt es sich dabei in vielen Fällen nicht vielmehr um ein massenhaft durchgeführtes Experiment mit äußerst ungewissem Ausgang? Die meisten Ärzte müßten längst zu dieser Erkenntnis gelangt sein, doch viele tun weiterhin so, als wäre die Chemotherapie die Lösung schlechthin. Der Facharzt wird Dir auf einen entsprechenden Einwand hin sagen: „Selbstverständlich ist die heilende Wirkung dieser Therapie wissenschaftlich bewiesen." Daß der Mensch aber im Zuge einer solchen Behandlung unter Umständen systematisch zerstört wird, darüber sprechen sie kaum.

Die Krankheit Krebs existierte bereits vor 3 500 Jahren, vielleicht sogar noch früher. Während dieses langen Zeitraums war niemand in der Lage, das „Wundermittel" zu entdecken, das den Krebs ausrotten könnte. 3 500 Jahre und in der letzten Zeit Milliarden an finanziellen Mitteln haben dazu nicht ausgereicht. Ich fürchte, es liegt nicht an der Zeit, nicht an den Geldern und auch nicht an der Inkompetenz der Wissenschaftler, sondern daran, daß von jeher in der falschen Richtung geforscht wurde.

Eine kleine Spitze kann ich mir hier nicht verkneifen: Die deutsche Krebshilfe nahm alleine im Jahr 1988 über DM 50 Millionen durch Spenden ein. Ein bewußt lebender, vor allem denkender Mensch dürfte eine solche sinnlose Institution nicht unterstützen. Es wäre das gleiche, würde man einem Alkoholiker immer wieder seinen Alkohol schenken, um sein Problem zu lösen. Warum sollte er sein Fehlverhalten aufgeben, es wird ihm doch so leicht gemacht. Wer für die öffentliche Krebshilfe oder die klassische AIDS-Forschung spendet, mag zuerst sein Gewissen beruhigen. Es nützt ihm aber nichts, er beteiligt sich, wenn auch unbewußt, an einem kriminellen Unternehmen.

Es wird gesagt, der Krebs entstünde durch eine unnatürliche Vermehrung der Zellen. Der Begriff „Krebszellen" ist uns in diesem Zusammenhang geläufig. Wovon aber werden die Zellen des Organismus versorgt? Von dem, was der Mensch in Form von Nahrungsmitteln zu sich nimmt – von den Elementen aus den Lebensmitteln also, die in mikroskopischer Größe über die Blutbahn bis in den Zellkern transportiert werden.

Und wie sieht es mit der AIDS-Forschung aus? Es tauchen immer mehr Berichte auf, die der ursprünglichen Theorie, daß die HI-Viren das Immunsystem zerstören, widersprechen. Laut diesen Berichten entwickeln sich die Viren nur, wenn das Immunsystem bereits geschwächt ist. Dies geschieht hauptsächlich durch die Lebensweise.

Wenn wir demnach wissen, daß ein wesentlicher Anteil der Gesundheit unserer Zellen von der richtigen Ernährung abhängt, liegt es auf der Hand, sich voll und ganz auf die Qualität der Nahrung zu konzentrieren. Das heißt: Sie muß lebendig sein und alle Stoffe enthalten, die die Natur in ihr vorgesehen hat, sie darf also weder chemisch behandelt noch bestrahlt werden. Sie fungiert schlicht als Mittel, das unsere angeborene Gesundheit natürlich aufrecht erhält.

Der Ausspruch „Ich glaube nur, was ich sehe" kann natürlich auf viele Bereiche angewandt werden. Es gibt aber auch das Jenseits. Für viele ist dieses Wort unverständlich. Jenseits ist einfach alles das, was sich mit irdischen Hilfsmitteln nicht wahrnehmen läßt. Irdische Hilfsmittel sind Augen, das Gehirn und alle anderen Körperteile, ebenso Instrumente, die die Fähigkeit zu erkennen verstärken beziehungsweise weiter ausdehnen.

Man könnte also sagen: Das Jenseits ist, was jenseits der Erkennungsfähigkeit unserer körperlichen Augen ist. Eine Trennung zwischen Dies- und Jenseits gibt es aber nicht, auch keine Kluft. Es ist alles einheitlich, wie die gesamte Schöpfung. Eine Kraft durchströmt das Diesseits wie das Jenseits, alles lebt und wirkt von diesem einen Lebensstrom und ist dadurch ganz untrennbar verbunden.

Daraus wird folgendes verständlich: Wenn ein Teil davon krankt, muß sich die Wirkung in einem anderen Teil fühlbar machen, wie bei einem Körper. „Kranke" Stoffe dieses anderen Teils strömen dann zu dem erkrankten über durch die Anziehung der Gleichart, die Krankheit dadurch noch mehr verstärkend. Wird eine solche Krankheit aber unheilbar, so ergibt sich daraus notwendigerweise der Zwang, das kranke Glied gewaltsam abzustoßen, wenn nicht das Ganze dauernd leiden soll. Es gibt kein Dies- und Jenseits, sondern nur ein einheitliches Sein. Mit seinem Trennungsirrtum schränkt sich der Mensch nur ein und verhindert gewaltsam seinen Fortschritt.

Der Arzt von morgen

Der ärztliche Beruf in seiner heutigen Form kann mit der Tätigkeit eines Mechanikers verglichen werden. Viele Mediziner haben vergessen, wie sich ein Patient fühlt, der kraftlos und verzweifelt im Bett liegt. Sie gehen mit ihm oftmals wie mit einer Maschine um, die man je nach Bedarf inspiziert oder repariert, wobei unter Umständen einzelne Teile entfernt oder ausgetauscht werden.

Ich wundere mich, daß aufgeweckte junge Studenten so viele unlogische, überholte, ja unmenschliche Theorien akzeptieren, von denen sie wissen, daß sie sie später an Menschen umsetzen werden. Ein paar Monate vor ihrem Studium standen viele der älteren Generation noch respektlos und skeptisch gegenüber – meiner Ansicht nach mit Recht. Was aber ist in der kurzen Zeit aus ihrer Energie und Tatkraft gegen das Traditionelle geworden? Wo ist ihre frühere Verwegenheit, ihre Unvoreingenommenheit und ihre „unverdorbene" Logik geblieben? Es scheint, daß sie nicht auf ihre innere Stimme hören wollen, die ihre Pläne, eine brillante Karriere zu machen, gehörig durcheinanderbringen würde. Sie gehen mehr oder weniger bewußt einen faulen Kompromiß mit ihren Professoren und deren System ein, weil sie im Grunde froh sind, überhaupt einen Studienplatz bekommen zu haben. Die Hochschullehrer selbst nutzen ihre Lage offensichtlich aus. Wie lange wollen diese jungen manipulierten Menschen noch schweigen?

Manche Studenten brechen ihre Ausbildung ab, weil sie das Gefühl haben, sich auf dem Holzweg zu befinden. Sie sollten aber nicht aussteigen, sondern statt dessen nach einer vollkommenen Reform der medizinischen Lehre verlangen, die auf anderen Theorien als denen der anerkannten Wissenschaft beruhen müßte.

Ein praktizierender Arzt muß wissen, daß der Mensch mehr ist als die Summe seiner wahrnehmbaren Körperteile, seiner Gedanken und Verhaltensweisen. Er ist eine Einheit aus Körper, Seele und Geist. Wer heilen will, muß folglich alle drei Faktoren in ihrer Beziehung zueinander berücksichtigen.

Mir ist klar, daß das moderne „Gesundheitswesen" es dem Mediziner kaum mehr erlaubt, sich mit der seelischen Situation des Patienten zu befassen. Wer nur zuhört, verkauft nichts – wer nichts verkauft, kann seinen hohen finanziellen Belastungen nicht nachkommen. Niemand verlangt, daß sich die Ärzte zunehmend verschulden, ich fordere vielmehr eine bewußte Wahrnehmung dieses wirtschaftlich orientierten Krankheitssystems. Das würde dazu führen, daß Menschen es in seiner Gesamtheit boykottieren und ein neues System fordern.

Viele Ärzte verteidigen ihr Verhalten mit dem Vorwand: „Meine Patienten wollen es nicht anders, sie sind nicht bereit, sich selbst zu heilen. Sie wollen keine Verantwortung übernehmen und schlucken deshalb lieber Pillen." Das stimmt leider häufig. Aber es entbindet die Mediziner nicht der Pflicht, ihre Patienten auf die eventuellen Risiken der verordneten Medikamente oder anderer Therapien deutlich hinzuweisen.

Nun stehen aber zahlreiche Ärzte mit den Vertretern der Pharmaindustrie in einer sehr engen Geschäftsbeziehung – um es vorsichtig auszudrücken. Von dieser Seite ist also nicht viel oder überhaupt nichts zu erwarten.

Zur Zeit macht das Buch „So heilst Du Dich von Krebs, AIDS und Suchtkrankheiten" [12] von Chrysostomos von sich reden. Die Werbung für dieses Buch ist verboten, weil es eine Reihe von peinlichen medizinischen Fehlern entlarvt. Zugegeben – der Autor geht nicht gerade zimperlich mit den Ärzten um, aber behandeln die uns besser? Wie schnell überrumpeln sie eine Patientin und amputieren eine Brust, ohne eine Alternative der Krebsbehandlung anzubieten. Außerdem geht es bei ihnen auch oft nur darum, ihren Ruf und beruflichen Erfolg zu retten – bei den Patienten aber um Leben und Tod. Erstaunlich ist, daß diese sich so allmächtig präsentierende Wissenschaft einen Laien fürchtet.

Angst entsteht nur, wenn ein Mangel an Wissen vorliegt. Könnte es sein, daß die Ärzte doch desorientiert sind und um ihren Broterwerb fürchten? Es ist wichtig, daß alle Menschen erfahren, was sich wirklich abspielt. Ich finde das Werbeverbot für ein Buch in einem angeblich demokratischen Land fast noch intoleranter als damals Khomeinis Verbot, Kritik am Islam zu äußern. Hier wird aber lautstark protestiert.

Wie sollen sich Patienten für Alternativen entscheiden können, wenn ihnen immer nur die einseitige Schulmedizin präsentiert wird! Man kann doch nicht behaupten, daß für alle Menschen richtig sei, was „wissenschaftlich bewiesen" ist und im Einklang mit der Pharmaindustrie steht – und dies dann noch als Wahrheit und Freiheit ausgeben. Selbstverständlich gibt es humane Therapeuten, und es gäbe viel mehr, wären sie nicht mehr oder weniger alle gezwungen, sich in der heutigen Wirtschaftsmühle zu behaupten.

Irrtümer und Fehlentwicklungen

Der Mediziner Dr. Robert S. Mendelsohn M.D. meint in seinem Buch "Male practice – how doctors manipulate women" [43] („Wie Ärzte Frauen manipulieren") unter anderem, daß die „alle zwei Jahre durchgeführte Vorsorgeuntersuchung eine Verschwendung an Geld und Zeit" sei. Diese Aussage wurde in den letzten Jahren durch verschiedene Studien bestätigt.

Weiter schreibt er: „Die festgestellte Entwicklung der modernen Medizin hat nichts mit Fortschritt zu tun, sie ist lediglich die Illusion einer Weiterentwicklung. Ein Jahr ‚Entwicklung' ist die Ursache neuer Krankheiten, die ein paar Jahre später neu zur großen Liste der zivilisationsbedingten Krankheiten hinzukommen. Für diese neuen Krankheiten wird dann wiederum nach Präparaten zu ihrer Heilung geforscht und so weiter ...

Unzählige Menschen leiden heute an Verstopfung, deren Ursache hauptsächlich im Verzehr konzentrierter Nahrung zu sehen ist, einer Nahrung, die also nicht mehr ihren ursprünglichen Wasser- und Fasergehalt besitzt. Der weitaus schlimmere Grund für die weiter grassierende Verstopfung ist jedoch die Anwendung von Laxativa (Abführmittel). Diese sind an dem Drama schuld."

Dr. Mendelsohn spricht auch von der Abhängigkeit von Schlaftabletten. „Anfangs mag der Patient wohl gut schlafen, das heißt, so wird ein Problem beseitigt, dann aber treten 20 weitere Symptome auf, die ihrerseits die Anwendung weiterer Medikamente erfordern. Deswegen steigt die Zahl der sogenannten iatrogenen Krankheiten (Krankheiten, die durch pharmazeutische Präparate verursacht werden) prozentual immer weiter an. Zur Zeit sind es etwa 60 Prozent."

Bezogen auf die Zahnärzte sind ähnliche Fälle von Irrtümern und Fehlentwicklungen zu registrieren. Der Naturheilkundige Dr. med. Johann Abele, Vorsitzender des Deutschen Naturheilbundes, äußert sich in der Zeitschrift „Der Naturarzt" [44] über das Amalgam, das für Zahnfüllungen verwendet wird: „Das Bundesgesundheitsamt hat den Zahnärzten dringend empfohlen, Schwangeren kein Amalgam als Plomben mehr einzusetzen. In Schweden ist dies längst bei alt und jung verboten. Der Gipfel der Unsicherheit und auch der Verflechtungen von Wirtschaftsmächten besteht aber darin, daß herausgebohrtes Zahnamalgam nicht in die Abwasser geleitet werden darf, weil das deutsche Wasserschutzgesetz das verbietet. Aber das Herausgebohrte darf straflos dem nächstbesten Menschen wieder eingesetzt werden: der Mensch als Endlagerstätte gefährlicher Schwermetalle.

In Scharen laufen die Bundesbürger heute der immer nebenwirkungsreicheren Chemiemedizin davon. Diejenigen, welche dies nicht dulden wollen, haben sich jetzt etwas typisch Deutsches als Gegenmittel ausgedacht. Sie versuchen dieses Davonlaufen durch einen ‚Mauerbau' – Typ Ulbricht – zu verhindern: Gesetze verbieten nämlich seit kurzem dem biologisch arbeitenden Zahnarzt, seine Meßuntersuchungen zum Nachweis der Amalgamschädlichkeit abzurechnen.

Konnte er bis gestern noch dem Patienten für die Kasse seinen erheblich erhöhten Arbeitsaufwand beim Anwenden biologischer Methoden durch sogenanntes Analogisieren von Abrechnungsziffern plausibel machen, so ist ihm dies jetzt genommen. Entweder läßt er es nun bleiben, oder der Patient wird dadurch bestraft, daß ihm die Kasse nichts mehr ersetzen muß, was biologisch ist. Nur Gift erhält er zu hundert Prozent frei Haus."

In seinem neuesten Buch „Trau keinem Doktor – Bekenntnisse eines medizinischen Ketzers" [45] meint Dr. Mendelsohn: „Ärzte erhalten dafür, daß sie einschreiten, meist mehr Beachtung und Anerkennung als dafür, daß sie nicht einschreiten. Sie sind darauf trainiert, einzuschreiten und lieber irgendetwas zu tun, als etwa nur zu beobachten und abzuwarten, ob es dem Patienten nicht von selbst bald besser geht – oder er freilich einen anderen Arzt aufsucht. Ich gebe Medizinstudenten, die ein Examen bestehen und überhaupt das ganze Medizinstudium absolvieren möchten, ohne den gesunden Menschenverstand zu verlieren, manchmal den despektierlichen Rat: Auf Prüfungsbögen immer die Antwort ankreuzen, die den größtmöglichen medizinischen Eingriff bedeutet, dann liegt man richtig. Angenommen, da steht, der Patient hat einen Pickel an der Nase, und es wird gefragt, was zu tun sei. Wenn eine der möglichen Antworten lautet: Ein paar Tage abwarten und beobachten – die ist bestimmt falsch. Nicht ankreuzen! Aber

236

wenn da steht: Patient an eine Herz-Lungen-Maschine anschließen, alle Arterien wieder vernähen und ihm zwanzig verschiedene Antibiotika und Steroide verabreichen – die Antwort ist richtig. Dieser kleine Ratschlag hat mehr meiner Studenten durchs Examen geholfen als jede andere Vorlesung."

Einige Fehler müssen die Wissenschaftler schon heute gezwungenermaßen eingestehen. Es heißt dann: „Wir haben uns leider geirrt!" Solche Geständnisse sollten größte Anerkennung von der Bevölkerung erhalten. Was aber, wenn sie fortfahren „... aber jetzt können wir den Fortschritt nicht mehr aufhalten." Die Frage ist tatsächlich, wie diese Kette von Fehlentwicklungen gestoppt werden kann. Mit Sicherheit könnten wir gegenwärtig einen Teil unseres aufwendigen Lebensstils und unserer Gewohnheiten umstrukturieren, ohne in wirtschaftliche Schwierigkeiten zu geraten. Denn: Wer seine Lebensqualität verändert und verbessert, verändert damit gleichzeitig seine Bedürfnisse. Vieles, was heute noch unverzichtbar beziehungsweise selbstverständlich zu sein scheint, wird mit dieser Umstellung plötzlich unwichtig und nicht mehr erstrebenswert.

Die traditionelle Wissenschaft basiert auf der kollektiven Zustimmung einer unbewußt denkenden und handelnden Masse. Zum Glück jedoch nehmen diese Billigung und dieses stillschweigende Einverständnis immer mehr ab, je stärker sich das Bewußtsein der Menschheit verändert.

Wie lange werden wir es noch dulden, daß eine Handvoll Menschen unter der Diktatur der Multikonzerne das Sagen hat? Wer spricht für die Rechte derjenigen, die sich nicht weiter manipulieren lassen wollen, die andere Bedürfnisse und Ziele haben? Die sich nach innerer Ruhe und innerem Frieden, nach Liebe und Wohlbefinden in einer sauberen, unkorrupten und lebenswerten Umwelt sehnen?

Die anerkannte Wissenschaft hat heute ein Weltmonopol – andere Richtungen, die Alternativen aufzuzeigen versuchen, werden von ihr praktisch ignoriert. Zu diesem Themenkomplex möchte ich Hans Joachim Ehlers zitieren, der in einem Aufsatz mit dem Titel „Die Wissenschaftsmafia" [47] schrieb:

„Ich schätze die Wissenschafts-Päpste in Deutschland auf etwa 200 in allen Disziplinen. Unter ihnen spielt sich alles ab. Sie arbeiten eng mit der Industrie zusammen, die wiederum ihr krebsartiges Wachstum jenen Wissenschafts-Päpsten und Spezialisten-Kongregationen verdankt. Sie beherrschen die Universitäten. Sie wachen darüber, daß nur ihr wissenschaftliches Weltbild gelehrt wird. ‚Ich bin der Herr, Dein Wissenschaftler, Du sollst nicht haben andere Wissenschaftler neben mir.'

Sie beherrschen aber auch die Politiker. Denn sie sind auch dort gutachterlich tätig. Sie bestimmen unter anderem, wohin die Forschungsgelder fließen, vor allem wohin nicht. Natürlich fließen die Forschungsgelder in die Industrie, die wiederum von jenen Wissenschaftlern beraten wird.

Sie beherrschen aber auch die Justiz. Denn auch dort sind sie mit ihrem materialistischen Weltbild gutachterlich tätig. Sie sagen den Richtern, was sie als Wissenschaft anzusehen haben und was als Scharlatanerie. Sie entscheiden, wann ein Kunstfehler vorliegt und wann nicht. (In den eigenen Reihen gibt es keinen Kunstfehler, bei Außenseitern fast immer.)

Sie beherrschen aber auch die Patentämter. Denn nur was ihrem wissenschaftlichen Weltbild entspricht, kann auch funktionieren, also patentiert und damit geschützt und industriell vermarktet werden. So schließt sich der Kreis: Forschung und Lehre – Nutzanwendung – Politik – Justiz – Patent – Forschungsgelder – industrielle Vermarktung.

Gibt es Ärger in der Bevölkerung, werden von den jeweiligen Fach-Päpsten wissenschaftliche Gutachter an den Ort der Unruhen entsandt, die dann verkünden, daß nach den neuesten wissenschaftlichen Erkenntnissen (und seien sie 100 Jahre alt) die Sache 1. absolut sicher, 2. ungeheuer nützlich ist und 3. überhaupt dem Fortschritt und damit der Menschheit dient. Amen.

Eine Wissenschaftsmafia, die alles unter Kontrolle hält. Eine ehrenwerte Gesellschaft, in der alle in ihrem Fachgebiet das gleiche denken. Merke: Wo alle das gleiche denken, denkt keiner sehr viel."

Die Wissenschaft betrachte ich selbst als ein Antibiotikum – gegen das Leben. Deswegen dürfen wir sie erst dann akzeptieren, wenn sich Wissenschaftler für und nicht gegen das Leben engagieren. Dies setzt voraus, daß sie keine neue Entdeckung propagieren, ohne die möglichen negativen Folgen dieser Entwicklung studiert zu haben. Dafür müssen sie nach dem Ganzheitsprinzip arbeiten.

Solange Du, lieber Leser, den Anspruch auf Wissenschaftlichkeit im heutigen Sinne erhebst und ihn zu einer Bedingung Deiner Lebensweise machst, wirst Du immer wieder mit großen Enttäuschungen konfrontiert werden. Du wirst Dich ständig mit den neu entdeckten Irrtümern fehlbarer Menschen auseinandersetzen müssen und eventuell mit Deiner Gesundheit dafür bezahlen. Auf keinen Fall dürfen wir deshalb der Wissenschaft einen Freiraum zugestehen, der die Würde des Menschen verletzt.

Abschließend möchte ich doch fairerweise noch etwas mitteilen, was den Lesern das Denken und Handeln der Mediziner etwas verständlicher machen kann. Die Urmedizin ist das „Wissen" über Naturgesetze, man braucht also Information. Einige Ärzte kennen mittlerweile die Zusammenhänge, es sind aber trotzdem nur die wenigsten bereit, dies auch an den Patienten weiterzugeben. Ein Arzt erhält heute keine 10,– DM für eine zehnminütige Beratung. Das Verschreiben eines Medikamentes oder einer Therapie dauert nur wenige Minuten und kann das Zehnfache bringen. Das Übel liegt also im System, das derartige Gesetze erläßt. Richtig wäre es, eine Beratung genauso gut zu honorieren wie andere Behandlungen. Dies ist aber schwer realisierbar, da sich hinter einem Rezept auch immer ein zu verkaufendes Produkt verbirgt.

Vorbeugende Beratung ist auf lange Sicht auf alle Fälle preiswerter und sinnvoller. Da wir heute einen Höchststand in Sachen Krankheiten erreicht haben, können wir auf eine grundsätzlich neue Regelung hoffen.

Frage Dich, was Dein Lebensziel ist. Um zu den Wurzeln zurückzukehren, brauchst Du keine Wissenschaft.

Versuche nicht länger
zu be-greifen,
sondern laß Dich
von dem Unbegreiflichen
er-greifen.

Jamila Peiter

Die AIDS-Kontroverse

Ein kleiner, aber schwerwiegender Anhang.

Dieses Zusatzkapitel gehört thematisch nicht unbedingt zu meinem Buch. Ich wäre aber nicht glücklich, wenn ich meinen Lesern nicht mitteilen könnte, welche Probleme mich neben der Ernährung in hohem Maße beschäftigen. Auch dann, wenn Du meinst, daß Du mit dem Thema „AIDS" nichts zu tun hast, bitte ich Dich, die folgenden Zeilen zu lesen, denn Du wirst verstehen, daß die Immunstörung uns alle betrifft.

Viele meiner früheren Leser wissen, daß ich mich seit Jahren mit dem Thema „alternative AIDS-Medizin" intensiv beschäftige. Des öfteren werde ich gefragt: Meinen Sie, daß die Rohkost-Therapie bei AIDS helfen würde? Nicht selten ist damit gemeint, ob ein HIV-positiver Mensch, der noch gesund ist, die Krankheit „AIDS" umgehen kann, wenn er von jetzt an sich mit reiner Rohkost ernährt. Wie ich das in meinem neuen Buch „'AIDS' – ein Märchen der Wissenschaft" immer wieder betone: HIV-positiv-sein heißt lange nicht „krank sein" oder krankwerden. Und so gesehen wird einem HIV-positiven Menschen eine Rohkost-Kur genauso guttun, wie es anderen offensichtlich gesunden Menschen ebenfalls guttun würde. Doch zu den echt kranken Menschen, solchen, die an einer akuten Immunschwäche leiden: Wichtig ist zu wissen, wo kommt diese Immunstörung her?

–   kommt sie von übertriebenem Drogen-Konsum?
–   von regelmäßig hohen Dosen an immunzerstörenden Medikamenten?
–   von der Einnahme des zytotoxischen (zellzerstörenden) „AIDS"-Mittels AZT?
–   von einer eventuellen zerstörerischen Wirkung durch massive Eiweiß-Zufuhr? (Hier handelt es sich um das Eiweiß aus der Sperma-Flüssigkeit, die auf unverdaute Art, durch ungeschützten Anal-Verkehr in den Darm gelangt.)
–   von einer Reduzierung der T-Zellen aufgrund des Psychoterrors aus der Umwelt, unter denen HIV-Positive infolge falscher Informationen leiden müssen?
–   von einer außergewöhnlich starken Ansammlung verschiedener immunschwächender Umwelt-Faktoren, zu denen die Ernährung zählen kann.
–   oder/und von Faktoren, die uns heute noch unbekannt sind?

Wie wir sehen, wird die Ernährung ganz zum Schluß erwähnt. Wichtig ist bei AIDS, die genauen Ursachen der Immunstörung zu finden. Bei Drogensüchtigen dürfte es nicht schwierig sein.

Demnach ist eine ganzheitliche Entzugstherapie der erste, logische Schritt auf dem Weg zur Genesung. Sie hängt an erster Stelle davon ab, ob der Kranke wirklich gesund werden will und wie weit sein Immunsystem bereits zerstört ist, ob vielleicht ein irreversibler Zustand bereits eingetreten ist. Die wertvollsten Vitamine nützen einem Menschen, der sein Immunsystem täglich mit gefährlichen Stoffen bombardiert, wenig. Es wäre vergleichbar, als würde jemand seine überlaufende Badewanne mit Kaffeelöffeln zu leeren versuchen, anstatt den offenen Wasserhahn zuzudrehen. Auf die Frage, ob eine Rohkost-Therapie AIDS-Kranke heilen kann, sage ich eindeutig NEIN. Nein, wenn Rohkost als einziges Mittel angewandt wird. Die Ernährung ist wichtig, aber nicht der Hauptpunkt. Hier gehören im Vorfeld ganz andere Therapie-Schritte verwirklicht, die ich in meinem Buch „'AIDS' – ein Märchen der Wissenschaft", detailliert erkläre. Hier ein paar Auszüge aus dem Vorwort:

AIDS ist ein Thema, das wellenweise immer wieder auftaucht und verschwindet. Nach und nach werden Skandale aufgedeckt, die deutlich beweisen: AIDS ist nicht das, was man uns von Anfang an erzählt hat. AIDS ist etwas ganz anderes.

AIDS ist an erster Stelle der Oberbegriff für etwa 25 verschiedene Krankheiten, die es immer gegeben hat. AIDS ist außerdem das, was uns dieses Buch verraten wird. Doch auf keinen Fall eine Krankheit, die vom Virus HIV verursacht wird. Selbst die Entdecker des Virus Prof. Montagnier/Paris und Prof. Gallo/USA geben bereits zu, daß AIDS nicht „nur" von dem HI-Virus verursacht wird. AIDS kann also „auch" durch andere Faktoren ausgelöst werden. Ein paar Menschen, zu denen ich gehöre, glauben nicht einmal, daß AIDS vom Virus „HI" (der Buchstabe V steht für Virus, so ist hier öfters die Rede von HI-Virus oder HI-Viren) verursacht wird, zuviel spricht dagegen. Diese Menschen haben sich die Aufgabe gestellt, sich mit diesen „anderen" AIDS-Verursachern auseinanderzusetzen und kamen dabei erheblich vorwärts.

Die offizielle AIDS-These ist bis heute eine Hypothese geblieben. Seine Meinung zu revidieren, ist für einen Medien-Betrieb, der von Meinungsveröffentlichungen lebt, immer eine risikoreiche Angelegenheit.

Niemand muß zwangsläufig an AIDS bzw. an einer Immunschwäche sterben, so war es immer, und so soll es weiter sein. Dies heißt nicht zugleich, daß wir AIDS-Kontroverse-Anhänger in der Lage wären, sämtliche akuten Fälle von Immunschwäche erfolgreich zu therapieren. Darum geht es auch nicht. Es geht in erster Linie darum, diese Immunschwäche, die neuerdings AIDS genannt wird, richtig zu diagnostizieren und „AIDS" dann fachgerecht zu behandeln. Dazu zählt die Vermeidung des gefährlichen AIDS-Mittels „AZT" (Retrovir/Zidovudin/Videx), das die Aufgabe hat, die Zellwucherungen zu stoppen. Doch bei AIDS-Kranken geht es nicht um Zellwucherungen, sondern gerade um das Gegenteil, nämlich um Zellenverlust. Insofern ist es ein Irrsinn, einem Menschen, der bereits wenig T4-Zellen hat, ein Mittel zu verabreichen, das diese weiterhin zunehmend zerstört. Diese Maßnahme mag (zumindest bedingt) einen Sinn bei Leukämie-Kranken haben, bei denen Zellen krankhaft wachsen, aber bei einem immunsystemschwachen Menschen, dessen Zellen schon reduziert sind, kann eine AZT-Behandlung von zwei, drei Jahren tödliche Folgen haben. Insofern ist die Prognose: „An AIDS muß man sterben" nicht richtig. Richtig müßte sie lauten: „An AIDS-Behandlung muß man/kann man sterben."

Seit Jahren sehen wir des öfteren in Zeitschriften und im Fernsehen Szenen von Menschen, die an Drogen-Überkonsum würdelos sterben. Sie sehen dann aus, wie heute sogenannte AIDS-Kranke: abgemagert, blaß, einfach krank. Es handelt sich zum großen Teil um die gleiche Menschen-Gruppe, die schon vorher durch starken Drogenverbrauch vor der Gefahr des Todes stand. Im Falle eines positiven HIV-Tests bei einem Drogenabhängigen wird die Todesursache nicht mehr als Folge der zerstörenden Droge angesehen, wie das jahrelang vor 1981 geschah, sondern es wird deklariert, der Mensch sei an den Folgen des HI-Virus gestorben. Die sogenannten AIDS-Hilfe-Verantwortlichen, gar die des Gesundheitsministeriums, konzentrieren ihre Aufmerksamkeit auf Kondom-Benutzung und auf die Sterilität der Nadel und lassen in Vergessenheit geraten, welche verheerenden Folgen der Stoff, der aus dieser „sauberen" Nadel injiziert wird, mit sich bringt. Die Sterilität der Nadel hat in meinen Augen den Vorteil, daß weniger Viren, wie z. B. Zytomegalie-, Epstein-Barr-, Hepatitis-, Syphilis-Viren, die bei sogenannten AIDS-Kranken öfters zu finden sind, von Mensch zu Mensch verschleppt werden; Viren, die unter bestimmten Bedingungen tödlich sein können. Doch bis heute ist der Faktor „Erreger in der Samenflüssigkeit" viel zuwenig erforscht worden und schätzungsweise können die gleichen Viren, in Lymphozyten eingesperrt, ebenfalls durch die Samenflüssigkeit übertragen werden. Aus diesem Grund möchte ich hier eindeutig hervorheben, daß Schutzmaßnahmen, ganz unabhängig davon, wie gefährlich oder harmlos das HI-Virus ist, nach wie vor empfohlen werden. Dies speziell, wenn ein Mensch häufig Partnerwechsel betreibt und nicht wissen kann, was der neue Partner alles in seinem Sperma beherbergt und ihm/ihr übergeben kann. Allerdings hat dieser Ratschlag seit jeher Gültigkeit und wurde leider erst durch HIV zum brisanten Thema. Ich möchte niemandem die „Chance" geben, mir später vorzuwerfen: „Es ist gefährlich, was Sie da für Thesen unterstützten, Sie sorgen für Seuchenverbreitung". Ich betone und werde aus verständlichen Gründen mehrmals betonen: „Wer nichts über den Gesundheitszustand seines Partners weiß, soll sich auf alle Fälle schützen, auch dann, wenn dieser HIV-negativ ist, denn die Gefahr kann aus ganz anderen Richtungen kommen, als wir es ahnen."

Der sogenannte AIDS-Kranke ist nicht ggf. sterbenskrank, weil er HIV-positiv ist, sondern weil sein Immunsystem, durch verschiedene Faktoren, die eben nur zum Teil besprochen wurden, gestört ist. In einem zerstörten Immunsystem haben Viren generell leichtes Spiel, sich zu verbreiten. In der Tat: Der These, daß HIV für den menschlichen Organismus „lebensgefährlich" sei, steht die Tatsache entgegen, daß der menschliche Körper genügend Antikörper gegen dieses Virus bildet, die die Aufgabe haben, den „Feind" zu bekämpfen. Allein die falsche Bezeichnung „HIV-Positiv", die im Grunde das Gegenteil definiert von dem, was sie bedeuten soll, kann einen Menschen seelisch und dadurch später körperlich zugrunderichten. (So wissenschaftliche psycho-neuro-immunologische Studien.)

Die Antikörper haben ja gerade die Aufgabe, die krankmachende Vermehrung eines Virus in Schach zu halten. Sie sind Schützer, Freunde des Menschen. Diese Tatsache bildet die Basis der großen „Lehre der Virologie", nach der Ärzte seit Jahren ausgebildet werden...

Mit AIDS haben wir uns wahrlich eine undankbare Aufgabe ausgewählt:

a) weil unsere Botschaft (leider) so verstanden wird, als würden wir den Menschen raten, sich nicht mehr zu schützen

b) weil wir angeblich, bedingt durch Punkt a), nicht nur Epidemiegefahr schüren, sondern die lockere Moral unterstützen,

c) weil wir, unwillkürlich und unvermeidlich, gegen eine festverankerte Institution angehen,

d) weil wir mächtige finanzielle Interessen stören, zerstören,

e) schließlich, weil wir durch unsere These den bereits stark angegriffenen Ruf von Medizin und medizinischer Wissenschaft nun anscheinend komplett schädigen.

Persönlich muß ich allerdings sagen, daß ich mir das Thema der AIDS-Kontroverse nicht ausgesucht habe, sondern daß es 1984 auf mich zuflog, als ich im Rahmen einer Sanatoriums-Tätigkeit mit einem AIDS-Patienten direkt konfrontiert wurde. Von da an hatte ich keine Ruhe mehr. Als Ernährungs-Therapeutin werde ich ständig mit Fragen der Immunologie konfrontiert, insofern liegt es nahe, daß mir AIDS ebenfalls begegnete.

Als Autorin wählte ich für mein Anliegen den Stil eines modernen Märchens. Im Gegensatz zu den klassischen Märchen wandelt sich diese Märchenwelt zunehmend in eine Welt der Gegenwart. Irgendwann

244

läßt es sich nicht mehr vermeiden, aus dem Märchen ganz herauszutreten, um in die normale Welt einzutauchen, damit wichtige Daten glaubhaft vermittelt werden können. Vermutlich zum Entsetzen mancher Leser, die möglicherweise denken: „Wie kann man nur eine so ernste Sache wie AIDS ‚vermärchen'? Mein Anliegen liegt gerade darin, die AIDS-Story zu entmystifizieren, und gäbe es bei diesem AIDS-„Irrtum" keine Opfer, so würde ich sie tatsächlich als „lächerlich" bezeichnen. Selbstverständlich, nicht die Krankheit „akute Immun-Störung" ist lächerlich, sondern der Mythos HIV/AIDS. Die Märchenform, die ich anwende, erlaubt wissenschaftliche Erklärungen in einem sehr einfachen Stil auszudrücken.

Dieses Buch will auf nicht-medizinische, d. h. auf äußerst einfache, aber detaillierte und verständliche Art erklären, welche anderweitigen Gründe zur extremen Schwächung bzw. Störung des Immunsystems heutzutage führen können. Warum die Betroffenen der Industrie-Länder fast nur Männer eines bestimmten Alters sind, während die Immunschwäche in der Dritten Welt und in den Slums der USA bei Frauen und Männern gleich verteilt ist. Bald wird der Leser verstehen, daß diese Immunsystem-Schwäche nichts mit der Anwesenheit eines Virus namens HI zu tun haben kann.

Auf keinen Fall behaupte ich, daß die Hypothese, die die Bewegung der AIDS-Kontroverse bis heute auf die Beine gestellt hat, gänzlich stimmt, daß sie also keinerlei Irrtümer beinhaltet. Auch willige, idealistisch orientierte Menschen sind nur Menschen. Aber zwischen Irrtümern, die bei einer Forschung unvermeidlich, ja sogar oft nützlich sind, und spekulativen Manipulationen gibt es schon einen großen Unterschied. Es wäre auch nicht normal, sofort die volle Antwort auf eine Frage zu liefern, die Tausende hochbezahlter Wissenschaftler in den letzten zehn Jahren nicht geben konnten. Ein Beispiel: „Welche konkreten Bedingungen müssen im menschlichen Körper herrschen, um eine Produktion der HIV-Antikörper in Gang zu setzen?" Könnte es sein, daß diese Antikörper auch dann gebildet werden, wenn keinerlei HI-Viren oder HI-ähnliche Viren im Körper vorhanden sind, daß diese Bildung außerdem mit einer Verpilzung zu tun hat? Diese brisante Frage konnte bis jetzt weder die eine noch die andere Seite beantworten. Es wird von Anfang an fest behauptet: Die Anwesenheit von HI-Viren wäre die Voraussetzung für die Bildung der HIV-Antikörper. Ich persönlich, obwohl ich keine Virologin bin, zweifle stark daran, daß das eine Voraussetzung sein muß, denn zu viele Fakten sprechen dagegen. Dennoch, diese Frage (noch) nicht beantworten zu können, ist für mich kein Grund, die Flinte ins Korn zu werfen und der klassischen AIDS-Theorie Gültigkeit zuzusprechen.

Das Hauptziel meiner Suche ist: den Menschen, die bereits HIV-positiv sind, Hoffnung auf Genesung zu geben. Ganz unabhängig davon, um wie viele Aussagen diese kontroverse These heute noch verbesserungsfähig ist. Eins steht fest: Der HIV-positive, symptomlose Mensch, der anhand unserer Ratschläge sich allein vom Psychoterror „HIV-AIDS" befreit, der voll und ganz das Leben mit Freude wieder anpackt, dieser Mensch wird erkennen, daß unsere AIDS-Kontroverse-Forschung bereits ihren Dienst leistet, ja, ihm praktisch das Leben gerettet hat. Unter „Rettung" meine ich nicht unbedingt die Vermeidung des Todes, sondern die Vermeidung eines verpfuschten Lebens aufgrund einer falschen Diagnose namens „AIDS".

Mein Buch „AIDS, ein Märchen der Wissenschaft", erscheint in meinem Verlag J. Peiter, Frankfurt/M. ab Mai 1993. Preis: Vorauskasse DM 23,– + 3,– Versandkosten.

Nur wenige Menschen wissen, was sie wirlich wollen. Ich selbst gehöre zu denen, die auf alle Fälle wissen, was sie nicht wollen. Aus diesem Grunde ist es nicht immer leicht, Kompromisse zu finden, die den anderen und mir gerecht werden. Deswegen danke ich allen, die mich bei meiner Arbeit unterstützt haben.

Schlußwort

Während ich akzeptieren lernte, daß weder ich noch irgendjemand jemals die ideale Lösung für alle den Weg zur Gesundheit Suchenden inklusive mich selbst, finden wird, konnte ich mich an das Werk machen, diese neue Auflage zu überarbeiten. Je weiter ich damit kam, desto klarer wurde mir, was mir mein Ernährungsweg sagen will. Ich verstehe, daß ich offensichtlich niemals alles im Griff haben werde. Ich bete immer darum, die Kraft zu haben, die ich brauche, um mit gelegentlichen Unpäßlichkeiten, ja sogar Schmerzen fertig zu werden. Sie gänzlich zu vermeiden ist eine Sache, die für mich zumindest, nur zeitweise vorkommt, und damit kann ich leben. Das Verhältnis Unwohlsein/Verzicht muß stimmen, und ich verlasse mich auf meinen gesunden Menschenverstand, der mir zuflüstert, wann ich was zu tun habe. Das ist sicherlich keine Garantie für die absolute Richtigkeit meiner Handlung, es ist ein Versuch, mit dem ich im Einklang leben möchte.

Ich besitze einen ungeheueren Lebenshunger, und ich glaube sagen zu können, auch Lebensfreude. Gerade das hilft mir, um mit manchen negativen Überraschungen des Alltags fertig zu werden.

Unsere Ernährungsprobleme sind deswegen möglich, weil wir ein reiches Land sind. Mit wenig Aufwand ist es heute möglich, sich genügend Gift in Form von Genußmitteln zu besorgen, das uns dann krank macht. Während die einen täglich nach einem Stück Brot krampfhaft im Mülleimer suchen, um zu überleben, machen sich Rohköstler Sorgen: Wie kann ich vom Brot loskommen? Wie lächerlich und doch reell. Je mehr der Mensch sich um seinen Mitmenschen kümmert, desto mehr vergißt er seine eigenen Unpäßlichkeiten. Daran glaube ich fest.

Der neue Rohköstler soll die Möglichkeit haben, viele Schwierigkeiten zu umgehen. Viele Rohkost-Anhänger gerieten wie ich in Ratlosigkeit, weil bis jetzt kein Autor den Mut oder vielleicht auch nur die Idee hatte, einen Teil seiner Theorie zu revidieren. So mache ich mit diesem Buch den Anfang.

Wenn ich dem Thema „aus der reinen Rohkost aussteigen" so viel Platz eingeräumt habe, dann hauptsächlich, weil ich meinen Auftrag darin spüre, dem Wahnsinn, dem Fanatismus, der Heuchelei in der Rohkostszene ein Ende zu setzen. Heute sehe ich nicht mehr meine Aufgabe im Propagieren der reinen Rohkost, sondern in der Enttarnung des riesigen Theaters, das um die reine Rohkost aufgeführt wird.

Ich hoffe sehr, daß Du meine Offenheit, die mir weiß Gott nicht immer leicht fiel, zu schätzen weißt. Kritisieren ist sehr leicht, sich in den anderen zu versetzen und zu versuchen, ihn zu verstehen, zu fühlen, wie es ihm bei manchen Aussagen geht, ist eine ganz andere Sache. Ich kämpfe seit meiner Kindheit um Offenheit, um die Ehrlichkeit. Meine strenge katholische Klostererziehung hat diese Spontanität bei mir jahrelang zurückgedrängt. Als Kind dachte ich oft: Wenn ich groß bin, werde ich alles so sagen, wie ich es denke. Erst später merkte ich, daß das nicht immer so leicht ist, wie ich es mir damals vorstellte, manchmal sogar unklug. Sicherlich bin ich durch diese Erziehung bis heute geprägt geblieben.

Zum allerletzten Abschluß möchte ich noch einmal folgendes betonen, obwohl ich das Thema schon mehrfach berührt habe: Mehr und mehr glaube ich, daß alles aus dem Geiste kommt. Mehr und mehr glaube ich, daß alle körperlichen Leiden ihren Ursprung in der Seele haben. Nicht verarbeitete Konflikte, Mißstimmungen, manchmal aus dieser, manchmal aus alter Inkarnation, die uns das Verstehen der gesamten Perspektive so stark erschweren. Je mehr der Mensch aufwacht, desto größere Probleme können sich bei ihm entwickeln. Diese werden ihn so lange belasten, bis er versteht, was die Natur von ihm will. Die Ernährung ist für viele Menschen das erste Mittel, durch das sie ihre ersten Schritte auf dem Weg der Veränderung wagen. Doch alles, was partout keine Heilung erfährt, ist unsere Chance für einen weiteren Schritt in unserer Entwicklung. Auch ich bin, trotz vielen Suchens, lange nicht da angekommen, wo ich gern wäre. Aber ich weiß, es ist ein Stück meiner persönlichen Geschichte, die ich mit vollem Bewußtsein wie einen ablaufenden Film sehe. Bald werde ich woanders sein, so wie ich heute woanders bin als ich gestern war. Ich lebe mein Abenteuer „Veränderung" mit geöffneten Augen und habe unzählige Male erfahren dürfen, daß sowohl körperliche als auch seelische Schmerzen letztlich unsere besten Freunde sind. Nur das Leiden läßt uns wesentliche Schritte voranschreiten. Das moderne, relativ reiche Leben, das das Sprichwort hervorbrachte „Jeder für sich, Gott für alle", verlangt riesige Anstrengungen von uns allen, um menschlich zu bleiben. Die in den reichen Ländern können heute wie nie zuvor ihr Ego kultivieren. Das bringt Arroganz, Übermut, Streitereien, Neid, Groll, Haß mit sich, wie es sich frühere Generationen gar nicht leisten konnten. Damals mußten die Menschen zusammenhalten. Sie träumten höchstens von einem Leben, das ihnen Bequemlichkeit und Reichtum bringt, wußten aber nicht, daß diese Art Lebensqualität die echten Reichtümer, die des Menschen selbst, gnadenlos untergräbt.

Die Heilung fängt bei Vergebung und der demütigen Haltung des „sich entschuldigen" an. Beim Frieden also. Doch der Anfang bedeutet nicht das Ende. Das heißt, der Mensch sollte parallel zu diesem anfänglichen Schritt selbstverständlich auf seine gesamte Lebensweise achten und behutsam einen Schritt nach dem anderen in die Richtung seiner erwünschten Veränderung tun.

Bücher sind zwar eine gute Hilfe, sie können aber auch die Menschen in die Irre führen. Weniger durch das, was sie propagieren, als durch die Art, wie es propagiert wird. Ich selbst habe große Freude daran, mein Buch auf friedliche, verständnisvolle Weise zu schreiben. Doch ist das keine Garantie dafür, selbst ununterbrochen in Frieden zu leben. Mancher Leser schwebt oft in der Fantasie, wie ich das selber früher tat, daß man so friedlich leben könnte, wie es in Büchern steht. Vergiß aber nicht: Bücher werden nicht in erster Linie geschrieben, um Menschen zu helfen, auch wenn es den Anschein erwecken könnte. Die unendliche Zahl von Anfragen zu gesundheitlichen Problemen macht es mehr als notwendig, ein Buch zu schreiben, Antwort zu geben. Oft zeigt sich aber gerade dann, daß der Autor unter der Last der Verantwortung und der Flut neuer Fragen nicht mehr dazu kommt, Abstand zu seiner Lehre zu gewinnen. Oder er will es gar nicht, da er um sein Ego und seine materielle Existenz bangt. Das alles soll gesagt sein, um Dir zu zeigen, auch Autoren sind Menschen wie Du. Sie haben nur auf ihrem Gebiet ein wenig mehr Erfahrung als Du und außerdem Freude am Schreiben. Vergöttere also nicht die Autoren jener Zeilen, die Dich begeistern, wenn Du nicht enttäuscht werden möchtest!

Nachdem Du dieses Buch gelesen hast, magst Du Dich mit Recht fragen: Was soll ich tun? Ist Rohkost nun das Richtige für mich oder nicht? Wie ich es schon einmal erwähnt habe: Nur Du bist der Richter dieser Entscheidung, Dir übergebe ich die Verantwortung. Du für Dich, ich für mich. Bücher sind nur Leitfäden. Sie sind alle unterschiedlich, so wie es die unterschiedlichsten Konstitutionen und Persönlichkeiten auf der Erde gibt. Nur Du wirst abwägen können, wo Du hingehörst und vor allem für wie lange. Wenn Du das beherzigst, dann hast Du die wichtigste Arbeit geleistet und bist auf dem richtigen Weg. Leider hast Du Dir einen denkbar unbequemen Weg ausgewählt. Aber alles, was mühsam erworben wird, macht unendlich Spaß, besonders, wenn man die Mühen hinter sich hat und die geernteten Früchte in Gelassenheit genießen darf.

Bücher zu schreiben ist eine Art Psychoanalyse. In einem langwierigen Denk- und Auswahlprozeß bringt man das auf das Papier, was man mündlich vielleicht gar nicht formulieren könnte. Das Ergebnis ist, daß der Schreiber zum Schluß in einem Licht steht, das im schlimmsten Falle nicht allzu dunkel sein darf. Das heißt, man gibt nur die Sonnenseiten seiner Persönlichkeit zu erkennen und führt den Leser möglicherweise in Irrtümer, ohne es zu merken oder gar zu beabsichtigen.

Mir ist es sehr wichtig, das auszusprechen. Es ist mir sogar ein Bedürfnis, weil ich mich die letzte Zeit ernsthaft mit mir und meiner Arbeit auseinandersetzte. So nahm ich mir vor, soweit ich es verkraften kann, mich meinen Lesern zu öffnen, damit das Ganze einen natürlichen Aspekt erhält. Ich hoffe, das ist mir mit diesen letzten Zeilen gelungen.

Die Korrekturen meines Buches führte ich vor über einem Jahr durch. Erst jetzt habe ich die Gelegenheit, sie kurz vor dem Druck nochmal zu überprüfen. Zwangsweise habe ich wieder einiges anders ausgedrückt und merke dabei, daß der Wandel niemals endet. Es ist wie ein bewegliches Rad, das sich immer weiter dreht. Wenn ich vor einem Jahr noch klar und überzeugt sagte: Soviel Rohkost wie möglich, oder „hoffentlich kommen Sie, komme ich wieder eines Tages zur reinen Rohkost zurück", so sage ich heute: Hoffentlich erkennt jeder seinen Weg, der für die einen über die reine Rohkost, temporär oder auf lange Sicht verlaufen muß und für andere einen Bogen um jegliche Ernährungs-Therapie macht, weil dieser Mensch sein Ziel – Vervollkommnung – über ganz andere Wege erreichen sollte als über die Materie.

Ich denke schon, daß die Materie „Rohkost" ein wunderbares Instrument zur Heilung ist, aber gleichzeitig denke ich, daß dieses Instrument bei weitem nicht für alle geeignet ist, weil der Mensch sonst seine Chance verpaßt, auf dem Gebiet zu arbeiten, auf dem er offensichtlich arbeiten muß, wenn er zu denen gehört, die mit Ernährung nicht einen Deut, wohlgemerkt auf Dauer, erfolgreich sind.

Gesundheit ist kein endgültig gewonnenes Spiel. Gesundheit ist vielmehr eine Bestätigung der Polaritäts-Gesetze. Einmal oben, einmal unten, einmal wohl, einmal unwohl. Mir scheint es, daß ich gesünder lebe, wenn ich diese Schwankungen als eine völlig normale Sache ansehe. Damit akzeptiere ich, daß ich ein fehlendes Wesen bin, das nicht alles hundertprozentig unter Kontrolle hat, wie das zivilisierte Menschen so gerne hätten. Ich lerne damit zu leben. Diese Erkenntnis hindert mich nicht daran, mich weiterhin mit den Fragen der Heilung auseinanderzusetzen.

Ich glaube nicht, daß ich Gott ferner bin, wenn ich Kochkost zu mir nehme, nur weil ich bei der reinen Rohkost (in der Anfangsphase) tatsächlich das Gefühl hatte, näher an Gott zu sein. Das hohe Wohlbefinden ist tatsächlich aus göttlicher Quelle, aber dieses Erlebnis erfahren sowohl die Gläubigen als auch die Atheisten, die die göttliche Macht strikt ablehnen. Das sind meine heutigen Gedanken.

Wie sehr wünsche ich Dir, daß Du diese letzten Worte aus meinem Herzen verstehst. Begreife vor allem, was es bedeutet, Ver-ant-wor-tung zu übernehmen!

Ich wünsche Dir ein gutes und vor allem ein ehrliches Leben.

Deine Jamila Peiter

Anhang

Literaturangaben, Literaturhinweise und Adressen

1) Die Möve Jonathan von Richard Bach, Ullstein-Verlag
2) Healthful Living. Life Science Institute, 6600 Burleson Road, 787444 Austin Texas
3) Prof. Arnold Ehret: Die schleimfreie Heilkost. Waldthausen Verlag, Ritterhude
4) Dr. med. Arthur F. Coca: Der Puls-Test. Hyperion Verlag, Freiburg
5) Dr. Kirstine Nolfi: Meine Erfahrungen mit Rohkost. Medizinalpolitischer Verlag, Hilchenbach/Siegerland, Postfach 11 60
6) Das Friedensevangelium der Essener; aus dem Aramäischen von Dr. Ed. B. Skékely. Verlag Bruno Martin, Südergellersen
7) Königsteiner Haderheck Quelle. Vertrieb durch Forschungs- und Förderungsgesellschaft Dr. Pohlmann, Haderheck 4, 6240 Königstein 1
8) La Leche League Deutschland, Postfach 96, 8000 München 65
9) Guy Claude Burger: Die Rohkosttherapie. Wilhelm Heyne Verlag, München
10) Walter Sommer: Das Urgesetz der natürlichen Ernährung. Walter Sommer Verlag, Ahrensburg in Holstein
11) Information bei: Forum Allergie, Silberhalde 15, 7732 Niedereschbach 2
12) Chrysostomos: So heilst Du Dich von Krebs, Aids und Suchtkrankheiten. Selbstverlag IG Natur, Postfach 13 27, 5064 Hoffnungsthal
13) Helmut Wandmaker: Willst Du gesund sein? Vergiß den Kochtopf. Waldthausen Verlag, Ritterhude
14) Wolfgang Spiller: Neurodermitis. Verlag Gesund und Natürlich, Stuttgart
15) Brigitte Cornelius: Die zinsfreie Wirtschaftsordnung. Selbstverlag, Moraschstr. 11, 891 Schorndorf
16) Siehe auch: Dr. med. Heinz Breidenbach: Ist der Mensch ein Allesesser? Der Naturarzt 3/4/5/1986
    War der Mensch ein Allesesser? Der Naturarzt 6/1986
17) Omraam Mikhaël Aïvanhov: Yoga der Ernährung. Prosveta SA, Fréjus (für BRD auch Urania, Sauerlach)
18) Franz Susmann: Der erste Schritt zum Frieden ist nun möglich (Tolstois Perestroika). Tobias Verlag, Schieder-Schwalenberg 2
19) Karl Albrecht Höppl: Nichts vom Tier – Alles spricht für Vegan-Kost. Skriver Verlag, Bad Bellingen
20) Dr. Ed. B. Skékely: Das Evangelium des vollkommenen Lebens. Dreieich Verlag AG, Engelberg/Schweiz
21) Dr. Carl Anders Skriver: Die Lebensweise Jesu und der ersten Christen. Skriver Verlag, Falzenstr. 6, 7841 Bad Bellingen 4
22) Dr. Carl Anders Skriver: Der Verrat der Kirchen an den Tieren. Starczewski Verlag, Höhr-Grenzhausen
23) Prof. Arnold Ehret: Ernährung, ein religiöses Konzept. Broschüre nicht mehr im Handel
24) Carlo Caretto: Denn Du bist mein Vater. Herder Verlag, Freiburg/Br.
25) Cyrill Scott: Der Junge mit den lichten Augen. Aquamarin-Verlag, Grafing

26) Sri Aurobindo: Yoga de Sri Aurobindo. Selbstverlag Ashram Pondichery, Indien
27) J. Krishnamurti: Einbruch in die Freiheit. Ullstein Verlag, Berlin
28) Prof. Hilton Hotema: Man's Higher Consciousness. The society of metaphysicians, Archers Court, Stonestile Lane, Hastings, England
29) Prof. Hilton Hotema: The Nutritional Myth. The society of metaphysicians, Archers Court, Stonestile Lane, Hastings, England
30) Johannes Steiner: Theres Neumann von Konnersreuth. Verlag Schnell und Steiner, München und Zürich
31) Dr. John Diamond: Der Körper lügt nicht. Verlag für angewandte Kinesiologie, Freiburg/Br.
32) Pandora-Alsace (therapeutisches Zentrum im Elsaß): rue Henriette Pée, F-68480 Levoncourt 3. Geführt von Heilpraktiker Jean Huntziger
33) Viktoras Kulvinskas: Leben und Überleben – Kursbuch ins 21. Jahrhundert. F. Hirthammer Verlag, München
34) Stuplich-Gartopf (sehr empfehlenswert für Übergangsköstler): Fa. Stuplich, Görgenstr. 7, 5400 Koblenz
35) Schwarzwaldklinik (Ernährungsmedizinische Klinik, Behandlung ohne Cortison): Farnweg 6, 7730 Villingen-Schwenningen
36) Magda-Helene Schröder: Mein Mulch-Garten. Pala Verlag, Schaafheim
37) Dr. med. M. O. Bruker: Vorsicht Fluor. emu-Verlag, 5420 Lahnstein
38) Dr. med. Erich Rauch: Natur-Heilbehandlung der Erkältungs- und Infektionskrankheiten. Karl F. Haug Verlag, Heidelberg
39) Dr. W. zur Linde: Geburt und Kindheit. Verlag Vittorio Klostermann, Frankfurt
40) Herbert Gruhl: Das irdische Gleichgewicht. Deutscher Taschenbuch Verlag, München
41) Dr. Max Gerson: Eine neue Krebstherapie. Hyperion Verlag, Freiburg/Br.
42) Dr. med. H. P. Schlebusch, Dr. med. H.-Ch. Scheiner, Dr. P. Wendling: Die Vernichtung der biologischen Medizin. Wilhelm Heyne Verlag, München
    Dr. med. Hans Peter Schlebusch ist Vorsitzender des ZDN (Zentrum zur Dokumentation für Naturheilverfahren), Hufelandstr. 56, 4300 Essen
    Hans-Christoph Scheiner ist Leiter des „Institut für holistische Medizin", Franz-Wüllner-Str. 39, 8000 München 60
43) Dr. med. Robert S. Mendelsohn: Male practice – how doctors manipulate women. Contemporary Books inc., Chicago
44) Der Naturarzt 1/1988, Geleitwort von Dr. med. J. Abele, Seite 3
45) Dr. med. Robert S. Mendelsohn: Trau keinem Doktor – Bekenntnisse eines medizinischen Ketzers. Verlag Mahajiva, 4419 Holthausen/Münster
46) Der Gesundheitsberater, Jahrgang 1988. emu-Verlag, Lahnstein
47) Hans-Joachim Ehlers: Die Wissenschaftsmafia. Raum & Zeit Nr. 32, 1988
48) Der Naturarzt. Access Verlag, Feldbergstraße 2, 6240 Königstein 2
49) Fit fürs Leben. Waldthausen Verlag, Postfach 11 55, 2863 Ritterhude
50) Bioflockett von Firma Linea, zu beziehen über Rudolf Maier, In den Mühlen 1, 7770 Überlingen

51) Firma Börner GmbH, 5565 Niederkail, Tel.: 0 65 75/6 44
52) Ice Cream Maker von Firma Donvier, zu beziehen über Rudolf Maier, In
den Mühlen 1, 7770 Überlingen

Buchempfehlungen:

Omraam Mikhaël Aïvanhov: Liebe und Sexualität. Prosveta SA. Fréjus
Christian Bachmann: Die Krebsmafia. Editions Tomek
K. H. Baumgartl: Der erste Schritt aus dem Teufelskreis. Selbstverlag, Ober-
haus, 8331 Zeilarn
Dr. med. Fritz Becker: Hier irrt die Menschheit – Der Weg zur vollkommenen
Gesundheit. Waerland-Verlagsgenossenschaft, Mannheim
Ralph Bircher: Das Geheimarchiv der Ernährungslehre. Schwabenverlag, Ost-
fildern
Ralph Bircher: Kultur ist anders. Schwabenverlag, Ostfildern
Roy Eugene Davis: Die Macht der Seele – erlebte Wirklichkeit. CSA Verlag,
Postfach 4, 6382 Friedrichsdorf 3
Karlfried Graf Dürckheim: Das Tor zum Geheimen öffnen. Herder Verlag, Frei-
burg/Br.
Herbert Gruhl: Ein Planet wird geplündert. Fischer Verlag, Frankfurt
Elisabeth Haich: Einweihung: Drei Eichen Verlag, München
Elisabeth Kübler-Ross: Die unsichtbaren Freunde. Oesch Verlag, Zürich
Elisabeth Kübler-Ross: Reif werden zum Tode. Kreuz Verlag, Stuttgart
Elisabeth Kübler-Ross: Über den Tod und das Leben danach. Verlag Die Silber-
schnur, Melsbach
J. Lair, W. H. Lechler: Von mir aus nennt es Wahnsinn – Protokoll einer Hei-
lung. Kreuz Verlag, Stuttgart
Dr. med. Hellmut Lützner: Wie neugeboren durch Fasten. Gräfe und Unzer,
München
Prof. Dr. med. Michael Lukas Moeller: Die Wahrheit beginnt zu zweit. Roh-
wohlt Verlag, Reinbek
Prof. Dr. med. Michael Lukas Moeller: Gesundheit ist eßbar – Ein Arzt lädt ein,
sich natürlich zu ernähren und vom Kochen zu befreien. Goldmann-Verlag,
München
Dr. med. Raymond A. Moody: Das Leben nach dem Tode. Rohwohlt Verlag,
Reinbek
Patrice Mulford: Unfug des Lebens und des Sterbens. Fischer TB, Frankfurt
Dr. Bob Owen: Roy's Heilung von Aids. Waldthausen Verlag, Ritterhude
K. O. Schmidt: Kraft durch Atmen. Drei Eichen Verlag, München
Jamila Peiter: AIDS, ein Märchen der Wissenschaft. Verlag Jamila Peiter, 6000
Frankfurt 80, Postfach 80 06 07
Rose-Marie Schneider: Geistig gegenwärtig leben. CSA Verlag, Friedrichsdorf
Günter Schwab: Der Tanz mit dem Teufel. Sponholz Verlag, Hameln
Franz Susmann: Die Evolution wird von der höheren geistigen Welt begleitet.
Tobias Verlag, Schieder-Schwalenberg

Peter Tompkins, Ch. Bird: Das geheime Leben der Pflanzen. Fischer TB, Frankfurt

Frederic Vester: Neuland des Denkens. Deutscher Taschenbuch Verlag, München

Vicky Wall: Aura Soma – Das Wunder der Farbheilung. Verlag Hans-Jürgen Maurer, Frankfurt

Divo Helche Weber: Alta-Major-Energie. Peter Erd Verlag, München

Gisela Weidner: Erkenne Dich selbst. Eigenverlag, Postfach 4 05, 1071 Wien

Prof. Dr. med. Lothar Wendt: Gesund werden durch Abbau von Eiweißüberschüssen. Schnitzer Verlag, 7742 Sankt Georgen

Wie Du speist und was Du ißt, zeigt wer Du bist. Hrsg. und Verlag: Universelles Leben e.V., Postfach 56 43, 8700 Würzburg

Thomas Zacharias: Drei Komplexe sind normal. Eigenverlag, 6446 Nentershausen

Werner Zimmermann: Heilendes Fasten. Dreieich Verlag AG, Engelberg/Schweiz

Buchversand:

Ariane Bücherservice, Hattsteinerstr. 2, 6240 Königstein-Falkenstein/Ts., Tel.: 0 61 74/92 63-0, Fax 0 61 74/39 38

Zeitschriften:

Der Naturarzt. Access Verlag, Feldbergstraße 2, 6240 Königstein 2

Fit fürs Leben. Waldthausen Verlag, Postfach 11 55, 2863 Ritterhude

Der Vegetarier. Zeitschrift für Vegetarier, Münzelerstr. 18b, 3000 Hannover

Journal des Tierhilfswerks Heidelberg e.V., Postfach 10/15 02, 6900 Heidelberg

Kontaktanschriften

Deutscher Naturheilbund, Am Wiesenbach 42/I, 7980 Crailsheim

Natur und Medizin e.V., Informationen über Homöopathie. Dr. Veronika Carstens, Am Michaelishof 6, 5300 Bonn 2 (Zeitschrift erscheint alle zwei Monate)

Verein Gesundheitskasse e.V., Bundesgeschäftsstelle, Hohebuchweg 10, 8991 Achberg-Lieberweiler. Material anfordern

Institut für Atemtherapie und Atemunterricht, A. und H. Langguth, Postweg 23, 6124 Beerfelden/Falken

Fasten-Wandern auf einfache Art, Christoph Michl, Pratjeweg 1, 2151 Horneburg

Kliniken und Zentren:

D: Schwarzwaldklinik, Farnweg 6, 7730 Villingen, Tel.: 0 77 21/80 90.
    Spezialisiert auf cortisonfreie Behandlung von Allergien
F: Pandora, 3 rue Henriette Pée, F-68480 Levoncourt, Tel.: 0033-89408221
    (Elsässisches Zentrum von Heilpraktiker Jean Huntzinger)
A: Haus Sanitas, Fürling 10, A-4150 Rohrbach (Chrysostomos Urzeit-
    therapie)
CH: Kurhaus Prasura, Dr. Bauer, CH-7050 Arosa-Gr.
Indien: Klinik für Yoga und Naturopathie in Bangalore (Zentral-Indien)

Nützliche Anschriften von Institutionen und Veranstaltungshäusern:

Deutscher Naturheilbund, Ludwigsburger Str. 8 und 14, 7143 Vaihingen-Rit
Naturheilverein zur Aktivierung der Selbstheilungskräfte e.V., Feldbergstr. 2,
    6240 Königstein 2
Alta Major Institut, Türkenstr. 51, 8000 München. Natürliche Therapie gegen
    Rückenschmerzen
Haus Miteinander, Postfach 4, 6382 Friedrichsdorf 3. Begegnungs- und Bil-
    dungsstätte. Meditationstechniken, Bewußtseinserweiterung
Frankfurter Ring, Kochbachstr. 12, 6000 Frankfurt 50. Veranstalter für inter-
    essante Vorträge über Ganzheitsmedizin
Natur und Medizin e.V., Informationen über Homöopathie. Dr. Veronika Car-
    stens, Am Michaelishof 6, 5300 Bonn 2 (Zeitschrift erscheint alle zwei Mo-
    nate)
Verein Gesundheitskasse e. V., Bundesgeschäftsstelle, Hohebuchweg 10, 8991
    Achberg-Liebenweiler. Material anfordern
Gesellschaft für Gesundheitsberatung (GGB), Taunusblick 1, 5420 Lanstein.
    Veranstalter für interessante Tagungen mit allgemeinen Gesundheitsinfos
Institut für Atemtherapie und Atemunterricht, A. und H. Langguth, Postweg
    23, 6124 Beerfelden/Falken
Fasten-Wandern auf einfache Art, Christoph Michl, Pratjeweg 1, 2151 Horne-
    burg

Lebensmittelversand:

Versand Walter Sommer, Vogelsang 126, 2070 Ahrensburg. Versand von biolo-
    gischen Trockenfrüchten
Die Quelle, Tierschstr. 20, 8000 München, Isator 22. Versand von biologischen
    tropischen Früchten, Nüssen, Samen.

Die Verfasserin gibt weder direkt noch indirekt medizinische Ratschläge, noch verordnet sie die Anwendung einer Diät als Behandlungsform für Krankheiten ohne medizinische Beratung. Ernährungsfachleute und andere Experten auf dem Gebiete der Gesundheit und Ernährung vertreten unterschiedliche Meinungen. Es liegt nicht in der Absicht der Verfasserin, Diagnosen zu stellen oder Verordnungen zu erteilen. Ihre Zielsetzung besteht lediglich darin, Informationen auf dem gesundheitlichen Sektor anzubieten. Wenn Sie die vorliegenden Informationen ohne Einschaltung eines Arztes anwenden, so verordnen Sie sich eine Selbstbehandlung – ein Recht, das Ihnen zusteht. Herausgeber und Verfasserin übernehmen jedoch keine Verantwortung.

Die Verfasserin sagt nicht, daß bestimmte Lebensmittelgruppen generell schädlich sind, sondern daß jeder Mensch die Wirkung auf den eigenen Körper überprüfen muß.